全国普通高等医学院校护理学专业规划教材

中医护理学

供护理学（专科起点升本科）、中医药学及相关专业使用

主　编　裴秀月　许　滔

中国协和医科大学出版社

北　京

内容提要

本教材是"全国普通高等医学院校护理学专业规划教材"之一，系根据本套教材的编写指导思想和原则要求，结合专业培养目标和本课程要求的教学目标编写而成，内容涵盖了中医基础理论、四诊、辨证、方药基本知识、经络腧穴基本知识等。此外，本教材还增加了教学课件、思维导图、能力测试等数字资源，丰富了教材内容，增强了线上和线下教学的联动性，以提升学生学习的主动性和积极性。

本教材主要供护理学专业（专科起点升本科）、中医药学及相关专业使用。

图书在版编目（CIP）数据

中医护理学／裘秀月，许滔主编. —— 北京：中国协和医科大学出版社，2024.7

全国普通高等医学院校护理学专业规划教材

ISBN 978 - 7 - 5679 - 2388 - 1

Ⅰ.①中… Ⅱ.①裘… ②许… Ⅲ.①中医学 - 护理学 - 医学院校 - 教材 Ⅳ.①R248

中国国家版本馆 CIP 数据核字（2024）第 092230 号

主　　编	裘秀月　许　滔
策划编辑	张　晶
责任编辑	张秋艳
封面设计	邱晓俐
责任校对	张　麓
责任印制	黄艳霞
出版发行	**中国协和医科大学出版社**

（北京市东城区东单三条 9 号　邮编 100730　电话 010 - 65260431）

网　　址	www. pumcp. com
印　　刷	三河市龙大印装有限公司
开　　本	889mm×1194mm　1/16
印　　张	16
字　　数	390 千字
印　　次	2024 年 7 月第 1 版
版　　次	2024 年 7 月第 1 次印刷
定　　价	66.00 元

全国普通高等医学院校护理学专业规划教材
建设指导委员会

周谊霞（贵州中医药大学）

郑琳琳（辽东学院）

孟红英（江苏大学）

赵　冰（沈阳医学院）

赵丽萍（中南大学）

姜兆权（锦州医科大学）

韩　琳（兰州大学）

裘秀月（浙江中医药大学）

臧　爽（中国医科大学）

编者名单

主　编　裘秀月　许　滔

副主编　施　慧　沈宏春

编　者（按姓氏笔画排序）

　　　　王　洁（温州市中医院）

　　　　王晓雨（辽宁何氏医学院）

　　　　许　滔（贵州中医药大学第二附属医院）

　　　　李若和（温州市中西医结合医院）

　　　　肖雯晖（浙江中医药大学）

　　　　吴喜庆（天津中医药大学）

　　　　沈宏春（西南医科大学）

　　　　林　玲（江汉大学）

　　　　施　慧（安徽中医药大学）

　　　　勇入琳（浙江中医药大学）

　　　　裘秀月（浙江中医药大学）

党的二十大报告提出，"推进健康中国建设""把保障人民健康放在优先发展的战略位置"。在这一发展战略下，护理工作的范畴从个体向群体，从医院向家庭、社区、健康服务机构扩展，促进健康、预防疾病、协助康复、康养照护已成为护理专业实践的目标。专业实践领域的扩展和社会需求的源动力，驱动了人才培养的提速。20多年来，高等护理教育的规模迅速扩大，为了不断满足基层医疗卫生机构对高水平、高素质应用型人才的需求，我国大幅提升了护理学专业专升本招生规模。人才培养规模的快速提升，使得依托高质量、有权威的教材对教学活动进行规范，成为现阶段护理学专业专升本教育最为现实的需求。

教材是体现教学内容和方法的载体，在人才培养中起着至关重要的作用。加快推进护理学专业专升本教材体系建设，全面提升教材建设水平，是推动护理学专业建设、护理教育高质量发展的重要基础，是进一步深化护理教育教学改革、提高人才培养质量的重要环节。

为打造适应时代要求的精品教材，中国协和医科大学出版社联合全国40多所医学院校和医疗单位，开创性地组织了本套全国普通高等医学院校护理学专业规划教材（专科起点升本科）的编写工作。来自全国医学院校和医疗单位的300余名从事护理教育教学的教师、学者和临床一线护理工作者、管理者，秉承着护理学专业教材应体现终身教育的理念，在教材建设中对标一流，结合相关国家政策、行业标准，同时，立足当前国内护理学发展实际，紧密结合并充分体现当今护理事业及相关产业发展水平，融合思政内容，进行探索研究，悉心编撰。

本套教材涵盖护理学专业专升本课程共计24门，定位清晰、特色鲜明，具有如下特点。

一、全国首套成体系的护理学专业专升本教材

本套教材作为全国首套针对普通高等医学院校护理学专业（专科起点升本科）的规划教材，坚持"系统思维，明理致用"的编写理念，结合护理学专业专升本人才培养目标定位，找准教材重点、亮点和突破点，特色鲜明。

二、与时俱进，紧紧围绕需求导向

经过长期发展，高等护理学专业教材建设形成了鲜明的专业特色和质量品牌，在教材编写过程中，我们努力做到既遵循教学规律，又适应行业对人才的要求，主动对标健康中国战略需求，突出时代性与先进性，充分满足社会发展对护理学专业人才素质与能力的要求。

三、坚持立德树人，融入课程思政

把立德树人贯穿于教材编写的全过程、全方面，发挥中医药文化育人的优势，指导学生树立正确的世界观、人生观、价值观。

002　中医护理学

四、突出"三基五性"，注重内容严谨准确

遵循教材编写的"三基五性"原则。三基，即基本知识、基本理论、基本技能；五性，即思想性、科学性、先进性、启发性和实用性。教材编写充分考虑学科间的交叉与融合，注重理论与实践的结合，突出护理学专业专升本特点。

五、加强数字化建设，丰富拓展教材内容

发挥信息化技术的优势，数字赋能教材，以适应现代教育的需求。在纸质教材的基础上，强化数字化教材开发建设，融入更多实用的数字化教学素材，如教学课件、简述题、案例题及自测题等，丰富拓展教材内容。

在编写过程中，我们得到了教材建设指导委员会和教材评审委员会的大力支持和指导帮助，各位编者充分地展现了认真负责的精神，不辞辛劳，在宏大的护理学专业体系中梳理关键知识点，以帮助学生更快、更好地掌握护理学专业核心知识，在此，出版社深表谢忱！教材编写力求概念准确、内容新颖完整、理论联系实际，尽管力臻完善，但难免有不足与疏漏之处，请广大读者批评指正，使教材日臻完善。

前　言

中医护理学是护理学和中医药学的重要组成部分，它具有独特的理论、方法和技术，一直以来为保障人类的健康发挥巨大的作用。随着老龄化社会的到来、疾病谱的改变及健康观念的转变，中医药的地位和作用越来越受到大家的重视。因此，中医护理学因其独特的优势日益得到人们的关注和重视，并受到国际护理界的青睐。

本教材是"全国普通高等医学院校护理学专业规划教材"之一，根据本系列教材的编写原则和要求，结合护理学专业（专科起点升本科）的培养目标及特点，为满足临床岗位需求、学生学习需求和社会需求而编写，力求体现整体观念和辨证施护，注重培养学生掌握中医护理学的基础理论、基本知识和基本技能，以提高分析、判断和解决问题的能力，做到理论与实践相结合。

本教材共分9部分，包括绪论、中医基础理论、四诊、辨证、方药基本知识、经络腧穴基本知识、中医护理基本知识、常用中医护理技术及常见病证辨证护理。其教学的总目标是通过本课程的学习，使学生能在辨证观和整体观的指导下，运用中医护理基本理论、基本知识和基本技术，结合现代护理学的新理论、新知识、新方法和新技术，为患者的身心健康提供全面的、中西医结合的护理，为将来在预防保健、疾病治疗康复中更好地发挥作用奠定基础。本教材主要供护理学（专科起点升本科）、中医药学及相关专业师生使用。

本教材在编写过程中得到了各编者所在院校的关心和支持，在此致以诚挚的谢意。限于编者的学识和经验，尽管力臻完善，但书中难免有疏漏和不足之处，敬请各院校师生和广大读者提出宝贵意见，以便我们进一步修正完善。

编　者

2024年5月

目　录

第一章 绪 论

教学课件

学习目标

1. 素质目标

了解博大精深的中医药文化发展历程，培养学生的中医药文化自信。

2. 知识目标

（1）掌握：中医护理学、整体观念、辨证施护的概念。

（2）熟悉：中医护理的基本特点。

（3）了解：中医护理学的发展简史。

3. 能力目标

通过对中医护理学理论体系特点的学习，培养学生的中医思维。

案例

【案例导入】

患者，男性，23岁，程序员。因反复舌体疼痛3个月，再发3天来诊。患者近3个月来，反复出现舌体疼痛，伴有局部溃疡。曾到西医内科就诊，诊断为复发性口疮，给予维生素 B_2、维生素 C 口服治疗及复方四环素（口疮宁膜）局部治疗。3天前患者再次出现舌体烧灼样疼痛，进食遇热或咸、辣等刺激时疼痛加剧。检查见舌尖、舌下黏膜处各有 2～3mm 椭圆形溃疡，周围红肿。舌质红，苔薄黄，脉数，医师诊断为心火上炎。

【请思考】

请问如何理解患者的症状发生？患者的心脏出问题了吗？

【案例分析】

中医药学有数千年的历史，它不仅是我国劳动人民同疾病做斗争的经验总结，也是中华民族文明史中的优秀民族文化遗产。中医药学在长期的医疗实践中积累了丰富的防病和治病经验。中医护理学是中医药学的重要组成部分，是随着中医药学的形成和发展而逐渐兴起的学科。它是在中医药学理论体系指导下，以整体观念为主导，运用辨证施护的方法和独特的传统护理技术，指导临床护理、预防保健、养生康复等，贯穿全生命周期，维护和保障人民健康的一门应用学科。

中医护理学的内容十分丰富，涉及基础理论知识与临床护理实践两方面。基础理论知识包括中医基础理论、四诊、辨证、方药基本知识、经络腧穴基本知识。临床护理实践包括中医护理基本知识、常用中医护理技术及临床常见病证的辨证护理。

第一节　中医护理学的发展简史

中医护理学的形成与发展经历了漫长的历史阶段，作为中华瑰宝的中医药学，在几千年的锤炼中已融进了大量的护理学实践经验。几千年来，中医治病集医、药、护为一体，护理职责一般由医者、学徒、助手、患者以及患者家属承担，所以在我国中医药学中一直都包含有丰富的中医护理内容，虽然在历史上没有形成专门的护理学科，但许多护理理论和护理技术都散在记录于历代医学文献中。在历代医家的共同努力下，中医护理学的内容不断完善并逐渐成为一门独立的学科。

一、古代中医护理

早在远古时期，原始人类在生活与生产劳动过程中，以植物和野兽为食，用兽皮或树叶遮体，过着"穴巢而居"的生活，偶然受伤便设法涂裹包扎，身体疼痛不适便揉捏按压，天气变化则趋避寒温，并通过对动、植物的长期观察和尝试，逐渐熟悉和认识了动、植物的营养、毒性和药用价值。原始人类这些本能的自身保护，减轻疼痛的行为即是医护的开始。当人们发现一些本能的方法具有预防疾病和康复的作用，从而有目的地去实施时，即形成了护理学的萌芽。

夏商周时期，人们对预防疾病和保护健康的认识及方法有了较大的发展变化。至周代，宫廷医学已有"食医""医师""疾医""疡医""兽医"等医学分科。大家对卫生防疫的认识也有了进一步的改善和提高，如《礼记》中"五日则燂汤清沐，三日具沐""头有创则沐，身有疡则浴"即是对个人卫生提出的要求；"鸡初鸣，咸盥漱"则是口腔护理的雏形。在饮食护理方面，《礼记》中记载的"炮生为熟，令人无腹疾"，以及提出的不吃腐败食物，饮食与四时季节相适应的主张，为食物与疾病的关系提供了资料。

战国至秦汉时期，《黄帝内经》《难经》《神农本草经》和《伤寒杂病论》等医学典籍的问世，标志着中医学理论体系基本确立，为中医护理的发展奠定了理论基础。

《黄帝内经》是现存最早的一部医经典著，包括《素问》和《灵枢》两部分，各81篇。它以整体观念为指导，对人体的结构、生理、病因、病理，以及疾病的诊断、预防、治疗、养生、护理等进行了全面系统的阐述。书中还详细介绍了中医护理的基本原则，包括生活起居、饮食宜忌、情志护理、服药护理、病情观察等，奠定了中医护理学的基础。在生活起居护理方面,《素问·上古天真论》提出"法于阴阳,和于术数,食饮有节,起居有常,不妄作劳""顺四时而避寒暑";《素问·四气调神大论》曰:"夫四时阴阳者,万物之根本也,所以圣人春夏养阳,秋冬养阴,以从其根,故与万物沉浮于生长之门,逆其根则伐其本,坏其真矣。"在饮食调护方面,《素问·藏气法时论》指出"毒药攻邪,五谷为养,五果为助,五畜为益,五菜为充,气味合而服之,以补益精气";《灵枢·五味》指出"肝病禁辛,心病禁咸,脾病禁酸,肺病禁苦,肾病禁甘"。在情志护理方面,《素问·汤液醪醴论》提出"精神不进,意志不治,故病不可愈",并阐述了情志与疾病之间的关系;《素问·阴阳应象大论》指出"喜伤心""怒伤肝""思伤脾""恐伤肾""忧伤肺",并提出以情制情的护理方法,如"悲胜怒""恐胜喜""喜胜悲""怒胜思""思胜恐"。在中医护理技术操作方面,对劳逸过度和情志变化所致的各种病证提出了针灸、导引、推拿、热熨、熏洗等护理方法。

《难经》是继《黄帝内经》之后的又一部中医经典著作,原名《八十一难经》,共计3卷,书名中"难"是质难的意思,即问答之意。成书约在秦汉之际,作者不详,托名秦越人撰。全书共有81个问答,用假设问答、解释疑难的方式论述了人体的脏腑、经络、腧穴、脉学、针法等内容,其中以基础理论为主,还分析了一些病证,丰富了中医护理的内容。

《神农本草经》是我国现存最早的药物学专著,全书载药365种,并根据毒性的大小,将药物分为上、中、下三品。书中概括了中药的药性,如四气(寒、热、温、凉)、五味(酸、苦、甘、辛、咸)及用药七情(单味、相须、相使、相畏、相杀、相恶、相反)等药物学理论,还提出了"治寒宜热药,治热宜寒药"的治疗原则,为中药学和方剂学的理论发展奠定了基础。

《伤寒杂病论》为东汉末年著名医家张仲景所著,书中论述了对疾病的辨证施护理论和措施,开创了辨证施护的先河。《伤寒杂病论》在护理技术操作方面首创了多种中医护理技术,如蜜煎导方及猪胆汁灌肠法、熏洗法、坐浴法、含咽法、烟熏法等;在服药护理方面,对煎药方法、服药注意事项、服药后观察反应及饮食禁忌等都有具体的介绍。例如,桂枝汤方后注明"以水七升,微火煮服三升,去渣,适寒温,服一升",服药后应"啜热稀粥一升余,以助药力",并加盖被子,观察汗出要以微有汗为佳,不可大汗淋漓,否则病必不除;关于服药后的饮食禁忌,主张服桂枝汤后要"禁生冷、黏滑、肉面、五辛、酒酪、臭恶等物"。在急救护理方面,书中记载了救治猝死、自缢死、溺水死患者的具体措施,发明了口对口呼吸救治自缢者的方法,具体方法与现代人工呼吸、胸外心脏按压法极其相似。在饮食护理方面,书中也有详细论述,指出饮食的辨证"所食之味,有与病相宜,有与身为害,若得宜则益体,害则成疾",要注意四时食忌、冷热食忌、五脏病食忌、妊娠食忌;在饮食卫生方面提出"秽饭、馁肉、臭鱼,食之皆伤人""梅多食,坏齿""猪肉落水浮者,不可食""肉中有米点者,不可食"等。

三国时期的著名医家华佗以发明麻醉术而闻名于世。在养生健身方面,他认为锻炼可以帮助消化,疏通气血,增强体质,减少疾病。他倡导的"五禽戏",就是在古代导引方法的基础上,模仿虎、鹿、猿、熊、鸟5种动物的姿态动作,把体育与医疗护理结合起来的保健方法,具有疏通经络、调和气血、活动筋骨、滑利关节作用,有利于改善身体素质,增强抗病能力,是最早的康复护理方法。

晋隋唐时期是中医护理理论和专科护理全面发展的时期,这一时期的医学理论和技术也得到迅速发展,出现了众多名医名著,推动了中医学理论体系的进一步发展。晋代王叔和在

《脉经》中对脉诊的理论、方法和各种脉象的临床意义等进行了全面系统的阐述，确立了寸口诊脉法，首创"三部九候"及脏腑分配原则。《脉经》是我国最早的脉学专著，它为临床护理人员通过脉诊观察病情提供了理论依据。晋代皇甫谧编著的《针灸甲乙经》为我国现存最早的一部针灸学专著，主要论述脏腑经络、脉诊理论、腧穴部位、针灸方法及禁忌、病因病理及各类疾病的证候、针灸取穴等。它对古代针灸疗法进行了系统的归纳和整理，在针灸学的发展上起到了重要的推动作用。

东晋葛洪所著的《肘后备急方》（又名《肘后救卒方》）集中医急救、传染病、内、外、妇、五官、精神、骨伤各科之大成，书中对各科护理均有详细的阐述，如对腹水患者的饮食护理提出"勿食盐，常食小豆饭，饮小豆汁，鲤鱼佳也"；书中还记载了烧灼止血法，提出用"海藻治疗瘿疾"，用"狗脑敷治疯狗咬伤"，为中医临床护理实践提供了方法和技术。

隋代巢元方所著的《诸病源候论》是我国第一部病因病机、证候学专著，对1729种病候的病因、病机、症状、诊断进行了详细的论述，发展和补充了各种疾病的中医护理方法。在病情观察方面，书中记载着通过肤温、脉象对中风、淋证、温热病患者进行病情观察，如"凡皮肤热盛，脉盛燥者，病温也"；对外科肠吻合术后患者的饮食护理，提出"当作研米粥饮之，二十余日，稍作强糜食之，百日后，乃可进饭耳。饱食者，令人肠痛、决漏"；对于妇女，则强调妊娠期间，应注意饮食起居与情志调护，提出用呼吸法、健身法、揉肚法等增强自身体质。此外，书中还介绍了乳痈的护理方法，"手助捻去其汁，并令旁人助嗍饮"，以使淤积的乳汁排出，这些护理方法一直沿用至今。

唐代孙思邈所著的《备急千金要方》和《千金翼方》是我国最早的方剂学专著，《备急千金要方》一书载方5300余首，较系统地总结和反映了自《黄帝内经》以后至唐代初期的医学成就，并详细论述了临床各科的临证护理、投药、食疗及养生、婴幼儿保健等内容，对妇女妊娠、养胎、分娩乃至产褥期的护理做了详细的叙述，同时还记载了小儿喂养和护理的方法。该书还记录了各种饮食疗法，如食动物肝脏治疗夜盲症、用桑白皮煎汤煮粥或食牛羊乳防治脚气等。在精神调护方面，书中提出"莫忧思、莫大怒、莫悲愁、莫大惧"原则。书中记载的"葱管尖端纳尿道三寸，以口为吹，便自通"，描述了用细葱管行导尿术的方法，比1860年法国人发明的橡皮管导尿术早1200多年；对消渴病的护理提出所慎者有三，"一饮酒，二房事，三咸食及面"，并强调"能慎此者，虽不服药而自可无他；不知此者，纵有金丹亦不可救"，这些论述至今还指导着临床医疗和护理实践。孙思邈在《备急千金要方》第一卷中所撰的"大医精诚"一文："凡大医治病，必当安神定志，无欲无求，先发大慈恻隐之心，誓愿普救含灵之苦……勿避险巇、昼夜、寒暑、饥渴、疲劳，一心赴救，无作功夫形迹之心"，是论述医德的重要文献，开创了中国医学伦理之先河。

唐代医家王焘编著的《外台秘要》对临证护理中的病情观察有独特的见解，书中详细记载了肺结核、伤寒、疟疾、天花、霍乱等病证病情观察的方法和内容，如观察黄疸病情时，应"每夜小便里浸少许帛，各书记日，色渐退白则瘥"。此外，书中还提出了传染病患者的护理探视制度，如禁止带菌者进入产房。

宋金元时期是中医学创新发展的鼎盛时期，这一时期的医学发展迅速，流派纷呈。医学家们各抒医理，各创新说，对中医药学的发展产生了重大影响。宋代陈无择的《三因极一病证方论》，在中医病因学说方面提出了著名的"三因学说"，将病因归纳为外因、内因、不内外因。"三因学说"不仅是对宋代以前病因理论的总结，也对后世病因学的研究产生了深远的影响。同时，对如何针对病因进行病证护理提供了方法和措施。

金元时期的张从正、刘完素、李杲、朱震亨四位著名医家，在医学实践和理论方面各有创见，从不同的角度丰富发展了中医学理论，为中医学的发展作出了重要贡献，被后人尊称为"金元四大家"。张从正（张子和）认为"病由邪生，攻邪已病"，弘扬"汗、吐、下"祛邪三法，并将针灸、熏洗、按摩、导引等中医技术灵活运用于各种疾病的护理中，后人称之为攻邪派；刘完素（刘河间）则倡导火热论，主张"六气皆能化火""五志过极皆生火"，在治疗中力主寒凉清热，后人称之为寒凉派；朱震亨（朱丹溪）在"相火论"的基础上认为人体"阳常有余，阴常不足"，所谓"大怒则火起于肝，醉饱则火起于胃，房劳则火起于肾，悲哀动中则火起于肺，心有君火，自焚则死矣"，治疗上倡导"滋阴降火"，提出摄护阴精是防止相火妄动和养生保健的主要原则，后人称之为滋阴派；李杲（李东垣）认为"内伤脾胃，百病由生"，强调百病皆由脾胃衰而生也，主张有病无病均要注重饮食调护，治疗上善用温补脾胃之法，后人称之为补土派。李杲在《脾胃论》一书中，详细论述了脾胃内伤病的精神调养、饮食宜忌、生活起居以及用药宜忌等方面的护理内容和方法，还认为在饮食、劳倦、情志三者形成的内伤中，精神因素起着主导作用，强调情志护理的重要性。元代宫廷饮膳太医忽思慧编撰的《饮膳正要》是这一时期饮食营养学的代表作，该书记载了大量饮食养生宜忌及各种珍奇食品的食谱，对每一食品的食用、药用、养生宜忌都做了详细论述，并列举了"食疗诸病""养生避忌""妊娠食忌""乳母食忌"等饮食护理内容，提倡先渴而饮，饮勿过冷；先饥而食，勿令食饱；不可饱食而卧，尤其夜间不可多食；勿食不洁或变质之物；不可大醉等。

明清时期是中医学理论深化发展的时期，医家们在丰富的临床经验基础上，结合哲学研究成果，经过反复探讨，提出了许多创见，编著了大量医学全书，大大提高了中医学对正常人体和疾病的认识水平，使中医学理论体系进一步深化发展。同时中医护理的理论和实践也得到进一步的充实，如在温病护理方面也积累了丰富的临床护理经验，中医护理逐步向独立和完整的体系发展。明代的《普济方》是一部规模巨大的方书，共收载医方 61 739 首，成为当时方剂学发展的高峰。1578 年，明代伟大的医学家李时珍以毕生精力著成了药学巨著《本草纲目》，该书共载药 1892 种，详述了各种药物疗法和用药注意事项，既丰富了我国医药学的内容，又奠定了植物学的基础，是世界医学和生物学的重要典籍。明代张景岳编著的《景岳全书》，在阴阳学说和藏象学说等方面的学术观点对后代中医学的发展产生了较大影响，书中对孕妇、产妇的起居和饮食护理提出了详细的护理措施。明代李中梓所著的《医宗必读》在总结前人对脏腑认识的基础上，明确提出了"肾为先天之本，脾为后天之本"。明代冷谦所著的《修龄要旨》提出了发宜常梳、面宜多擦、目宜常运、耳宜常弹、齿宜数叩、舌宜舐腭、津宜数咽、浊宜常呵、背宜常暖、胸宜常护、腹宜常摩、谷道宜常撮、肢节宜常摇、足心宜常擦、皮肤宜常干沐浴、大小便宜闭口勿言等，至今仍对养生康复护理起着重要的指导作用。

明清时期温病学说的形成是中医学理论和创新的另一突破。明末吴有性（吴又可）所著的《温疫论》在当时没有显微镜的条件下，提出了传染病为"戾气"所致，而非一般的病邪；"戾气"多从口鼻而入，往往递相传染，形成地域性大流行，症状、病程多类似，这种科学的见解成为我国病因学说发展中的里程碑之一。《温疫论》在"论食""论饮""调理法"三篇专著中详细论述了传染病的护理措施，提出可焚烧檀香、沉香之类的药物进行空气消毒，指出烦渴、大渴患者在护理上可饮服西瓜汁、梨汁等。清代著名医家叶桂（叶天士)、吴塘(吴鞠通)、薛雪(薛生白)、王士雄(王孟英)对温热病的病因、传变、诊断及治疗进行了总结,创立了卫气营血辨证和三焦辨证,形成了比较系统而完整的温病学说,被称之为"温病四大家"。吴塘在《温病条辨》一书中,针对流行性热病的不同病程和病情提出"阳明温病,下后热退不可即食,食之必复"的饮食调护原则,阐明饮食调护在温病治疗中的作用,并对不同的病情制订了合理具体的食谱,如用雪梨浆治温病口渴。叶桂的《温热论》提出,通过观察温病患者的舌象、脉象以判断病情、推测预后的同时,还应做好口腔护理,重视饮食调护,主张用质重味厚的血肉有情之品,来填补体内精血等;提出了对温病孕妇以"井底泥或蓝布浸冷覆盖腹上"的护理措施;对温病首创察舌、验齿、辨斑疹等病情观察方法;对老年病的防护提出"颐养功夫,寒暄保摄,尤当加意于药饵之先"。

清代钱襄编著的《侍疾要语》是第一部中医护理学专著,书中记载了饮食护理、生活起居护理和老年患者的护理。

二、近代中医护理

1840 年鸦片战争以后,中国沦为半殖民地半封建社会。随着社会制度的变更,西方科学文化的传入,中西文化出现了碰撞与交融,西医学逐渐为广大民众所了解,这时期中医学理论的发展呈现新旧并存的趋势:一是走收集继承和整理前人的学术成果之路,如《理瀹骈文》一书,总结了数十种中医外治疗法,为中医护理提供了许多简便实用的操作技术。二是出现了中西融通和中医学理论科学化的思潮,采用现代科学技术方法和手段研究中医学,促进中医学进一步发展。以张锡纯、唐宗海、朱沛文、恽铁樵为代表的中西汇通学派,认为中西医各具特色和优势,可以殊途同归,如张锡纯的《医学衷中参西录》,体现了中西医结合的思想。在此时期中医办学也得到了发展,清末开办的"京师同文馆",是近代最早的医学院,由各国教会合办的北京协和医学院(1917 年)和齐鲁大学医学院(1911 年,现为山东大学齐鲁医学院)所设的附属护士学校,在全国颇有影响。这一时期上海等地先后创办中医医院,中医护理队伍也随之扩大。

三、现代中医护理

中华人民共和国成立后,党和政府大力扶持和发展中医药事业,高度重视中医药的继承和创新,积极支持和推进中医药的学术进步和发展,采取一系列的政策和措施,推动中医临床、教学、科研不断进步,使中医药学同其他学科一样得到了蓬勃发展,并逐步走向现代化、科学化和国际化。随着中医药事业的发展,中医护理临床、教育和科研也得到了快速发展。中医护理教育体系不断健全,博士、硕士、本科、专科、中专、成人教育、网络教学、短期培训班等多层次、多渠道、多形式的中医护理教育在全国范围内形成。20 世纪 50 年代,北京、南京、上海等地率先开办了中医护士学校及中医护理培训班。1958 年,江苏省中医院出版了我国第一部中医护理专著《中医护病学》,接着修订编写了《中医护理学概要》。20 世纪 80 年代初,各种中医护理专著相继问世。1999 年以后,全国各中医院校相继开始招收培养护理本科学生,至今全国 24 所中医院校均开设了本科护理专业。2003 年以后,各中医院校在发展本科教育的基础上,积极发展研究生教育,相继开始培养护理硕士研究生。"十二五"以来,专业学位的研究生教育以及在职护士中医护理继续教育蓬勃发展,使中医护理人才培养层次不断得到拓展,培养体系进一步完善,为社会培养了一大批具有中医护理理论和技能优势的中西医结合的护理人才。广大护理教育工作者不断总结探索中医护理教育模式,开展教育教学研究与改革,规范教学内容与方法,制定中医护理教学质量标准,组织编写出版系列规划教材,使中医护理教学更加规范,推动中医护理教育发展。2006 年出版的《中医护理常规技术操作规程》和 2010 年国家中医药管理局颁布的《中医医院中医护理工作指南(试行)》,为规范和推动中医临床护理工作起到了积极的作用。近些年来,中医护理临床实践得到进一步发展,各级中医及中西医结合医院在临床护理实践中积极发挥中医护理的特色和优势,开展专科专病中医护理,对常见病证实施辨证施护和健康教育,并运用中医护理技术和方法减轻患者痛苦,促进患者康复。2015 年以来,国家中医药管理局组织确定了优势病种中医护理方案,促进了中医临床护理工作的规范化,推动了中医护理工作的开展。

此外,自 1984 年第一次召开全国中医、中西医结合护理学术交流会之后,中医护理学术交流也日趋活跃,全国和各省市均先后成立了各级中医、中西医结合护理学术委员会,各级学会积极搭建平台,创造条件,组织、指导和引领中医护理学界开展学术研究和学术交流,对中医护理学科发展起到了积极的促进作用。中医护理的科学研究也得到了较快的发展,护理人员的科研意识及科研能力不断增强,科研项目数量及成果不断增加,学术氛围日益浓厚,将现代护理与中医护理相结合,进行研究与实践,使中医护理理论更加完善、系统、丰富。近年来,护理人员不断挖掘、整理、总结和发展中医护理理论,开展中医护理传承与创新研究,承担省级和国家级的研究项目以及获得省部级以上成果奖的科研成果日益增多,学术水平不断得到提升,科研反哺临床和教育日益加强,为繁荣中医护理学术、推动中医护理事业的发展作出了贡献。

改革开放为中医药的国际交流带来了契机,同样也为中医护理的国际化奠定了基础。2013 年"世界中医药学会联合会护理专业委员会"成立,为加强与国际护理界的中医护理学术交流,推动中医护理国际化创造了条件。中医护理的地位和作用越来越受到国际卫生组织及护理界的关注和青睐,中医、中西医结合的护理学术交流日益频繁,中医护理学术日益繁荣。

第二节 中医护理学的基本特点

中医药学是中华民族在长期的生产与生活实践中认识生命、维护健康、战胜疾病的宝贵经验的总结,它具有独特的理论体系、丰富的临床经验和科学的思维方法。中医护理学是中医药学的重要组成部分,其理论体系的主要特点是整体观念和辨证施护。

一、整体观念

整体观念是对事物和现象的完整性、统一性和联系性的认识。中医学理论认为人体是一个以五脏为中心的有机的整体,人与自然界密切相关,人体受社会、生存环境影响。这种机体自身整体性及其与内外环境统一性的认识,称为整体观念。整体观念作为中医学的方法论和指导思想,贯穿于中医学的生理、病理、诊法、辨证、养生、防治及护理等各个方面,构成了中医学的一大特点。中医护理学的整体观念主要体现在人体自身的整体性和人与自然、人与社会环境的统一性三个方面。

（一）人体是一个有机整体

人体由若干脏腑、组织和器官组成，以五脏为中心，通过经络系统把六腑、五体、五官、九窍、四肢等全身组织器官联系成一个有机整体，并通过精、气、血、津液的作用，完成人体的功能活动，形成人体内环境的统一性。

在人体结构上，按五脏配属联络关系，形成五大系统。例如，心配小肠，在躯体联血脉，在五官联舌，外华在面，构成心与小肠－脉－舌－面系统；其他还有肺与大肠－皮－鼻－毛系统、脾与胃－肉－口－唇系统、肝与胆－筋－目－爪系统、肾与膀胱－骨－耳－发系统，从而组成了一个完整的人体。

在生理功能上，各个脏腑、组织、器官都有各自不同的功能，而在整体活动中又是分工合作的，它们之间既有相辅相成的协同作用（如心主血脉、肝藏血、脾统血），又有相反相成的制约作用（如心肾相交、水火既济），共同维系着人体生理活动的协调平衡。

在病理变化上，各个脏腑、组织、器官是相互联系和影响的，如肾阴亏损可致肝血不足，反之肝血不足也可引起肾精亏虚。局部某一区域内的病变，往往会影响到全身脏腑、气血功能活动。

在诊治和护理疾病上，可以通过五官、形体、舌脉等外在变化，了解和判断内脏病变，进而作出正确的诊断。在治疗护理上，体表局部的病变，可以采取调整脏腑功能的方法，如用清心泻小肠火的方法治疗口舌糜烂。同样，脏腑的病变也可采取外治的方法，如针灸治疗疾病就是典型的例子。

（二）人与自然环境的统一性

人类生活在自然界中，自然界存在着人类赖以生存的必要条件。自然环境的变化又可直接或间接地影响人体的生命活动。这种人与自然环境息息相关的认识，即是"天人一体"的整体观。自然环境的各种变化，如春夏秋冬寒暑的更替、地域环境的差异，必然对人体的生理、病理产生影响。

（1）季节气候对人体的影响：一年之中气候变化的规律一般是春温、夏热、秋凉、冬寒。自然界的生物在这种有规律的气候变化的影响下，出现了春生、夏长、秋收、冬藏的适应性变化，而人体生理活动也随季节气候的规律性变化而进行相应的适应性调节。气候变化过于剧烈或急骤，超出了人体的适应范围，或机体的调节功能失常，不能对自然环境的变化作出相应调节时，就会导致疾病的发生。四时气候的异常变化，常可发生一些季节性多发病或时令性流行病，如《素问·金匮真言论》提出的"长夏善洞泄寒中，秋善病风疟"。在疾病发展过程中，或某些慢性疾病的恢复过程中，也往往由于气候剧变或季节交替而使病情加重、恶化或旧病复作。例如，关节疼痛的病证，就常在寒冷或阴雨天气时加重。

（2）地方区域环境对人体的影响：地域环境是人类生存环境的要素之一，主要指地势的高低、地域性气候特点、水土、物产及人文地理、风俗习惯等。地域环境的差异，在一定程度上可以影响人体的生理活动和脏腑功能，进而影响体质的形成，如江南地区多湿热，人体腠理多稀疏；北方多燥寒，人体腠理多致密。长期居住在某地的人，一旦迁居异地，常感到不适应，或生皮疹，或发生腹泻，这种情况习惯上称为"水土不服"。这是由于地域环境的改变，造成机体暂时不能适应。但经过一段时间后，人体也可以逐渐适应地域环境的改变，这说明地域环境对人体生理虽有一定影响，但人体也具有适应自然环境的能力。

（3）昼夜晨昏对人体的影响：昼夜的变化，对疾病也有一定影响。《灵枢·顺气一日分为四时》曰："夫百病者，多以旦慧、昼安、夕加、夜甚。"中午之前，人身阳气随自然界阳气的渐生而渐旺，故病情较轻；午后至夜晚，人身阳气又随自然界阳气的渐退而渐衰，故病情较重。

中医把人与自然看成一个整体，因此在护理疾病时，还必须考虑自然的因素，做到因时、因地制宜。

（三）人与社会环境的统一性

人不仅是生物个体，而且还是社会中的一员，具备社会属性。人体的生命活动，不仅受到自然环境变化的影响，而且还受到社会环境变化的制约。

（1）社会环境对人体生理有一定的影响：社会环境不同，造就了个人的身心功能与体质的差异。这是因为社会的变迁会给人们的生活条件、生产方式、思想意识和精神状态带来相应的变化，从而影响人的身心功能的改变。一般来说，良好的社会环境、有力的社会支持、融洽的人际关系，可以使人精神振奋，勇于进取，有利于身心健康；反之，不利的社会环境则可使人精神压抑，或紧张、恐惧，从而危害身心健康。

（2）社会环境对人体病理也有一定的影响：社会环境常有变更，人的社会地位、经济条件也随之而变。剧烈、骤然变化的社会环境，对人体脏腑经络的生理功能有较大的影响，从而损害人的身心健康，常可导致人精神情志的不稳定，从而影响人体脏腑精气的功能而致某些身心疾病发生。

（3）社会环境对人体疾病防治的影响：社会环境的改变主要通过影响人的精神情志而对人体的生命活动和病理变化产生影响，因而预防和治疗疾病时，必须充分考虑社会因素对人体身心功能的影响，尽量避免不利的社会因素对人的精神刺激，创造有利的社会环境，获得有力的社会支持，并通过精神调摄提高对社会环境的适应能力，以维持身心健康，预防疾病的发生，促进疾病向好的方面发展。

二、辨证施护

辨证施护是中医护理工作的基本法则，是中医护理的基本特点之一。"病""证""症"是中医学中三个不同的概念。"病"是对疾病发展全过程中特点与规律的概括，如感冒、中风等。"证"即证候，是指在疾病发展过程中某一阶段的病理概括。"症"即症状，是疾病的具体临床表现，如发热、咳嗽、头痛等。证比症状更全面、更深刻、更准确地揭示疾病的本质。一病可以有数证，而一证又可见于多病之中。辨证施护是中医护理的精髓，辨证是指在中医基本理论指导下，将四诊（望、闻、问、切）所收集的病情资料通过分析、综合而辨清疾病的原因、性质、部位和邪正之间的关系，从而概括判断为某种性质的证；施护则是根据辨证的结果，确定相应的护理原则和方法。辨证是实施护理措施的前提和依据，施护是辨证的目的，辨证与施护是护理疾病过程中相互联系、不可分割的两个方面，是理论和实践相结合的体现，是指导临床中医护理工作的基本法则。

辨证施护不同于对症护理和辨病护理。对症护理是针对疾病的症状采用的一种护理方法，它只能减轻患者一时的痛苦，不能解决其根本原因。辨病护理是在确立疾病的诊断之后，根据疾病确定护理的原则。一种疾病的不同阶段可以出现不同的证候，而不同的疾病有时在其发展过程中，却可以出现相同的证候。因此，同一疾病由于证候不同，治疗也就不同，而不同的疾病只要出现相同的证候，就可以采用相同的治疗和护理方法，这就是中医"同病异护"和"异病同护"的意义所在。这种针对疾病发展过程中不同的本质矛盾、不同的状态，用不同的方法进行治疗、护理的思想，是辨证施护的精髓所在。

 知识拓展

中医学的思维方法

科学哲学认为方法是学科体系中最本质的内容，并反映出科学的众多特点。中医学的思维方法，是近年来学者们研究的热点之一。它是中医学理论体系构建过程中理性认识的方法学体系。它借助语言工具，以抽象、归纳、分析、综合等方法，运用概念、判断、推理等思维形式来反映人体内外的本质联系及其规律性。中医学常用的思维方法主要有以下几种。

1. 取象比类　又称"援物比类"，这是运用形象思维的一种方法，是将两个特殊的事物或两类事物进行比较，通过比较和推论，认为在其他方面也有可能相似或类同。据此，可以推导出被研究对象的某些性状特点。在中医学中常用于解释疾病的机理和治疗方法。

2. 以表知里　又叫"司外揣内"，是通过观察事物的外在表现，来分析判断事物内在状况和变化的一种思维方法。事物的内外是一个整体，相互间有着密切联系，"有诸内，必形诸外"，通过观察表象，可在一定程度上认识内在的变化机理。在中医学中常用于诊断疾病，通过观察患者的外在表现（如面色、舌苔、脉象等），来推测其内在脏腑的病变情况。

3. 整体思维　指在观察分析和处理问题时，注重事物的统一性、完整性和联系性的思维方法。

4. 辨证思维　指在观察分析和处理问题时，注重以整体的、变化的、相对的方式从对立统一关系认识事物的运动变化规律的思维方法。

5. 意象思维　指以"立象尽意"为目的，在大量"象"观察经验基础上，对事物现象乃至本质进行逻辑类推、归纳，找出共性基础，确定其抽象属性，再借助一定的标识形式，以类相从，通过模拟、象征等方式来认知世界的本质规律的思维方法。

6. 综合思维　指在分析和处理问题时，注重使事物发展过程中各种关系处于和谐、协调与平衡状态的思维方法。

本章小结

思考题
1. 整体观念的表现有哪些？
2. 辨证施护的具体方法有哪些？

更多练习

（裘秀月）

第二章　中医基础理论

教学课件

学习目标

1. 素质目标

激发学生学习中医基础理论相关知识的动力，将中医学理论运用于疾病的辨证施护，形成中医护理学的独特思维方式。

2. 知识目标

（1）掌握：阴阳、五行的概念和特性；阴阳学说及五行学说的基本内容；五脏、六腑、精气血津液的生理功能。

（2）熟悉：五脏与体、窍、志、液的关系；气的生成、分类、分布；血的生成、运行；津液的生成、输布与排泄；六淫与七情的性质和致病特点。

（3）了解：邪正盛衰、阴阳失调和气血津液失常的基本病机。

3. 能力目标

能够分析人体不同部位及脏腑的阴阳五行划分；解释人体脏腑生理与病理的现象；理解中医学认识病因的方法。

案例

【案例导入】

　　患者，男性，73岁，退休。患者反复胸闷、胸痛8年，复发加重伴气短5天。8年前患者劳累时出现胸闷、胸痛，位于胸骨中下段，可波及心前区，疼痛性质为压榨样，放射至左侧背部，就诊于当地医院诊为"冠心病"，长期服用抗血小板及调脂药物，后反复多次发作。5天前患者受凉后出现胸闷、心悸、气短、呼吸困难，经休息后未见明显好转而就诊。症见：胸闷胸痛，心悸气短，动则尤甚，自汗，神疲乏力，面色晦暗，畏寒肢冷，双下肢凹陷性水肿，小便量少，大便软。舌质淡暗，苔白稍腻，脉沉细。

【请思考】

　　结合中医阴阳学说理论，请具体分析该患者的病情。

【案例分析】

中医基础理论是中医学理论体系的重要组成部分，也是中医护理最基本的理论和知识。其内容包括阴阳五行学说、藏象学说、精气血津液、病因病机等内容。

第一节　阴阳学说

阴阳学说，源于中国古代哲学理论，是以阴阳的对立统一和相互作用阐释宇宙间万物的生成、发展和变化根本规律并进行概括总结的理论体系，是古人用于认识自然、解释自然的世界观和方法论。阴阳的对立统一是世间万物运动发展变化的根本规律。阴阳学说融入中医学理论体系，广泛应用于阐释人体的生命运动，分析疾病的发生、发展和变化的机理，并指导疾病的诊断和防治，成为中医学理论体系的哲学基础。

一、阴阳学说的基本概念与特性

阴阳最早的文字记载见于殷商时期的甲骨文，有"阳日""晦月"等字样。随着对自然现象的观察不断扩展，阴阳的涵义逐渐引申，如天地、上下、明暗、寒热、动静等。《周易》提出"一阴一阳之谓道"的命题，把阴阳学说提升到哲学高度进行概括，将阴阳的对立属性及其运动发展变化视为宇宙万物的本性及变化的基本规律。春秋战国时期，阴阳观念被应用到医学领域。秦名医医和在为晋侯诊病时，以阴阳解释疾病的病因，"天有六气，降生五味，发为五色，徵为五声，淫生六疾。六气曰阴、阳、风、雨、晦、明也……阴淫寒疾，阳淫热疾"（《左传·昭公元年》）。《内经》中阴阳学说贯穿始终，例如，"清阳为天，浊阴为地；地气上为云，天气下为雨""自古通天者，生之本，本于阴阳"，归类了自然界的阴阳属性，并说明人与自然界的关系；"阴平阳秘，精神乃治。阴阳离决，精气乃绝"，解释了人体的生理和病理；"谨察阴阳所在而调之，以平为期"，用以指导诊断和治疗。

（一）阴阳的基本概念

阴阳，是对自然界相互关联的某些事物和现象对立双方的概括，既可标示一种事物或现象内部相互对立的两个方面，又可标示相互对立的两种事物或现象。阴阳的基本概念在《素问·阴阳应象大论》中有所论述："阴阳者，天地之道也，万物之纲纪，变化之父母，生杀之本始，神明之府也。"阴阳属于古代哲学的范畴，蕴含着唯物论和辩证法的思想。阴阳对立统一的矛盾运动，是世界万物运动、发展和变化的纲领和内在动力，贯穿事物新生消亡的始终。凡是具有对立相反又相互关联的事物和现象或一种事物内相互对立的两个方面，都可用阴阳来概括。

（二）阴阳的特性

1. 阴阳的普遍性　阴阳学说认为，阴阳属性并不局限于某一特定的事物，而是普遍存在于自然界各种事物或现象之中，代表相互对立而又联系的两个方面。宇宙万物的发生发展变化及相互关系都可以纳入阴阳范畴。中医学认为"人生有形，不离阴阳"（《素问·宝命全形论》）。人体组织结构、生理功能、病机变化以及诊断治疗皆可用阴阳概括说明。

2. 阴阳的关联性　用阴阳区分指示的事物和现象，应共处于统一体中，或是一种事物内部对立的两个方面，即相互之间有关联。虽然任何事物均可以阴阳属性来区分，但阴阳所概括或区分的事物或现象必须是同一范畴、同一层次的。只有相互关联的一对事物或一个事物的两个方面，才能构成一对矛盾。如空间的上与下、内与外，时间的春夏与秋冬、昼与夜，温度的寒与热，生命物质的气与血等，都是既相互对立又相互关联的两个方面，即可用阴阳标示。若事物或现象不具有相互关联的性质，不是统一体中的对立双方，如寒与上、昼与外等，就不构成一对矛盾，不能用阴阳概括说明。

3. 阴阳的规定性　阴阳学说对阴阳各自属性有着明确的规定。当划分或规定事物阴阳属性的前提条件不变时，所划分或规定的事物阴阳属性是不可变和不可反称的。一般来说，运动、明亮、温暖、向上、趋外、兴奋、发散等，都属于阳的特性；静止、晦暗、寒冷、向下、内守、沉静、凝聚等，都属于阴的特性。将阴和阳的概念引入医学领域，可以归纳为，对于人体具有推动、温煦、兴奋等作用的物质和功能归属于阳，对于人体具有凝聚、滋润、抑制等作用的物质和功能归属于阴。

4. 阴阳的相对性　除了上述的规定性外，阴阳的属性还具有相对性。相对性指事物阴阳属性并不是一成不变的，主要表现在三个方面：其一，在一定条件下，阴阳属性可以互相转化。如寒证和热证的转化，"寒甚则热，热甚则寒"（《灵枢·论疾诊尺》），当病性发生改变，其证候的阴阳属性也随之改变。其二，阴阳具有无限可分性。"阴阳者，一分为二也"（《类经·阴阳类》）。阴阳之中复有阴阳。阴阳双方的任何一方又可以再分阴阳，这种相互对立又相互联系的现象，在自然界中是无穷无尽的。如昼为阳，夜为阴，白昼的上午与下午相对而言，则上午为阳中之阳，下午为阳中之阴；夜晚的前半夜与后半夜相对而言，则前半夜为阴中之阴，后半夜为阴中之阳。因此《素问·阴阳离合论》说："阴阳者，数之可十，推之可百，数之可千，推之可万。万之大，不可胜数，然其要一也。"其三，阴阳属性随比较对象而变。事物的阴阳属性是通过对立双方比较而划分的。人体内六腑与五脏分阴阳，六腑主传泻水谷属阳，五脏主内藏精气属阴；六腑与四肢比较，则六腑居内为阴，四肢在外为阳。随着划分的前提和依据改变，事物的阴阳属性可随之变化。

二、阴阳学说的基本内容

阴阳学说的主要内容包括阴阳交感、阴阳对立、阴阳互根互用、阴阳消长、阴阳转化、阴阳自和等方面。

（一）阴阳交感

阴阳交感，指阴阳二气在运动中相互感应而交合。阴阳交通相合是自然万物赖以生成和发展变化的根源。"天气下降，气流于地；地气上升，气腾于天"（《素问·六微旨大论》），"天地合而万物生，阴阳接而变化起"（《荀子·礼论》）。天气下降，地气上升，天地阴阳二气相互作用，交感合和，产生万物，并推动其发展变化。《易传·系辞下》说："天地氤氲，万物化醇；男女构精，万物化生。"人类作为宇宙万物之一，同样由天地阴阳之气交感合和而生成，"天地合气，命之曰人"（《素问·宝命全形论》）。阴阳交感相合，相摩相错，生命孕育，生生不息。

（二）阴阳对立

阴阳对立，是阴阳的基本属性，是指相互联系的阴阳双方是对立相反的关系。在宇宙中普遍存在着这样的规律，如上与下、左与右、天与地、出与入、升与降、昼与夜、寒与热、水与火等。阴阳对立常常通过相互斗争、相互抑制和相互排斥而体现出来，阴可制约阳，阳能制约阴，所谓"阴则能制阳矣，静则能制动矣"（《管子·心术上》）。如人体的正常生理活动具有兴奋和抑制的两种状态，即兴奋为阳，抑制属阴，彼此相互制约。昼则阳制约阴，人处于兴奋清醒状态；夜则阴制约阳，进入安静睡眠状态。阴阳对立相反而有昼夜寤寐的不同变化，动静相制维持人体寤和寐的正常节律，充分体现了阴阳双方的相互对立、相互制约。

阴阳对立制约的意义，在于既不可太过，也不可不及，否则阴阳的动态平衡遭到破坏，就会导致疾病产生。《素问·阴阳应象大论》言："阴胜则阳病，阳胜则阴病"，为"制约太过"；"阳虚则阴盛""阴虚则阳亢"，是"制约不及"。

（三）阴阳互根互用

阴阳的互根互用，指阴阳相互依存、相互蕴藏、相互资生，具有互为根据的关系。阴阳互根互用的形式，通过阴阳互藏、互为根本而发挥作用。

1. 阴阳互藏　阴阳互藏，阴中有阳，阳中有阴，在相互对立的阴阳双方中，任何一方都包含着另一方。根据阴阳互藏的原理，事物和现象的阴阳属性不是绝对的，属阳的事物不是纯阳无阴，属阴的事物也不是纯阴无阳。事物或现象的阴阳属性是根据其所含属阴或属阳成分的比例大小而定的，即阳中涵阴，阴中涵阳。以人体而言，心在上，五行属火；肾在下，五行属水。心火（阳）下降于肾，以温肾阳，使肾水（阴）不寒；肾水（阴）上济于心，以滋心阴，使心火（阳）不亢，则心肾阴阳水火协调平衡。如《冯氏锦囊秘录·杂证大小合参》说："水火互藏其根，故心能下交，肾能上摄。"

2. 阴阳互根　阴阳互根，是指阴阳之间互为根本、相互依存的关系。任何一方都不能脱离另一方而单独存在。阴阳双方均以对方的存在为自身存在的前提和条件。阴阳所代表的性质或状态，如天与地、上与下、动与静、寒与热、虚与实、散与聚等，不仅互相排斥，而且互为存在的条件。《素问·阴阳应象大论》说："阴在内，阳之守也；阳在外，阴之使也。"阴精主内，阳气主外；阴精为阳气固守提供物质基础，阳气为阴精生成给予功能保证。阴阳和谐，脏腑经络功能正常，气血运行有序，形肉血气相称，则人体保持健康状态。

3. 阴阳互用　阴阳互用，指阴阳互藏互根，相互促进，共生发展。阳中涵阴，阴是阳的生化源泉；阴中涵阳，阳是阴的化生动力。没有阴也就无以言阳，没有阳亦无以言阴，所谓"孤阴不生，独阳不长"（刘完素《素问玄机原病式·火类》）。"无阴则阳无以生，无阳则阴无以化"（王冰注《素问·四气调神大论》），疾病治疗上强调："善补阳者，必于阴中求阳，则阳得阴助而生化无穷；善补阴者，必于阳中求阴，则阴得阳升而泉源不竭。"（《景岳全书·新方八阵》）阴阳的互济互用是阴阳互根互藏，相互依存的重要内涵。

（四）阴阳消长

阴阳消长，指阴阳双方始终处于不断消减和增长的量变运动变化之中，保持着动态平衡。这种平衡，不是静止和绝对的平衡，而是具有一定限度、一定时间的运动和相对的平衡，符合事物的运动是绝对的、静止是相对的这一唯物辩证法思想原则。阴阳消长属于量变过程中进退、增减、盛衰的运动变化，包括阴阳互为消长与阴阳同消同长。

1. 阴阳互为消长　相互对立的阴阳双方，在彼此相互制约的过程中表现出互为消长的变化。表现形式有二：一是此长彼消，如从冬到春至夏，气候从寒冷逐渐转暖变热，即是

"阳长阴消"的过程；二是此消彼长，如从夏到秋及冬，气候由炎热逐渐转凉变寒，则是"阳消阴长"的过程。阴阳互为消长是阴阳对立制约关系表现出的运动变化，而阴阳相互制约又在互为消长的过程中实现。用阴阳消长来阐释人体的生理活动，子时一阳生，平旦阳气升发，日中阳气隆盛，随着阳气增长而阴气消减，人体的生理功能由抑制逐渐转向兴奋，即"阳长阴消"的过程；午时一阴生，日中至黄昏，阴气渐生，至夜半阴气盛，阳气随之渐减，人体的生理功能也由兴奋逐渐转向抑制，即"阴长阳消"的过程。

2. 阴阳同消同长　相互依存的阴阳双方，在彼此相互资助和促进的过程中表现出同消同长的变化。表现形式有二：一是此长彼长，如四季气候变化，随着春夏气温的逐渐升高而降雨量逐渐增多；二是此消彼消，如随着秋冬气候的转凉而降雨量逐渐减少。由于阴阳相互为用，阳生可促进阴的化生；阴长又资助阳的生成；若阳消则阴无以化，阴消则阳无以生。故阴阳同消同长是阴阳相互依存关系表现出的运动变化，而阴阳相互依存又在消长过程中实现。人体生理活动中，饥饿时出现的气力不足，即是由于精（阴）不足不能化生气（阳），属阳随阴消；而补充精（阴），产生能量（阳），增加了气力，则属阳随阴长。

阴阳消长的根本原因，在于阴阳之间对立制约与互藏互根关系的变化。由于阴阳对立制约关系的变化主要表现为阴阳双方互为消长，即此长彼消，或此消彼长；由于阴阳互藏互根关系的变化主要表现为阴阳双方的同消同长，即此长彼长，或此消彼消。阴阳消长的意义，在于维持阴阳双方相对的、动态的平衡状态。

（五）阴阳转化

阴阳转化，指对立的阴阳双方，在一定条件下可以向其相反的方向转化。如果说阴阳消长是一个量变的过程，阴阳转化则是发生在量变基础上的质变。阴阳相互转化的形式，大部分表现为渐变的形式，但仍有部分可以表现为突变的形式。阴阳相互转化，常常产生于事物发展变化的"物极"阶段，即所谓"物极必反"，《素问·天元纪大论》言"物生谓之化，物极谓之变"，在变化之中产生了新事物。当阴阳消长运动发展到一定阶段，"极则生变"，事物内部阴与阳的比例出现了颠倒，则该事物的属性即发生转化。《素问·阴阳应象大论》谓之"重阴必阳，重阳必阴""寒极生热，热极生寒"，《灵枢·论疾诊尺》谓之"寒甚则热，热甚则寒"，重、极、甚即是阴阳消长变化发展到"极"的程度，是事物的阴阳属性发生转化的重要条件。

阴阳互藏互根是阴阳转化的内在根据。阴中寓阳，阴才有向阳转化的可能性；阳中藏阴，阳才有向阴转化的可能性。阴阳消长是发生转化的前提，阴阳转化是阴阳消长的结果。阴阳消长是量变，是阴阳转化的必要准备；阴阳转化是质变，是阴阳消长的必然结果。

（六）阴阳自和

阴阳自和，指阴阳失衡后，阴阳仍有自身维持和恢复相对平衡稳定状态的调节功能。阴阳自和体现了阴阳的协调平衡。阴阳自和使得阴阳双方进行消长变化的结果呈现出相对稳定的状态。阴阳自和是阴阳运动的深层次规律，因而可以揭示人体疾病自愈的内在变化机制。《伤寒论·辨太阳病脉证并治》言："凡病若发汗，若吐，若下，若亡津液，阴阳自和者必自愈"，对人体生理病理状态进行了概括性总结。阴阳自和所维持的动态平衡，在人体标志着生命活动的稳定、有序、协调。故《素问·调经论》说："阴阳匀平，以充其形。九候若一，命曰平人。"

三、阴阳学说在中医护理学中的应用

阴阳学说构筑了中医学理论体系的基础，并贯穿于中医护理学的各个领域，用以说明人体的组织结构、生理和病理，指导着临床护理实践。

（一）说明人体的组织结构及生理活动

中医学认为，人体是一个有机的整体，人体内部充满着阴阳对立统一的关系，所以"人生有形，不离阴阳"（《素问·宝命全形论》）。组成人体的所有脏腑经络形体组织，既是有机联系的，又都可以根据其所在部位、功能特点划分为相互对立的阴阳两部分。以形体划分，上部为阳，下部为阴；体表属阳，体内属阴；背为阳，腹为阴；四肢外侧为阳，四肢内侧为阴。以脏腑划分，五脏属里，藏精气而不泻为阴；六腑属表，传化物而不藏为阳。以五脏划分，心肺在上为阳，肝肾在下为阴；心与肺相对而言，心为阳中之阳，肺为阳中之阴；肝与肾相对，肾为阴中之阴，肝为阴中之阳。以人体生命物质划分，"阳化气，阴成形"，至精至微的气属阳，有形可察的精、血、津液属阴。此外，不光包括肉体本身，精神情志亦是人的重要组成部分。应用阴阳理论对人体辨证施护，应强调整体调整，将人体调整到阴阳动态平衡的较佳状态。

（二）协助评估患者病情

在护理评估时，应用阴阳学说，结合中医望、闻、问、切四诊资料，可对患者病情有更加清晰的认识。以患者形态为例，阳主动，阴主静：声音洪亮，躁动不安，姿态呈动者、强者、仰者、伸者多为阳证、热证、实证患者；言语低微，喜静懒动，姿态呈静者、弱者、俯者、屈者多为阴证、寒证、虚证患者。

患者的体质亦可分阴阳，中医体质学说中包括"阳虚质、阴虚质、平和质"。阳虚质的患者多阳气不足，以畏寒怕冷、手足不温等虚寒表现为主要特征，常喜热恶凉、精神不振、肌肉松软不实，性格多沉静、内向，因此发病时易患痰饮、肿胀、泄泻等病，患病易从阴化寒。阴虚质的患者多阴液亏少，以口燥咽干、手足心热等虚热表现为主要特征，常喜凉恶热、大便干燥、体形偏瘦，性格多急躁、外向，因此发病时易患虚劳、失精、不寐等病，患病易从阳化热。平和质的人则阴阳气血调和，体态适中、面色红润、精力充沛，平时无寒热喜恶之偏。参照阴阳动态平衡思想了解患者的体质阴阳差异，有针对性地作出护理评估，是临床治疗和护理的重要基础。

（三）选择适宜的护理环境

当患者阴阳失衡时，根据阴阳平衡观，针对疾病的不同病机、病性给予适应的护理环境，有益于疾病的护理和患者的康复。例如，热证患者，病室宜凉爽背阴，环境颜色以冷色为主，较普通病房光线稍暗、温度稍低；而寒证患者，病室宜温暖向阳，环境颜色以暖色为主，较普通病房光线明亮、温度稍高。其中蕴含了《素问·至真要大论》"逆者正治，从者反治"的思想。

（四）指导临床服药

人体体质和各种疾病性质有阴阳偏盛，药物具有四气五味等药性，也可分阴阳。药物作用有偏攻偏补、偏散偏收、偏泄偏涩等不同，药物性质有寒热温凉的差异，药物趋势有升降

浮沉的区别。因此，运用阴阳学说可以合理指导并安排用药时间、方法，顺应人体体质和疾病阴阳的变化，对患者的康复有积极正面的作用。首先，给药时间应与人体的生理活动节律一致，即阳药适合用于人体阳气生长时，阴药适合用于人体阴液增加之时；升药适合用于人体阳气上升之时，降药适合用于人体阴液收藏之时。此外，服药方法常有热服、温服和冷服之分。药物热服常用于阴寒证、阳虚寒证用热药，或阳盛格阴、真热假寒证用寒药时，属以寒者热之、治热以寒之法减少患者服药格拒；药物冷服常用于阳热证、阴虚热证用寒药，或阴盛格阳、真寒假热证用热药时，属以热者寒之、治寒以热之法减少格拒；而阴阳偏差不盛或阴阳两虚之证，则药物多温服。

 知识拓展

药物性能的阴阳分析和归纳

四气：寒、热、温、凉；其中寒、凉属阴，温、热属阳。

五味：酸、苦、甘、辛、咸；辛、甘、淡属阳，酸、苦、咸属阴。

升浮沉降：性多上升发散属阳，性多收涩、泻下、重镇属阴。

第二节　五行学说

五行学说，属于中国古代哲学理论范畴。木、火、土、金、水的生克制化是宇宙间各种事物普遍联系、平衡协调的基本规律。五行学说作为一种思维方式贯穿中医学理论体系的各个方面，用来说明人体的生理病理，指导疾病的诊断和治疗，是中医学理论体系中重要的组成部分。

一、五行学说的基本概念、特性与归类

（一）五行的基本概念

五，指木、火、土、金、水五种基本物质。行，一指行列、次序；二指运动变化。因此五行即木、火、土、金、水五种基本物质及其运动变化规律。《尚书正义》言："水火者，百姓之所饮食也；金木者，百姓之所兴作也；土者，万物之所资生，是为人用。"五行一词最早出现在《尚书》，"我闻在昔，鲧堙洪水，汩陈其五行"，并对五行特性做了归纳，将五种具体物质上升到了哲学层面。五行学说是以木、火、土、金、水五类物质属性及其运动规律来认识世界、解释世界和探求宇宙变化规律的世界观和方法论。

古人运用五行学说，采用取象比类和推演络绎的方法，将自然与社会的各种事物或现象分为五类，并以五行之间生克制化关系来解释其发生、发展和变化的规律。中医学用五行学说来说明人体自身及其与外界环境的统一性，以系统的观点阐明生命、健康和疾病。

（二）五行的特性

中医认为，自然界中的各种事物和现象，都是五行不断运动和相互作用的结果。《尚书·

洪范》说："五行，一曰水，二曰火，三曰木，四曰金，五曰土"，并将其特性概括为"水曰润下，火曰炎上，木曰曲直，金曰从革，土爱稼穑"。

木曰曲直：曲，弯曲；直，伸展。曲直，指树木主干挺直向上、树枝弯曲向外舒展的特性。故具有生长、升发、条达、舒畅等性质或作用的事物和现象，都可归属于木。

火曰炎上：炎，炎热、光明；上，上升。炎上，指火具有炎热、光明、向上的特性。故具有温热、上升、光明等性质或作用的事物和现象，可归属于火。

土爱稼穑：爱，曰也；稼，种植谷物；穑，收获谷物。稼穑，指种植和收获谷物的农事活动。故具有生化、承载、受纳等性质或作用的事物和现象，可归属于土。

金曰从革：从，顺也；革，变革。指金具有顺从变革、刚柔相济之性。故具有沉降、肃杀、收敛、变革等性质或作用的事物和现象，可归属于金。

水曰润下：润，滋润、濡润；下，向下、下行。润下，指水具有滋润、下行的特性。故具有滋润、下行、寒凉、闭藏等性质或作用的事物和现象，可以归属于水。

（三）五行的归类

根据五行学说，采用取象比类法、推演络绎法，将自然界中各种事物和现象进行归类，从而建立五行系统（表2-1）。如《素问·五脏生成》曰："色味当五脏：白当肺、辛；赤当心、苦；青当肝、酸；黄当脾、甘；黑当肾、咸。"

表2-1　事物属性的五行分类

自然界							五行	人体						
五音	五味	五色	五化	五气	方位	季节		五脏	五腑	五官	形体	情志	五声	变动
角	酸	青	生	风	东	春	木	肝	胆	目	筋	怒	呼	握
徵	苦	赤	长	暑	南	夏	火	心	小肠	舌	脉	喜	笑	忧
宫	甘	黄	化	湿	中	长夏四时	土	脾	胃	口	肉	思	歌	哕
商	辛	白	收	燥	西	秋	金	肺	大肠	鼻	皮	悲	哭	咳
羽	咸	黑	藏	寒	北	冬	水	肾	膀胱	耳	骨	恐	呻	栗

取象比类法指从事物的形象中找出能反映本质的特征，将其与抽象属性进行对比，确定该事物五行归属。例如，肝主疏泄、主升主动，与木相似，故归属于木；同理，心主血脉温煦全身，归属于火；脾为气血化生之源，归属于土；肺主肃降，归属于金；肾主藏精，归属于水。

推演络绎法指根据已知事物的五行归属，归纳该事物其他相关事物的五行归属。例如肝属木，且肝主筋、其华在爪、开窍于目，可推演出筋、爪、目皆归属于木；同理，心属火，故小肠、脉、面、舌皆属于火；脾属土，故胃、肌肉、唇、口皆属于土；肺属金，故大肠、毛发、皮肤、鼻皆属于金；肾属水，故膀胱、骨、发、耳、二阴皆属于水。

二、五行学说的基本内容

五行学说的基本内容包括两方面：一是用五行之间相生、相克的关系来阐释事物之间相互联系、相互协调的整体性和平衡性；二是用五行之间相乘、相侮的关系来阐释五行之间协调平衡被打破后的影响。

（一）五行生克制化

1. 五行相生　是指木、火、土、金、水之间存在着有序的递相资生、助长和促进的关系。

相生次序：木生火，火生土，土生金，金生水，水生木。其中，任何一行都具有"生我"和"我生"两方面的关系。《难经》有言："生我"者为母，"我生"者为子。故相生又被称为母子关系。以火为例，木生火，故木为火的"生我"者，木是火的"母"；火生土，故土为火的"我生"者，土是火的"子"（图2-1）。

2. 五行相克　木、火、土、金、水之间存在着有序的递相克制、制约和抑制的关系。

相克次序：木克土、土克水、水克火、火克金、金克木。其中，任何一行都具有"克我"和"我克"两方面的关系。《内经》中说到："克我"者为"所不胜"，"我克"者为"所胜"。以土为例，木克土，故木为土的"克我"者，木是土的"所不胜"；土克金，金为土的"我克"者，金是土的"所胜"（图2-1）。

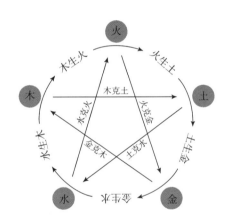

图2-1　五行相生相克示意

3. 五行制化　五行之间相生中有制，相克中有生，维持平衡和协调的关系。

制化规律：五行中一行亢盛，必然随之制约，防治亢而为害；若一行虚弱，必然随之相生，维持平衡。例如，木生火，火生土，而木又克土。

（二）五行生克异常

1. 五行的母子相及

（1）母病及子：指一行异常累及子行，导致母子两行皆异常。多是母行虚弱，引起子行不足，导致母子两行皆不足。例如，水为木之母，木为水之子，水不足则不能生木，导致木亦虚弱，最终肾水竭、肝木枯，母子俱衰。

（2）子病及母：指五行一行异常，影响到母行，导致母子两行皆异常。可出现以下两种情况。①子病犯母。一方面，子行亢盛，引起母行亢盛，母子皆盛，如肺病及脾、心肝火旺；另一方面，子行虚弱，导致母行虚弱，如心血不足累及肝血亏虚导致心肝血虚。②子盗母气。子行亢盛损伤母行，导致子盛母衰，如肝火亢盛导致肾水不足，肾阴亏虚。

2. 五行相乘　指五行中一行对其所胜一行的过度制约或克制，又称"过克"。

相乘次序：同相克，即木乘土、土乘水、水乘火、火乘金、金乘木。

导致相乘的原因：①太过，五行中某一行过于亢盛，对其所胜一行产生超正常范围的克制，导致其所胜一行的虚弱，从而引起的异常。例如，木气太盛，对土克制太过，导致土的不足，即"木旺乘土"。②不及，五行中某一行太过虚弱，不能抵抗其所不胜一行的克制，导致其本身更虚弱。例如，土气太虚弱，不能抵抗木的克制，导致土更虚弱，即"土虚木乘"。

3. 五行相侮 指五行中一行对其所不胜一行的反相制约或克制，又称"反克"。

相侮次序：同相克相反，即木侮金、金侮火、火侮水、水侮土、土侮木。

导致相侮的原因：①太过，五行中某一行太过旺盛，对克制其的一行进行反克。例如，正常生理条件下金克木，但木气太过，金反被木压制，即"木亢侮金"。②不及，五行中某一行过于虚弱，不仅不能制约其所胜一行，反而受到其所胜一行的反克。例如，生理条件下木克土，但当木气太过于虚弱时，土对木产生反相克制，即"木虚土侮"。

五行相乘和相侮都属于非正常的相克现象，两者之间既有区别又有联系。虽然相乘和相侮发生的次序不同，但在发生相乘的同时可以发生相侮，发生相侮的时候也可以发生相乘。例如，木强时可以乘土也可以侮金；金虚时可受到木侮也可受到火乘。《素问》曰："气有余，则制己所胜，而侮所不胜；其不及，则己所不胜，侮而乘之，己所胜，轻而侮之。"

综上，五行中的每一行既可生他行，也可被他行所生；既可克制他行，也可被他行所制约。五行相生与相克、制化与胜复等关系，是自然界万物存在的普遍联系。

三、五行学说在中医护理学中的应用

（一）说明脏腑的生理功能

五行学说将人体的五脏分别归属于五行，并以五行的特性说明五脏的生理特点。如木有生长、升发的特性，而肝主疏泄，喜条达，故肝属木；火有温热、向上的特性，而心阳有温煦的作用，故心属火；土有生化万物的特性，而脾主运化，为气血生化之源，故脾属土；金有清肃收敛的特性，而肺气以清肃下降为顺，故肺属金；水有清润、下行、闭藏的特性，而肾有藏精、主水的功能，故肾属水。

（二）概括脏腑之间的相互关系

五行学说用五行相生的关系说明五脏之间相互资生、相互为用的关系，用五行相克的关系说明五脏之间相互制约、相互克制的关系。

五脏相互资生的关系：肝藏血以济心；心阳温煦脾土，助脾运化；脾运化水谷精微以充肺；肺清肃下行，通调水道以助肾水；肾藏精以滋养肝血。

五脏相互制约的关系：肾克心，即水克火，肾水滋润上行以制约心火，防止其过亢；心克肺，即火克金，心火的温煦有助于肺气宣发，制约肺气的过于肃降；肺克肝，即金克木，肺气清肃下行可抑制肝气过分升发；肝克脾，即木克土，肝木条达可以疏泄脾土之壅滞；脾克肾，即土克水，脾主运化水湿，可防止肾水泛滥。

（三）指导疾病的诊断治疗

1. 指导疾病诊断 人体是一个有机的整体，内脏有病可以反映到体表相应的组织。由于五脏与五色、五音、五味等都是以五行进行分类归属，因此，诊断疾病时，可用望、闻、问、切四诊所得的资料，根据五行的归属和生克乘侮规律来推断病情及其发展演变。如面见青色、喜食酸味、脉弦，多为肝病；面见赤色、口苦、心烦、脉洪，多为心火亢盛；面见黄色，多为脾虚；面见白色，多为肺病；面见黑色，多为肾病。如脾虚患者，面见青色，为肝木犯脾土；心脏病患者，面见黑色，为肾水乘心火。

2. 指导脏腑用药　五脏、六腑、五体、五官和药物的五色、五味在五行的分类归属上有一定的联系。根据"同气相求"的理论原则，认为同一行的具有某种色、味的药物，常与同一类的脏腑组织存在着某种亲和关系，并能调整该类脏腑组织的功能失调状态。如青色、酸味入肝；赤色、苦味入心；黄色、甘味入脾；白色、辛味入肺；黑色、咸味入肾。如白芍、山茱萸味酸，入肝经以补肝；石膏色白、味辛，入肺经以清肺热；黄连味苦，入心经以泻心火；玄参、生地黄色黑、味咸，入肾经以滋养肾阴。

3. 控制疾病传变　疾病的发生是人体脏腑、气血津液等功能失调的结果，而功能失调必然导致内脏关系失常。疾病的传变，多见一脏病变，累及他脏而导致疾病发生，也可见他脏有病传于本脏。因此，在治疗时，除对所病脏进行治疗外，还应根据五行的生克乘侮规律，调整各脏腑之间的相互关系，太过者泻之，不及者补之，控制其传变。如肝气太过，木旺必乘土，此时应先补益脾气以防其传变，脾气健旺，则肝病不传于脾。

（四）确定疾病的护理原则

根据相生规律确立的治疗与护理原则是补母和泻子。补母主要用于母子关系的虚证；泻子主要用于母子关系的实证，具体的治疗和护理方法有滋水涵木法、益火补土法、培土生金法、金水相生法等。根据相克规律确立的治疗与护理原则是抑强和扶弱，具体治疗与护理方法有抑木扶土法、培土制水法、佐金平木法、泻南补北法（泻火补水法）等。

中医学在天人相应思想的指导下，以五行为前提，建立起包括空间、时间、人体在内的基本框架，根据自然界事物的五行属性进行归纳，将人体的生命活动与自然界的事物或现象联系起来，形成了五行结构系统。应用五行学说，可阐释天人相应的系统结构、五脏之间的生理病理联系，说明内脏疾病的传变，指导疾病诊断和防治以及养生康复等。

第三节　藏象学说

藏象，首见于《素问·六节藏象论》，又名"脏象"，是指藏于体内有形、无形的脏腑及其生命活动，表现于外的生理、病理征象，以及与自然相关事物的比象。藏，按照脏腑的生理功能特点，可分为五脏、六腑和奇恒之腑。中医"脏腑"的概念不仅包括西医解剖学的形态与部位，也涵盖人体生理病理学功能，是以五脏为中心的五大生理功能系统。中医学认为，人体是一个有机的整体，虽然脏腑深藏于体内，无法直接观察，但通过由象测脏、取象类比等整体观察方法，观察到与人体脏腑相应的外在组织器官或无形精神现象的生理、病理征象，就能了解脏腑的情况，故"视其外应，以知其内脏"（《灵枢·本脏》）。

藏象学说，是中医学理论的核心内容之一，是研究人体脏腑的生理功能、疾病演变规律以及脏腑之间关系的学说，其内容包括人体形态结构、生理活动、神志活动、身体官窍以及与自然环境因素的关系等。

一、五脏

五脏，即心、肝、脾、肺、肾的合称，其共同的生理特点是化生和贮藏精气。五脏与形体诸窍相互联系，其生理活动与精神情志相互影响，与自然环境也密切相关。此外，五脏虽有各自的生理功能，但相互为用。

（一）心

心位于胸中，膈膜之上，两肺之间，外护有心包。其主要生理功能是主血脉，藏神。心开窍于舌，在体合脉，其华在面，在志为喜，在液为汗。手少阴心经与手太阳小肠经相互络属于心与小肠，互为表里关系。心在五行属火，与自然界夏气相通应。

1. 主要生理功能

（1）心主血脉：是指心气对血液运行的调节作用，包括心主血和心主脉。

心主血，是指心气推动并调节血液在脉管中正常运行，将营养物质输送到全身脏腑形体官窍。此外，饮食水谷经脾胃运化生成的水谷精微，也必须依赖心阳的"化赤"作用才能成为血液。心气充沛时，心血充盈、脉管通畅，心脏搏动有力，频率适中，节律均匀，血液才能正常地运行到全身脏腑形体官窍，发挥其滋养和濡润作用；反之，心气不足，或心血亏虚，或心阴阳失衡，都会导致血液运行失常。

心主脉，是指心气推动和调节心脏的搏动和脉管的舒缩，维持脉道通畅，以保证血液能够顺畅地运行到全身脏腑形体官窍。心脉相连，心、脉、血三者形成一个闭合的行血系统，其中心气是动力，血液是物质基础，脉管是通道。心气充沛、血液充盈、脉道通利，是人体血液正常循行必备的三个条件，而心气起主导作用，故《素问·痿论》曰："心主身之血脉。"

心主血脉的功能正常与否，可从面色、舌象、脉象等方面反映出来。若心气充沛，则面色红润光泽，心胸舒畅，舌色淡红，脉象和缓有力且节律均匀。若心气不足，或心血亏虚，或心阴阳不足，或心火亢盛，或心血瘀阻等，血液运行不畅，则见面色晦暗，唇舌青紫，心前区憋闷或刺痛，以及脉象结、代、促、涩等病理表现。

（2）心主藏神：是指心主神明，心主宰人体的脏腑生理活动和神志活动。中医学认为，神有广义和狭义之分。广义的神是指人体脏腑生理活动的外在征象，包括人的眼神、面色、语言、反应和形体姿态动作等。狭义的神是指人体的神志活动，包括意识、思维和情志活动。心藏神功能正常，则精神振奋，思维清晰，反应灵敏，脏腑组织功能协调；反之，扰乱心神，可见失眠、神志不宁，或反应迟钝、痴呆、不省人事等，还可影响其他脏腑的功能活动，甚至危及生命。故《灵枢·口问》记载："心动则五脏六腑皆摇。"

2. 心与体、窍、志、液的关系

（1）在体合脉，其华在面：是指全身的血脉都归属于心，心脉相连，脉管的舒缩依赖于心气的调控，故心在体合脉；全身的血液都流向于面，面部的色泽变化可反映心血和心气的盛衰，故心之华在面。心气充沛，则脉搏和缓有力、面部红润；反之，则脉搏细弱无力、面白无华；若心血瘀阻，则面色青紫。

（2）在窍为舌：是指舌为心之外候。心的经脉上通至舌，舌的味觉和语言功能都依赖于心的功能活动状态。心的生理功能正常，则舌体红活荣润、味觉敏感、语言流利等；反之，则舌质淡白、语謇、失语等；若心血瘀滞，则舌质紫暗或有瘀斑。

（3）在志为喜：是指心对外界刺激的应答产生的情感反应是喜乐。适度的喜乐属于良性刺激，可通畅气血，有助于心的生理功能，但喜乐过度，则心神受伤，见于喜笑不休、精神失常等。

（4）在液为汗：汗为津液所化生，津液与血乃同源互化，而血为心所主，故有"血汗同源""汗为心之液"之说。心血充盛，津液充足，则汗化有源。若心气不足，则见于心悸，自汗；心阳暴脱，则大汗淋漓；反之，汗出过多，也可损伤心阳，甚者"心阳暴脱"。

 知识拓展　　●●●

心包络

心包络，简称"心包"，又称"膻中"，是裹覆心脏的包膜。生理上有保护心脏的作用，防止心脏受到外界伤害，如《素问·灵兰秘典论》称其为"臣使之官"。病理上，心包能代心受邪，在温病学说中，将外感热病发展过程中出现的神昏、谵语等心神功能失常的病理变化，称为"热入心包"或"痰热蒙蔽心包"。

（二）肝

肝位于腹腔，膈膜之下，右胁之内。其主要生理功能是主疏泄，藏血。肝开窍于目，在体合筋，其华在爪，在志为怒，在液为泪。足厥阴肝经与足少阳胆经相互络属于肝与胆，互为表里关系。肝在五行属木，与自然界春气相通应。

1. 主要生理功能

（1）肝主疏泄：是指肝气疏通、调畅全身气机，使精气血津液运行畅通无阻，升降出入运动协调平衡，进而维持人体机能活动的有序进行。肝主疏泄理论最早记载于《格致余论·阳有余阴不足论》："主闭藏者肾也，司疏泄者肝也。"

肝主疏泄的生理功能主要表现：①调畅全身气机，人体的呼吸运动、血液循环、饮食消化、水液代谢等生理功能都需要依靠气的推动，受肝主疏泄功能的调节，来维持人体生命活动有序而协调的状态。肝失疏泄，若疏泄不及，气升发无力，则肝气郁结，气血不畅，见胸胁、乳房或小腹胀满不适等；若疏泄太过，气升发过亢，则肝气上逆，见头胀头痛、急躁易怒、胸胁乳房走窜胀痛等；若血随气逆，见呕血、咯血、昏厥等。②推动血行津布，血的运行和津液的输布代谢都依靠气的推动和调控。气行则血行，即肝气疏泄，能促进血液的运行，使其畅达而不瘀滞。气滞则血瘀，即肝气郁结，血运不畅，则停滞为瘀，见癥积痞块、胸胁刺痛、痛经等；血随气逆，即肝气上逆，血不循经，则血溢于脉外，见咯血、呕血、崩漏等。气行则津布，即肝气疏泄，能促进津液的输布，有利于通利三焦水道。气滞则津停，即肝失疏泄，气机阻滞，则津液输布障碍，可滋生痰饮水湿等病理产物，或水道不利，可见痰核、瘰疬、瘿瘤、水肿等。③促进脾胃运化，饮食物的消化、吸收、输布与排泄，既需要脾胃的运化功能，也需要肝的疏泄调节功能。肝失疏泄，影响脾胃纳运升降运动，使脾不升清，清气下陷，见腹胀、腹泻等，称为"肝气犯脾"或"脾胃不和"；使胃不降浊，胃气上逆，见纳呆、呕吐、便秘等，称为"肝气犯胃"或"肝胃不和"。若肝气郁结，则胆汁的分泌和排泄失常，见口苦、纳呆腹胀、厌食油腻等。若肝气上逆，则胆汁逆行入血，外溢于皮肤，见黄疸。④调畅情志，是指人体对外界客观刺激所产生的喜、怒、忧、思、悲、恐、惊等情志活动，都与肝的疏泄功能密切相关。若肝气疏泄正常，气机畅达，气血和调，则对情志活动发挥正向调节作用。肝失疏泄，若肝气郁结，则闷闷不乐、多愁善感等；若肝气亢逆，则急躁易怒、头胀头痛等。反之，情志异常，也可影响肝的疏泄功能，致气机逆乱，气血失和等。⑤促进生殖，女子月经定期来潮、按时排卵，以及男子精液的贮藏与施泻，均依靠肝气疏泄与肾气闭藏相互协调配合。肝失疏泄，若肝气郁结，则女子月经不畅、痛经等，男子排精不畅而精瘀；若肝火亢盛，疏泄太过，则女子月经量多、崩漏，男子梦遗、早泄等。

（2）肝主藏血：是指肝有贮藏血液、调节血量、防止出血的生理功能。由水谷精微而化生的血液，其一部分流入肝并贮藏，以濡养肝及其形体官窍。肝血不足时，濡养机能减退，可见爪甲干枯易折、肢体麻木、失眠多梦等。人体各脏腑组织器官的血量，会随着人体的功能状态、情绪、活动量、外界气候等影响因素的变化而变化。如人体剧烈运动时，外周血流量增加；静卧时，外周血流量减少。肝能摄血，也能止血，防止血液外溢于脉。肝虚气弱或阴虚阳亢，都会导致各种出血，常见呕血、衄血、月经量多或崩漏等。

2. 肝与体、窍、志、液的关系

（1）在体合筋，其华在爪：筋是指人体具有连接关节和肌肉功能的肌腱、韧带；爪是指筋之延续，包括指甲和趾甲，二者均依靠肝血濡养。肝血充足，筋得其养，强健有力，活动自如，且耐受疲劳，爪甲坚韧、红润光泽。肝血不足，筋脉失养，运动无力，肢体麻木，且易疲劳，爪甲色枯软薄易折，甚至变形。

（2）在窍于目：是指眼的视物功能，主要依靠肝气的疏泄和肝血的濡养。若肝失疏泄，肝气郁结，久而生痰，蒙蔽清窍，见两目昏蒙、视物不清；肝血不足，目失所养，见两目干涩、视物不清、目眩等；肝火上炎，见两目干涩、目赤肿痛等；肝风内动，见两目斜视、目睛上吊等。

（3）在志为怒：是指肝对外界刺激的应答产生的情感反应是怒，由肝气所化。肝气疏泄不及，气机不畅，肝气上逆，血随气逆，则面红目赤、呕血、昏厥。肝的疏泄太过，肝气过亢或肝阳偏亢时，则急躁易怒、暴怒等。

（4）在液为泪：肝开窍于目，泪从目出，是由肝精、肝血所化，有濡润、保护眼的作用。从泪的多少可观察肝的功能状态。肝血不足，泪液减少，则两目干涩。肝经风热，则迎风流泪、目眵增多等。

（三）脾

脾位于中焦，腹腔内，膈膜之下，左胁之内。其主要生理功能是主运化，统血和升清。脾开窍于口，在体合肌肉，主四肢，其华在唇，在志为思，在液为涎。足太阴脾经与足阳明胃经相互络属于脾与胃，互为表里关系。脾在五行属土，与自然界长夏气相通应。

1. 主要生理功能

（1）脾主运化：是指脾具有将胃中摄取的饮食物转化为水谷精微，并将精微物质吸收并输送到全身，以滋养五脏六腑、四肢百骸，维持人体生命活动的生理功能。"运"即输送、流通，"化"即转变、消化，其包括运化谷食和运化水液。

运化水谷，是指脾具有消化饮食物，吸收、转化并输布水谷精微的作用。人体经口摄入的饮食物，经胃的腐熟、小肠的吸收后分为清浊两部分，清者在脾气的转运作用下输布全身，化为精、气、血、津液，内养脏腑，外养四肢百骸、筋肉皮毛，维持人体正常的生理功能。若脾气虚损，脾失健运，运化无力，则气血不足，见厌食、形体消瘦、倦怠乏力等。

运化水液，是指脾具有吸收、输布水液的作用。脾将饮食物化生成水谷精微物质时，也会将水液转化为津液，上输于肺，通过心主脉和肺主宣降作用于全身，以濡养脏腑和四肢百骸；下输于肾，通过肾气作用形成尿液，排出体外。如《素问·经脉别论》记载："饮入于胃，游溢精气，上输于脾，脾气散精，上归于肺。通调水道，下输膀胱，水精四布，五经并行。"若脾失运化，多余的水液停滞无法运化，可见水肿、湿浊、痰饮等。

（2）脾主统血：是指脾气具有统摄、控制血液运行于脉中的功能。全身气血充盈，脾气充实，脾气固摄，血液在脉中循环运行，不溢出脉外，维持人体生命活动。反之，脾失健运，气血不足，气不固血，血不归经，可见各种出血的症状，如肌衄、尿血、便血等。

（3）脾主升清：是指脾具有升输精微物质和升举内脏的功能。"清"，是指水谷精微等营养物质，脾能将胃肠吸收的水谷精微物质上输至心、肺、头面部，通过心、肺的协同作用，化生气血，以供给全身各部位的濡润营养；并能够维持内脏相对固定的位置，防止内脏下垂。若脾气虚弱，升输无力，则水谷精微不升或气流于下，见头晕目眩、脘腹满胀、泄泻便溏等；升举无力，则内脏下垂，见胃下垂、脱肛（直肠脱垂）、阴挺（子宫脱垂）等。如《素问·阴阳应象大论》曰："清气在下，则生飧泄。"

2. 脾与体、窍、志、液的关系

（1）在体合肌肉，主四肢：是指人体的四肢、肌肉都需要脾胃运化水谷精微的充养。脾气健运，气血旺盛，营养充足，肌肉丰满壮实，四肢行动灵活、有力。若脾失健运，气血不足，则肌肉、四肢失养，见倦怠无力、肌肉瘦削、四肢萎软无力等。

（2）开窍于口，其华在唇：口主接纳、咀嚼食物，辨知五味，脾经"连舌本，散舌下"，则食欲和口味都能反映脾的运化功能状态，而口唇的色泽也可反映气血的盈亏、脾胃运化的强弱。脾气健运，气血充足，则食欲旺盛，口味正常，唇红润光泽。若脾失健运，脾气虚弱，气血不足，则口淡无味、口唇淡白无泽等；湿浊内生或饮食停滞，则口腻、口臭等。

（3）在志为思：是指脾对外界刺激的应答产生的情感反应是思虑。思虑是人体正常的情绪变化或情感反应，但思虑过度或所思不遂，可损伤脾气的运化，导致脾气、胃气结滞，脾不升清，胃不降浊，可见头晕目眩、脘腹胀闷、不思饮食等。

（4）在液为涎：涎为口津，是脾气通过布散脾精上溢于口而化生唾液中相对清稀的部分，起到保护、润泽口腔作用，有助于食物的咀嚼、吞咽和消化。若脾失健运，脾胃不和或脾气不摄，则涎液异常增多，见口角流涎等；脾精亏虚，津液不足，涎液异常减少，见口干舌燥等。

（四）肺

肺位于胸腔，覆盖于心之上，左右各一，上连喉、鼻。肺的主要生理功能是主气，主行水，朝百脉。肺开窍于鼻，在体合皮，其华在毛，在志为悲（忧），在液为涕。手太阴肺经与手阳明大肠经相互络属于肺与大肠，互为表里。肺在五行属金，与自然界秋气相通应。

1. 主要生理功能

（1）肺主气、司呼吸：包括主呼吸之气和主一身之气的功能。

肺主呼吸之气，是指人体吸入自然界清气，呼出体内浊气，肺为实现气体交换提供场所。肺气宣发和肃降的协调有序运动，使呼吸均匀、顺畅。若邪气犯肺，宣发肃降异常，影响气体交换，可见咳嗽、胸闷、呼吸不利等。

肺主一身之气，是指主全身之气的生成和调控。肺生成与运行的气主要来源于自然界的清气和水谷之气，二者在肺中相结合形成宗气，成为一身之气的重要组成部分。全身之气的运行都受肺的统领，依赖肺的呼吸来敷布、运行，使全身之气升降出入通畅协调，发挥各自的功能。若肺呼吸功能异常，宗气不足，导致气虚，见短气不足、声低气弱等；影响全身气机的敷布和运行，见气滞、瘀血等。

（2）肺主宣发、肃降：宣发，即宣统、布散；肃降，即清肃、下降。肺主宣发，是指呼出体内浊气；向上至头面、向外至皮毛腠理，布散由脾胃运化的水谷精微和津液；宣发卫气，将津液转化为汗液排出体外。若肺失宣发，出现呼吸不畅、胸闷喘咳、鼻塞喷嚏、恶寒无汗等。肺主肃降，是指吸入自然界清气，下纳于肾，滋养元气；肃清肺和呼吸道内的异物，保持呼吸道通畅；将脾胃运化的水谷精微和津液向下、向内布散，下输于肾，促进尿液的生成、排泄，推动大肠传导糟粕。若肺呼吸功能异常，则津液代谢障碍或卫外不固，出现咳嗽、气喘、颜面周身水肿等。

（3）肺主行水、通调水道：是指通过肺的宣发肃降功能，将脾胃运化的水谷精微和津液向上、外布散，上至头面各窍，外达皮毛、肌肤、膝关节，滋养皮毛、孔窍，以及宣散卫气，化为汗液，排出体外；将脾胃运化的水谷精微和津液向下、内布散，内达脏腑，滋润五脏六腑，下输于肾，促进尿液的生成与排泄，推动大肠传导糟粕。若肺失宣降，水道失于通调，则津液代谢障碍，见痰饮、尿少、浮肿等。

（4）肺朝百脉：是指全身血液通过经脉汇聚于肺。肺在完成气体交换时，清气入血，心主血脉，肺助心行血于周身，维持人体生命活动。若肺气虚损或壅滞，则气血运行不畅，甚至血脉瘀滞，可见唇青舌紫、心悸胸闷、胸痛等。

2. 肺与体、窍、志、液的关系

（1）在体合皮，其华在毛：是指肺与皮毛（包括皮肤、汗孔、毛孔和毫毛等）相互为用，共同发挥防御外邪、护卫肌表、温煦机体的作用。肺主宣发，卫气宣发于皮毛，以温养皮毛、司开阖及防御外邪；肺主行水，将水谷精微和津液布散于全身皮毛腠理，以达濡养、滋润之效。皮毛具有宣散肺气的作用，有助于调节呼吸；其亦可受邪，若感受外邪，可致表证症状，见无汗、恶寒发热、头身疼痛等；若肺气亏虚或肺津不足，则卫不固表，见自汗、易患感冒、皮毛枯槁无泽等。

（2）开窍于鼻：是指鼻的通气和嗅觉功能，都依赖于肺气的宣发和肺津的滋养，故《灵枢·脉度》曰："肺气通于鼻，肺和则鼻能知臭香矣。"肺主呼吸，鼻、喉相连，喉的通气和声音强弱、清晰度也都依赖于肺气的推动和肺津的滋养。若肺功能异常，可见鼻塞、喉痛、金破不鸣或金实不鸣等。

（3）在志为忧（悲）：是指肺对外界刺激的应答产生的情感反应是忧愁、悲伤。悲忧是人体正常的情绪变化或情感反应，但悲忧过度，可损伤肺气、肺精，"悲则气消"，见呼吸气短、身倦乏力等。反之，肺气虚弱或宣降失调，人体对外界刺激耐受能力下降，亦可引起悲忧。

（4）在液为涕：鼻涕是由肺精所化，因肺气宣发而布散于鼻窍，起到润泽鼻窍、防御外邪的作用。鼻涕的多少、性状可反映肺的生理功能状态。肺气、肺津充足，鼻涕润泽鼻窍而不外流。若寒邪袭肺，肺气失宣，则见鼻流清涕；肺热壅盛，热伤肺津，则鼻流黄涕；燥邪犯肺，伤及肺津，则鼻干而痛。

（五）肾

肾位于腹腔腰部，脊柱两侧，左右各一。其主要生理功能是主藏精，纳气，主水。肾开窍于耳及二阴，在体合骨，其华在发，在志为恐，在液为唾。足少阴肾经与足太阳膀胱经相互络属于肾与膀胱，互为表里。肾在五行属水，与自然界冬气相通应。

1. 主要生理功能

（1）肾主藏精：是指肾具有封藏精气的功能，其作用体现在藏精，纳气，固摄冲任、二便等方面。肾精是以先天之精为基础、为主体，其源于父母，是繁衍下一代的物质基础；以后天之精为滋养、为辅助，其源于水谷精微，是维持人体脏腑功能的物质基础，二者相互资助、相互为用，共同促进人体生长发育和生殖。

肾精、肾气具有促进人体生长、发育和生殖的作用。肾精气化成肾气，二者相互化生、相互促进，协同完成肾的生理功能。人体生命历程的生、长、壮、老、已，均可通过"齿、骨、发"的变化，来观察肾气由弱到强、由盛到衰，直至消亡的过程。如《素问·上古天真论》记载："女子七岁，肾气盛，齿更发长；二七而天癸至，任脉通，太冲脉盛，月事以时下，故有子；三七，肾气平均，故真牙生而长极；四七，筋骨坚，发长极，身体盛壮；五七，阳明脉衰，面始焦，发始堕；六七，三阳脉衰于上，面皆焦，发始白；七七，任脉虚，太冲脉衰少，天癸竭，地道不通，故形坏而无子也。丈夫八岁，肾气实，发长齿更；二八，肾气盛，天癸至，精气溢泻，阴阳和，故能有子；三八，肾气平均，筋骨劲强，故真牙生而长极；四八，筋骨隆盛，肌肉满壮；五八，肾气衰，发堕齿槁；六八，阳气衰竭于上，面焦，发鬓颁白；七八，肝气衰，筋不能动，天癸竭，精少，肾藏衰，形体皆极；八八，则齿发去。"若肾精不足，气化无力，导致生长发育不良，可见"五迟""五软"、不孕不育等。

（2）肾主纳气：是指肾具有收纳肺吸入的自然界清气，维持人体呼吸运动的深浅和平稳的功能。肺吸入自然界清气，通过肺的肃降，下达于肾，由肾收纳、潜藏，以此维持呼吸运动的深度，使呼吸均匀和调，帮助人体充分交换内外气体。若肾气衰弱，摄纳无权，无法下纳于肾，则呼吸表浅，或呼吸困难，或动则气喘等，此称为"肾不纳气"。

（3）肾主水：是指肾具有调控人体津液代谢的功能。人体津液的代谢通过肺、脾、肝、肾、胃、小肠、大肠、三焦、膀胱等脏腑的协同作用才能完成。肾气分化肾阴肾阳，肾气的蒸腾气化、肾阴的滋润宁静、肾阳的温煦推动在津液代谢的各个环节中都起着极其重要的作用，其最主要的体现在尿液的生成与排泄。胃肠道中的部分津液，以及各脏腑形体官窍代谢后所产生的浊液，通过三焦水道，下输于膀胱，经肾气的蒸腾气化，清者经脾上达于肺，重新参与津液代谢；浊者则化为尿液，在肾阴抑制、肾阳推动，以及肾气蒸化和固摄的作用下排出体外。

若肾主水的功能失常，则水液代谢障碍，见水肿、痰饮等；肾失固摄，膀胱开阖异常，见小便不利、尿频、尿失禁等。

2. 肾与体、窍、志、液的关系

（1）在体合骨，其华在发：是指肾主藏精，精生髓，髓居骨中，即肾精具有生长骨髓，滋养骨骼的功能。肾精充足，髓得以化生，髓可分为脑髓、脊髓和骨髓，髓以养骨，则骨骼坚固有力，精力充沛，耳聪目明等。此外，齿、骨同源，牙齿的生长和脱落，也与肾精的盛衰有密切关系。若肾精亏虚，精气化生无力，骨髓空虚，骨骼失养，可见"五软""五迟""骨痿"等；髓海空虚，脑失所养，可见痴呆、耳聋目眩、记忆衰退等。头发的色泽、荣枯及疏密也能反映肾的功能状态。肾藏精，精生血，血生发，精血旺盛，则毛发粗壮、浓密而润泽。虽然发的营养源于血，但是发的生机却根于肾。若肾精不足，血不荣发，则青壮年未老先衰、早脱、早白等。

（2）开窍于耳及二阴：耳的听觉灵敏与否，前阴的排尿与生殖功能，以及后阴的排泄粪便功能，都与肾精、肾气的盛衰密切相关。若肾的功能异常，肾精、肾气不足，则耳失充养，见听力退减、耳鸣、耳聋等；肾失固摄，见尿频、久泄滑脱、二便失禁等；外阴发育不良或生殖力弱，可见阳痿、遗精、月经异常、不孕不育等。

（3）在志为恐：是指肾对外界刺激的应答产生的情感反应是恐惧、害怕。恐惧是人体正常的情绪变化或情感反应，能保护自身，主动避开危险。但过度恐惧，可损伤肾，即"恐伤肾""恐则气下"，见二便失禁、流产、遗精等。

（4）在液为唾：是指肾与唾关系密切。唾为口津，是肾精沿足少阴肾经直达舌下而气化为的唾液中较稠厚的部分，起到润泽口腔、滋养肾精的作用。若肾精、肾气不足，则口咽干燥；反之，多唾久唾，则损伤肾精。故常以舌抵上腭，待津液满口后咽下，可养肾精，此法称为"饮玉浆"。

 知识拓展

命　门

命门，首见于《内经》，指眼。历代医家对命门的形态、部位及功能各抒己见，形成不同学说，如右肾为命门说、两肾俱为命门说、两肾之间为命门说、命门为肾间动气说等。虽说法不一，但就生理功能而言，却一致认为命门是五脏之本，"肾阳即命门之火""肾阴即命门之水"，其功能盛衰与肾的关系极为密切。故历代医家以命门为命名，以此强调肾气、肾阴及肾阳在人体生命活动中的重要性。

二、六腑

六腑，即胃、胆、小肠、大肠、膀胱、三焦的合称。六腑在结构上多为中空、有腔的脏器，其共同的生理特点是受盛和传化水谷，"实而不能满""泻而不藏"。如《素问·五藏别论》记载："水谷入口，则胃实而肠虚。食下，则肠实而胃虚。"

（一）胆

胆居六腑之首，位于膈膜之下，右胁之内，附于肝，呈囊状，内藏胆汁。《灵枢·本输》记载："胆者，中精之府。"胆具有似脏非脏，似腑非腑的特征，故又称为奇恒之腑。其主要的生理功能是贮藏、排泄胆汁和主决断。

胆具有贮藏和排泄胆汁的生理功能。肝精气化而成胆汁，通过肝气的疏泄作用，胆汁流入并贮藏于胆，在进食、消化食物时，胆汁流入肠中，以促进食物的消化吸收。若肝失疏泄，胆汁分泌排泄障碍，则脾胃运化失常，见厌食、腹胀、腹泻等；胆汁外溢肌肤，可见目黄、小便黄、身黄等；胆汁上逆，见口苦、口吐黄绿苦水等。

胆具有判断事务、作出决定的生理功能。肝胆互为表里，肝主谋虑，胆主决断，二者相互协调，共同调节人体正常的精神意识思维活动。若胆的功能失常，会影响人体情志变化，如胆气虚怯，见失眠、易惊善恐、遇事不决等；胆火过盛，见烦躁易怒、胁痛、口苦等；胆虚痰扰，见心烦不寐、心悸不宁、呕逆等。

（二）胃

胃位于膈膜之下，腹腔上部，上口为贲门连接食管，下口为幽门接通小肠。胃，又称胃脘，分为上脘、中脘和下脘三部分。其主要的生理功能是主受纳和腐熟水谷，主降浊。

胃具有接受和容纳饮食水谷的生理功能。饮食物入口，胃主降浊，经食管入胃，由胃来容纳。胃主受纳既是腐熟功能的基础，又是饮食物消化、吸收的基础。因此其功能的强弱，可从食欲、饮食多少反映出来。

胃具有初步消化饮食物，将其变成食糜的生理功能。精微物质被吸收，经脾气输布全身，以滋养各脏腑及形体官窍。

胃具有通利下降的生理功能。未被腐熟、消化的食糜被通降到小肠，经小肠的进一步消化，精微物质经脾运化、输布全身，糟粕物质继续下降到大肠，形成粪便，排出体外。若胃失和降，则影响食欲，可见胃脘胀满、纳呆、便秘等；胃气上逆，见呃逆、嗳气、呕吐等。胃气强则五脏俱盛，胃气弱则五脏俱衰。如《素问·玉机真藏论》曰："五脏者，皆禀气于胃；胃者，五脏之本也。"

（三）小肠

小肠位于腹中，上接幽门，下连大肠，呈管状，包括十二指肠、空肠和回肠。《灵枢·肠胃》曰："小肠后附脊，左环四周叠积，其注于回肠者，外附于脐上。"其主要生理功能是主受盛化物，泌别清浊。

小肠受盛由胃通降的未被腐熟、消化的食糜，将食糜"化物"为水谷精微和食物残渣，并将其二者分开，即泌别清浊。水谷精微经脾运化、输布全身，以滋养各脏腑及形体官窍；食物残渣在脾气、胃气及小肠之气的作用下，通降到大肠，形成粪便，排出体外，而多余的水液化生为尿液排出。若小肠生理功能失常，消化、吸收异常，可见消化不良、腹胀、腹泻等；清浊不分，可见小便短少、便溏泄泻等。

（四）大肠

大肠位于腹中，上接小肠，下连肛门，呈管状，包括结肠和直肠。其主要生理功能是主传导糟粕与主津液。

经小肠泌别清浊，食物残渣下降到大肠，胃的降浊、肺的肃降及肾的气化等功能的共同作用促进大肠的传导、水分的吸收及糟粕的燥化，使食物残渣形成粪便，经肛门排出体外。故《医经精义·脏腑之官》曰："大肠之所以能传导者，以其为肺之腑，肺气下达，故能传导。"若大肠失职常，水液代谢障碍，则津液不得吸收，可见腹泻、大便稀溏；大肠实热，津液亏损，则大便干结、便秘等。

（五）膀胱

膀胱位于小腹，上通肾，下连尿道，开口于前庭，呈囊状。其主要的生理功能是贮藏和排泄尿液。

人体的津液经过多重代谢及脏腑的气化作用，浊液下输，形成尿液贮存于膀胱，再在膀胱的气化作用下排出体外。膀胱的贮藏、排泄尿液的功能，都依赖于肾的气化与固摄作用，以及肾气与膀胱之气的协调。若肾的气化作用失常，气化不利，则见尿频、尿急、尿痛等。若肾与膀胱失调，膀胱开阖失权，则见小便不利、小便失禁、癃闭等。故《素问·宣明五气》曰："膀胱不利为癃，不约为遗尿。"

（六）三焦

三焦分布于胸腹腔，是上焦、中焦、下焦的合称。其主要是以人体部位和脏腑功能来划分的，上焦是膈以上的部分，包括心和肺，具有宣发卫气，布散水谷精微，滋养全身的作用；中焦是膈以下、脐以上的部位，包括脾和胃，具有受纳腐熟水谷，化生气血的作用；下焦是脐以下的部位，包括肝、肾、大小肠、膀胱等，具有传导、排泄糟粕和废液的作用。三焦主要的生理功能是运行津液和通行元气。

人体的水液代谢是以三焦为通道，在肺、脾、肾等脏腑的协同作用下完成的。如《素问·灵兰秘典论》记载："三焦者，决渎之官，水道出焉。"故三焦具有疏通水道、运输津液的作用，来调节人体津液代谢平衡，称为"三焦气化"。若三焦气化失衡，水液代谢失调，影响人体津液的正常输布和排泄。此外，由肾精化生的元气，也是以三焦为通道布达全身，来推动人体的生长发育，激发各脏腑及形体官窍的生理功能。三焦运行津液和通行元气的生理功能相辅相成，即气能行津、津能载气，协同维持人体的生命活动。

三、奇恒之腑

奇恒之腑，是脑、髓、骨、脉、胆、女子胞的合称。其形态像腑，多为中空、有腔的脏器；其功能像脏，共同的生理特点是藏精。因其具有似脏非脏，似腑非腑，异于常态的特征，故被称为奇恒之腑。故《素问·五脏别论》曰："脑、髓、骨、脉、胆、女子胞，此六者，地气之所生也，皆藏于阴而象于地，故藏而不泻，名曰奇恒之府。"髓、骨、脉、胆的生理功能前面已论述，此处仅论述脑与女子胞。

（一）脑

脑居于颅内，由脑髓汇聚而成。如《素问·五脏生成》记载："诸髓者，皆属于脑。"其主要的生理功能是贮藏精髓，主精神活动和感觉运动。

脑具有贮藏精髓的生理功能。人体的精髓，由肾精化生，沿督脉上达、贮藏于脑室。如《灵枢·海论》记载："脑为髓之海。"若肾精不足，脑失所养，髓海空虚，可见头晕目眩、耳鸣等。

脑具有主宰人体的生命活动、精神活动的生理功能，掌管思维、意识、记忆、情感等高级精神活动，是生命的枢机。若脑主精神活动的功能失常，则见神志呆滞、烦躁、狂乱等。

脑具有掌握感觉知觉，支配运动的生理功能。脑通过神经冲动的传递，控制肌肉的收缩与松弛来实现各种动作，支配人体的各种运动活动，保持身体的协调和平衡。脑也是感觉知觉的中枢，接收外界刺激并进行处理，使人能够感知周围环境、觉察身体状态，维持对外界的适应和反应。若脑髓空虚，则感觉、运动功能失常，可见听觉失聪、视物不明、嗅觉不灵、平衡失调等。

（二）女子胞

女子胞，又称胞宫、子宫等，位于小腹，直肠之前，膀胱之后，下口与阴道相连，是女性生殖器。其主要的生理功能是主持月经和孕育胎儿。

月经是女子天癸到来后，周期性子宫出血的生理表现。《素问·上古天真论》记载："女子七岁，肾气盛，齿更发长；二七而天癸至，任脉通，太冲脉盛，月事以时下，故有子……"女子肾气充盈，质化产生"天癸"，在"天癸"作用下，女子生殖器官发育成熟，月经来潮，应时排卵，具备受孕生殖能力。待两性交媾，两精结合，便构成胎孕。脏腑经络的精气血经冲、任和督脉，下达女子胞以养胎，月经停止来潮，孕育胎儿成熟直至分娩。在此过程中，带脉既约束冲、任、督三经的气血，又固摄胞胎。因此，女子胞与带、冲、任、督及十二经脉均有紧密的联系，尤其是带、冲、任和督脉的关系最为密切。若带、冲、任或督脉功能失调，则月经失调、不孕等。

 知识拓展

精　室

精室，乃男子之胞，是男性生殖器官，包括睾丸（又称外肾、势）、附睾、前列腺和精囊腺等，具有化生、藏精和生殖的功能。精室的功能与肾气的盛衰，带、冲、任、督及十二经脉均有密切关系。故《中西汇通医经精义·下卷》记载："女子之胞，男子为精室，乃血气交会，化精成胎之所，最为紧要。"

四、脏腑之间的关系

人体是一个统一的有机整体，各脏腑及形体官窍通过经络密切联系，在生理上相互资助、相互制约与相互协调；在病理上相互传变、相互影响。脏腑之间的关系主要包括脏与脏、腑与腑、脏与腑之间的关系。

（一）脏与脏之间的关系

1. 心与肺　心与肺之间的关系，主要体现在气与血的关系。心主血脉，血液能够在经脉内运行不息，依赖于肺气的推动、资助；肺主气司呼吸，呼浊吸清，清者布达全身，依赖于心血的运载，而积聚在胸中的宗气成为联系心行血和肺呼吸的核心环节。即所谓"气行则血行""血以载气"，二者相互依存、相互为用。若心、肺功能失调，常会互相影响。如心气不足或心阳不振，行血无力，血脉瘀阻，则影响肺气的宣降，呼吸不利，可见气促、咳喘、胸闷等；反之，若肺气不足或肺失宣降，宗气生成不足或气机运行不畅，则血运无力，血行瘀滞，可见心悸、胸闷、胸痛等。

2. 心与脾　心与脾之间的关系，主要体现在血液的生成与运行方面。脾主运化，将水谷转化为水谷精微，上输于心肺，贯注于心脉而化赤为血；心主血脉，血液经脉输送到脾，以滋养并维持其运化功能。此外，血液能在经脉内正常运行而不溢出脉外，依赖于脾气的统摄，脾主统血。心和脾在血液生成和运行方面，存在着相辅相成、相反相成、协调平衡的关系。若心、脾功能失调，常会互相影响。如脾失健运，气血化生异常或脾不统血，血溢于脉外，则心血不足；心血不足，脾失血养；或心阳不足，心火无法温煦脾土，则脾失健运，最终导致心脾两虚，可见失眠多梦、眩晕、精神萎靡等。

3. **心与肝**　心与肝之间的关系，主要体现在血液的运行和精神情志方面。心主血脉，心气推动血液在经脉内运行不息；肝主藏血，贮藏血液并调节人体各脏腑形体官窍的血量来助心行血。心和肝在血液运行方面，相互滋养，共同维持血液的正常运行。若心血不足或心血瘀滞，则肝血亏虚或血瘀，可见面色无华、心悸失眠、头晕目眩等。心主藏神，心神清明，依赖于肝主疏泄；肝气条达，肝血充盈，有利于心神内守。心和肝在精神情志方面，相互为用、协调平衡，共同维持正常的精神情志活动。若心、肝功能失调，在精神情志方面常会互相影响。若心火旺盛，可引动肝火；反之，肝火旺盛，亦可引发心火，心肝火旺则精神情志失常，可见急躁易怒、心烦不寐、哭笑无常、狂乱等。

4. **心与肾**　心与肾之间的关系，主要体现在水火既济、精神互用等方面。心居上焦，属阳脏、属火，心火下降，资助肾阳，温煦肾阴，使肾水（肾阴）不寒；肾居下焦，属阴脏，属水，肾阴上济，滋养心阴，制约心阳，使心阳不亢。阴阳水火升降互济，维持心、肾生理功能的协调平衡，称之为"心肾相交"，即"水火既济"。若心、肾功能失调，肾气不升或心火不降，则"水火未济"，可见眩晕耳鸣、心烦失眠、五心烦热、梦遗梦交等。肾藏精，精化气生神；心藏神，神能统精驭气。故心、肾在精神情志方面也会互相影响。

5. **肺与脾**　肺与脾之间的关系，主要体现在气的生成和津液代谢两个方面。宗气具有推动呼吸、运行气血和资助元气的作用，其生成源自清气和水谷精气，即肺主气司呼吸，吸入的自然界清气；脾主运化，水谷化生的水谷精气。因此，有"肺为主气之枢，脾为生气之源"的说法。若肺气虚损，无力散布水谷精微，累及脾气衰弱，此为子病犯母；脾气虚弱，脾失健运，水谷精微不足，难以上输于肺，则肺气不足，此为母病及子，二者终致肺脾两虚证，可见少气懒言、食少倦怠、腹胀便溏、咳嗽气短等。肺主行水、通调水道，通过肺气的宣发将津液输布于各脏腑及形体官窍，而津液来源于脾运化水液；脾主运化，将饮食物化生为津液、水液，一部分津液上输至肺，一部分水液通过肺的肃降，下输于肾和膀胱。肺和脾协调配合，相互为用，共同维持水液代谢的动态平衡。若肺、脾功能失调，则两脏相互影响。脾失健运，津液停聚，则肺气宣降失调；肺失宣降，津液不布，则水湿困脾，均会导致津液输布失常，可见水肿、腹胀便溏、内生痰饮等。

6. **肺与肝**　肺与肝之间的关系，主要体现在调节人体气机升降和气血运行两个方面。肺居膈上，属金，调节气机，肺气以肃降为顺，从右侧降；肝居于膈下，属木，调畅气机，肝气以升发为宜，从左侧升。肝升肺降，协调配合，以调和气血、调畅气机，维持人体气血的正常运动。若肺肝功能失调，则两脏相互影响。肝郁化火，肝火上炎，则"木火刑金"或"木旺侮金"，肺失肃降，可见咳嗽、咳血、胸痛等。反之，肺气不足，肺失清肃，燥热内盛，则"金虚木侮"，肝阳亢逆，可见面红目赤、头痛、易怒、胁肋胀痛等。

7. **肺与肾**　肺与肾之间的关系，主要体现在津液代谢、呼吸运动及阴阳互资三个方面。肺主行水、通调水道、宣发肃降，宣发津液外达腠理为汗；肃降水液下行至肾，水液清者上达于肺，浊者下输膀胱，形成尿液排出体外。肺和肾相辅相成、相互配合，共同完成人体津液的输布与排泄。若肺、肾功能失调，则两脏相互影响、互成因果。肺失宣肃，水道通调失常，水液不能下输于肾、膀胱；肾的气化失常，水气内停，寒水上泛射肺，都会导致水液代谢障碍，可见尿少、水肿、咳喘不能平卧、形成痰饮病理产物等。肺主气司呼吸、肺气肃降，吸入的自然界清气，下行至肾；肾主纳气，将下行的清气摄纳于肾，以维持呼吸的深度，保证呼吸运动的平稳，有利于体内外气体的交换。若肺气虚弱、肺失肃降与肾气不足、摄纳无权，均会互相影响，以致出现呼吸困难、动则气喘、呼吸表浅、呼多吸少等。肾属水，肾阴为一身阴液之根本，肺阴依赖肾阴滋养而充盛；肺属金，肺阴充足，下输于肾，充盈肾阴，故肺金为肾水之母。肺和肾相互资助，存在"金水相生"的关系。若肾阴不足或肺阴亏虚，既能同时并见，也能互为因果，终致肺肾阴虚之证，可见潮热、干咳少痰、五心烦热、腰酸耳鸣等。

8. 肝与脾 肝与脾之间的关系，主要体现在疏泄、运化互用，贮藏、运行血液的共同调节。肝主疏泄，调畅气机，以协调脾胃升降，疏利胆汁，促进脾胃对饮食物的消化、吸收和转输功能；脾气健运，水谷精微充足，精气血津液生化有源，肝得以滋养，使肝气冲和条达，利于肝之疏泄功能的发挥。若肝、脾功能失调，常会相互影响。若肝失疏泄，气机郁滞，则脾失健运，导致肝脾不调之证，可见纳呆腹胀、胸闷太息、精神抑郁等。肝主藏血，肝血充足，调节血量，防止出血，利于脾统血；肺主疏泄，气机调畅，气血运行无阻；脾气健运，气血生化有源，统血有权，利于肝有所藏。肝脾相互协作，共同维持人体血液的正常运行。若脾气虚弱，生血无源，则血虚；统摄无权，血溢于脉外，则出血，都会导致肝血不足。肝不藏血与脾不统血可同时出现，临床称为"藏统失司"。

9. 肝与肾 肝与肾之间的关系，主要体现在精血同源、藏泄互用及阴阳互资互制等方面。肝主藏血，肾主藏精，精血同源于水谷精微，故"精血同源"。肝血充养肾精，肾精滋养肝血，二者相互转化、资生，一荣俱荣、一损俱损。肝血不足与肾精亏虚则相互影响，可出现耳鸣耳聋、头晕目眩、腰膝酸软等。肾主藏精，待肾精、肾气充盈至一定程度时，产生天癸，天癸至，女子月经来潮，男子精气溢泻；肝主疏泄，促进和调节生殖功能，调节女子的月经来潮、应时排卵，男子精气溢泻有度。肝的疏泄与肾的封藏相反相成、相互协调，共同维持人体生殖功能活动正常。若肝、肾藏泄失司，则女子可见月经失调、排卵障碍等；男子可见阳痿、遗精、滑精等。肾阴充盛涵养肝阴，防止肝阳过亢；反之，肝阴可资助、生成肾阴。肾阳资助肝阳，则温煦肝脉，防止肝脉寒滞。二者互制互用，共同维持肝肾阴阳协调平衡。若肾阴不足累及肝阴，则肝肾阴虚，阴不制阳，导致肝阳上亢，可见眩晕、中风等；肾阳虚弱可累及肝阳，则肝肾阳虚，阳不制阴，导致阴寒内盛，肝脉寒滞，可见小腹冷痛、宫寒不孕、阳痿精冷等。

10. 脾与肾 脾与肾之间的关系，主要体现在先天后天相互促进与津液代谢等方面。脾主运化，水谷精微化生气血，为后天之本，不断输送至肾，充养先天之精；肾藏精，肾精化生元气，为先天之本，强健后天之精。脾与肾之间存在着先天促后天、后天养先天的关系。脾主运化，输布津液，防止水湿内停于肾；肾主水，调节全身津液代谢，肾气可促进脾气运化津液。脾、肾二脏互相促进、相互配合，与其他相关脏腑共同维持人体水液代谢的动态平衡。若脾失运化，水谷精微化源匮乏，则不足以充养先天，可致肾精虚衰，见生长发育迟缓、生殖功能异常等；肾精不足，元气虚衰，则脾失运化，后天之本虚衰。此外，肾阳虚，难以温煦脾阳，则脾阳虚衰，运化水谷失职；或脾阳虚，累及肾阳，都会导致脾肾阳虚，可见腹部冷痛、五更泄泻等。脾失健运，水湿内生，则肾虚水泛；肾气虚损，水湿内蕴，则脾失运化，都会导致脾肾两虚之证，可见畏寒肢冷、腹胀便溏、水肿等。

（二）腑与腑之间的关系

胆、胃、小肠、大肠、膀胱、三焦之间的关系，主要体现在对饮食物的消化、吸收及排泄过程中的相互联系与密切配合。饮食物入胃，经胃的受纳、腐熟而成食糜，通过胃的通降功能下传至小肠。小肠受盛化物，在胆汁的参与下，泌别清浊，其清者为水谷精微，由脾转输以滋养各脏腑及形体官窍；浊者中的废液，经三焦渗入肾及膀胱，膀胱贮藏尿液并排出体外；浊者中的食物残渣，下传至大肠，经燥化吸收水液形成粪便，通过胃气通降和大肠传导的功能，从肛门排出体外。三焦为水谷传化的通道，对气化推动和支持六腑传化功能的正常运行起着重要的作用。若六腑功能失常，则相互影响。胃有实热，消灼津液，则大肠传导不利，可见大便燥结；反之，大肠传导失常，肠燥便秘，则胃失和降，胃气上逆，可见恶心、呕吐等。

（三）脏与腑之间的关系

脏与腑之间的关系，主要体现在脏腑阴阳表里相互配合。五脏属阴，为里；六腑属阳，为表。五脏六腑在生理功能上相互协调，在病理上相互影响，构成了阴阳表里相输相应的"脏腑相合"关系。

1. 心与小肠　心与小肠通过经脉相互属络形成表里关系。心主血脉，心血濡养，心阳温煦，有利于小肠的化物功能；小肠化物，泌别清浊，其清者为水谷精微，经脾转输于心肺，化赤为血，以养心脉。若心经实火可移热于小肠，则小肠湿热，可见尿少、尿血等；反之，小肠有热也可循经上熏于心，见心烦、舌赤糜烂等。故《诸病源候论·血病诸候》曰："心主于血，与小肠合，若心家有热，结于小肠，故小肠便血也。"

2. 肺与大肠　肺与大肠通过经脉相互属络形成表里关系。肺气肃降，布散津液，可促进大肠的传导，有助于糟粕的排泄；大肠主传导，糟粕下行，有助于肺气的肃降。若肺气壅塞，失于肃降，则腑气不通，津液不达，可见肠燥便秘；反之，大肠实热，传导不畅，则腑气阻滞或肺失宣降，见胸满咳喘。

3. 脾与胃　脾与胃通过经脉相互属络形成表里关系。胃为阳腑，主受纳，腐熟水谷，主通降下行；脾为阴脏，主运化，脾气主升，将水谷精微向上输布，资助胃的受纳、通降。脾与胃的相互协调、相反相成关系，维持着饮食纳运的正常运行，以及内脏位置的相对恒定。此外，脾喜燥而恶湿，胃喜润而恶燥。若脾失健运，或湿困脾运，则胃纳不振，可见恶心、呕吐、脘腹胀满等；反之，胃气不和，或胃阴不足，则脾失健运，脾气不升、胃气不降，可见呕吐呃逆、脘腹坠胀、泄泻不止等。故《景岳全书·脾胃》曰："胃司受纳，脾主运化，一运一纳，化生精气。"

4. 肝与胆　肝与胆通过经脉相互属络形成表里关系。肝之余气化生胆汁而藏于胆，肝气疏泄，胆汁适时渗入肠中，以助脾胃运化。此外，肝主谋虑，胆主决断，谋虑后做决断，决断前思谋虑，二者相互为用。故《类经·藏象类》曰："胆附于肝，相为表里，肝气虽强，非胆不断，肝胆相济，勇敢乃成。"若肝气郁滞，则胆汁排泄不畅；胆腑湿热，胆汁排泄障碍，均可导致肝胆气滞、肝胆湿热，见口苦、腹胀、黄疸、失眠多梦、惊恐胆怯等。

5. 肾与膀胱　肾与膀胱通过经脉相互属络形成表里关系。肾主水，肾气充足，蒸化有力，生成尿液，贮藏于膀胱，肾固摄有权，膀胱排泄有度；反之，膀胱贮尿、排尿有度，也有助于肾主水的功能。若肾气虚衰，蒸化无力或固摄无权，则膀胱开阖无度，可见尿少、尿失禁等；反之，膀胱湿热或膀胱失约，则可影响肾气的蒸化和固摄，见二便异常。

第四节　精、气、血、津液

精、气、血、津液理论，是关于人体生命物质与功能活动的理论。精、气、血、津液是构成人体和维持人体生命活动的基本物质，是脏腑生理活动的物质基础，也是脏腑生理活动的产物，共同维持人体正常的生理功能活动。

一、精

精是构成人体和维持人体生命活动的最基本物质，可分为广义之精和狭义之精。广义之精指人体一切精微物质，包括气、血、津液、生殖之精、水谷精微以及肺所吸入的自然界清气等。狭义之精指藏于肾中的生殖之精。

（一）精的生成

精源于先天，养于后天。"先天之精"禀受于父母，与生俱来，藏于肾中，是构成胚胎的原始物质。"后天之精"来源于水谷，是通过脾的运化所生成的精微物质，又称为"水谷之精"，为维持人体生命活动提供了必要的能量和营养，并充养先天。先天之精提供了物质基础，而后天之精则不断地对其进行滋养和支持，二者关系为"先天生后天，后天养先天"。

（二）精的功能

1. 繁衍生殖与生长　精为胚胎发育的原始物质，具有繁衍生命的作用。人的生长发育需要以先天之精为基础，由后天之精不断充养。

2. 濡养作用　精濡养人体各脏腑形体官窍，机体各种生理功能才能得以正常发挥。

3. 生气化血　精可以化气，精是气的化生本原，脏腑之精化生脏腑之气，故脏腑之精充盈则化气充足，脏腑之精亏虚则化气不足。此外，精生髓，髓化血，故精足则血旺，精亏则血虚。

二、气

气是构成人体和维持人体生命活动的基本物质。中医学的气，既有物质属性，又有功能属性。气，既是人体赖以生存的具体物质，如水谷之气、呼吸之气等，又是人体脏腑组织功能活动的总称，如元气、心气、脏腑之气等。

（一）气的生成

人体之气源于藏于肾中的先天之气、脾胃化生的水谷精气以及肺吸入的自然界清气，通过肺、脾胃、肾等脏腑的综合作用生成。

（二）气的功能

1. 推动作用　是指气具有激发和促进作用，能激发和促进人体的生长发育和生殖，促进各脏腑经络的生理功能，能激发和促进精、血、津液的生成和运行，还能激发和兴奋精神活动。

2. 温煦作用　是指阳气发挥温煦人体的作用。人体的体温恒定，各脏腑经络形体官窍进行正常的生理活动，以及精血津液的正常运行，都有赖于气的温煦作用。

3. 防御作用　是指气具有护卫肌表、防御外邪的作用。

4. 固摄作用　是指气对体内液态物质的固护、统摄和控制作用以防止其无故流失，以及气对脏器位置的固护作用。

5. 中介作用　是指气感应传导信息，以维系机体整体联系的作用。气弥漫于全身，是感应传递信息的载体，彼此相互联系的中介。外在信息传递于内脏，内脏信息反映于体表，以及内脏之间各种信息的相互传递，都以人体之气作为信息的载体来感应和传导。

6. 气化作用　气化是指气的运动变化。气化作用的过程，实际上就是体内新陈代谢和物质转化、能量转化的过程。

（三）气的运动

气的运动，称为气机。人体之气不断运动，推动和激发着人体的各种生理活动。

1. 气的运动形式

（1）气运动的基本形式：气的运动形式因气的种类和功能的不同而有所不同，可归纳为升、降、出、入四种基本形式。

（2）脏腑之气的运动规律：心肺位置在上，在上者宜降；肝肾位置在下，在下者宜升；脾胃位置居中，通连上下，为升降转输的枢纽。六腑传化物而不藏，以通为用，以降为顺。以脏腑之间关系而论之，如肺主出气、肾主纳气，肝气升发、肺气肃降，脾气升清、胃气降浊等，都说明了脏与脏、脏与腑之间处于升降运动的统一体中。

2. 气机失调的表现形式　气的运动失常、升降出入失衡，称为"气机失调"。气行受阻不通称为"气滞"，气的上升太过或下降不及称为"气逆"，气的上升不及或下降太过称为"气陷"，气外逸太过而不内守称为"气脱"，气结聚闭塞于内而不外达称为"气闭"。

（四）气的分类

人体之气根据其生成来源、分布部位和功能特点的不同，主要分为以下四种。

1. 元气　又名"原气""真气"，是人体最根本、最重要的气，是人体生命活动的原动力。

（1）生成与分布：元气由肾中先天之精化生，并得到后天水谷精气的充养，通过三焦而循行全身，内至脏腑，外达肌肤腠理，无处不到。

（2）主要生理功能：元气推动和调节人体的生长发育和生殖功能，是人体生命活动的原动力，其盛衰变化体现于机体生、长、壮、老、已的生命过程中。此外，元气激发全身脏腑经络、形体官窍的生理活动。机体的元气充沛，则脏腑经络等组织器官的活力就旺盛。

2. 宗气　是积于胸中之气。宗气在胸中积聚之处，称为"气海""膻中"。

（1）生成与分布：宗气由肺从自然界吸入的清气和脾胃从饮食物中所化生的水谷之精气相互结合而成。肺的呼吸功能和脾胃运化功能的强弱，直接与宗气的盛衰密切相关。宗气聚集于胸中，上"出于喉咙，以贯心脉，而行呼吸焉"，下"蓄于丹田，注足阳明之气街而下行于足"。

（2）主要生理功能：宗气走息道以司呼吸。凡呼吸、语言、声音都与宗气的盛衰有关。此外，宗气贯心脉以行气血。宗气贯注于心脉之中，促进心脏推动血液运行，血液的运行、心脏搏动的力量及节律等，都与宗气的盛衰有关。

3. 营气　是行于脉中而具有营养作用的气，故称为营气。营气在脉中，是血液重要组成部分，与血关系密切，以"营血"并称。营气与卫气相对而言，属于阴，故又将营气称为"营阴"。

（1）生成与分布：营气由脾胃运化的水谷精微中的精华部分所化生。营气充盈于血脉之中，循脉上下，营运全身。

（2）主要生理功能：一是化生血液，营气注入脉中，化为血液；二是营养全身，营气循脉流注全身，为脏腑经络、形体官窍的生理活动提供营养物质。

4. 卫气　是行于脉外而具有防御作用的气。卫气与营气相对而言，属于阳，故将卫气称为"卫阳"。

（1）生成与分布：卫气由水谷精微中的慓疾滑利部分化生。卫气行于脉外、皮肤肌腠之间、胸腹脏腑之中，布散全身。

（2）主要生理功能：一是防御外邪，卫气布达于肌表，可以护卫肌表，抵御外邪；二是温养全身，内至脏腑，外达肌肉皮毛，都得到卫气的温养，从而保证脏腑肌表的生理活动得以正常进行；三是调节腠理，卫气能够调节、控制肌腠的开阖，使汗液有节制地排泄，以维持人体体温的恒定和机体内外环境之间的协调。

三、血

血，即血液，是循行于脉中的富有营养的红色液态物质，是构成人体和维持人体生命活动的基本物质。

（一）血的生成

血，主要由营气和津液组成。营气和津液都有赖于脾胃化生的水谷精微，故言脾胃为气血生化之源。水谷精微所化生的营气和津液，由脾气向上升输于心、肺，与肺吸入的清气相结合，然后贯注于心脉，在心气的作用下变化为血，如《灵枢·决气》说："中焦受气取汁，变化而赤，是谓血。"肾精是化生血液的基本物质。肾主骨生髓，髓能化血。精和血之间存在着相互资生和相互转化的关系，精血同源，所以肾精充足，则可化为肝血以充实血液。

（二）血的功能

1. 营养滋润全身　血具有营养滋润作用。血在脉管中循行于全身，内至脏腑，外达皮肉筋骨，为全身各脏腑组织器官的功能活动提供营养，以维持人体正常的生理活动。

2. 神志活动的主要物质基础　《灵枢·本神》说："心藏脉，脉舍神。肝藏血，血舍魂。"神藏脉中，魂藏血中，神、魂又都与人的精神活动密切相关。

（三）血的运行

血的正常运行需要各脏腑的协调平衡，血主于心，藏于肝，统于脾，布于肺，根于肾，其中与心、肺、肝、脾四脏的关系尤为密切。

四、津液

津液，是津和液的总称，是机体一切正常水液的总称，包括各脏腑组织器官的内在液体及其正常的分泌物。津液，是构成人体和维持人体生命活动的基本物质。质地较清稀，流动性较大，布散于体表皮肤、肌肉和孔窍，并能渗入血脉，起滋润作用的，称为津；质地较浓稠，流动性较小，灌注于骨节、脏腑、脑、髓等，起濡养作用的，称为液。津与液亦有阴阳之分，津走腠理而属阳，液注骨而属阴。津与液同源于饮食水谷，且可以互相转化，故津和液常并称。

（一）津液的代谢

津液的代谢包括津液的生成、输布和排泄，涉及脾、肺、肾等多个脏腑的一系列生理活动，是一个复杂的生理过程。

1. 津液的生成　津液来源于饮食水谷，其生成主要与脾、胃、小肠、大肠等脏腑有关。胃受纳腐熟饮食水谷，"游溢精气"而吸收水谷中的部分精微；小肠泌别清浊，小肠主液，吸收大部分的营养物质和水分；大肠主津，吸收食物残渣中的残余水分；胃、小肠、大肠所吸收的水谷精微和水液，输送至脾，然后通过脾气的转输而布散全身。

2. 津液的输布　津液的输布主要由脾气散精、肺的宣发肃降、肾的蒸腾气化等生理功能的协同作用，以三焦为通道输布全身。脾通过运化功能，将津液直接散布周身，同时上输于肺，经过肺的宣发肃降，再将津液进行布散。如果脾失健运，就会影响津液的输布，形成水肿、痰饮等疾病。所以《内经》说"诸湿肿满，皆属于脾"。肺接受脾传来的津液后，通过宣发向全身的体表和内脏布散，将代谢后的浊液输送到肾与膀胱，因此，"肺为水之上源"。《内经》言"肾者水脏，主津液"。肾阳是人体阳气之根本，在肾的气化作用下，其中的清者蒸腾后经三焦上输于肺而散布全身，将其浊者化为尿液注入膀胱，排出体外。此外，肝主疏泄，调畅气机，气行则津行，促进了津液输布的通畅。

3. 津液的排泄　津液的排泄途径主要有汗液、呼气、尿液和粪便。肺将宣发至体表的津液化为汗液，由汗孔排出体外，在呼气时也会带走部分水分；肾气将下输到膀胱的津液经气化作用生成尿液，尿液贮存于膀胱，通过肾气的推动与调节，得以正常排泄；大肠排出粪便时亦带走一些残余的水分。

（二）津液的功能

1. 滋润濡养　津液是富含营养的液态物质，所以既具有滋润作用，又有濡养作用。津的质地清稀，滋润作用明显；液的质地稠厚，营养作用明显。在体表的津液，能使肌肉丰润，毛发光泽；在体内的津液，能滋养脏腑，维持各脏腑的正常生理功能；注入各孔窍的津液，使目、鼻、口、耳等九窍濡润；流入关节的津液，能滑利关节；渗入骨、脊和脑的津液，能充养骨髓、脊髓和脑髓。

2. 充养血脉　津液渗入血脉，化生血液，还起着濡养和滑利血脉的作用。津液和血液都来源于水谷精气，同出一源，两者相互滋生，相互转化，相互影响。故有"津血同源"之说。

五、精、气、血、津液之间的关系

精、气、血、津液在性状、功能和分布上各有不同，但在生理上相互依存、相互为用，在病理上相互影响。

（一）气与血的相互关系

气属阳，血属阴。气是血液生成和运行的动力，血是气的化生基础和载体。因此气与血的关系可概括为"气为血之帅，血为气之母"。

1. 气为血之帅

（1）气能生血：是指气参与并促进血液的生成，是血液生成的动力。在脏腑之气的作用下，从摄入的饮食物转化成水谷精微，从水谷精气转化成营气和津液，从营气和津液转化成血液，均离不开气化作用。

（2）气能行血：是指血的运行有赖于气的推动。血的运行主要依靠心气的推动，肺主气助心行血及肝气的疏泄条达。因此，气的正常生理功能的发挥，是血液正常运行的保证，气行则血行，气滞则血瘀。

（3）气能摄血：是指气对血液具有统摄和固摄作用，使血循行于脉中而不致外溢。气能摄血主要通过脾统血的功能来实现。

2. 血为气之母

（1）血能载气：气存于血中，依附于血而不致散失，赖血之运载而达全身。若血不载气，则气浮散无根，无以所归而发生气脱。

（2）血能养气：气的充盛及其生理功能的发挥离不开血液的濡养。

（二）气与津液的相互关系

气属阳，津液属阴。津液的生成、输布和排泄，有赖于气的升降出入运动和气化、推动、固摄作用；而气在体内的存在及其运动变化，依附于血与津液。

1. 气能生津　气能生津是指气是津液生成的动力。津液来源于饮食物，饮食水谷经脾胃运化、小肠泌别清浊、大肠主津等一系列气化过程而生成，其中以脾胃之气的作用最为关键。脾胃气旺，则化生津液之力强，人体津液充足；脾胃气虚，化生津液之力弱，则津液不足。所以临床上治疗津液不足的病证，常采用补气生津之法。

2. 气能行津　气能行津是指津液的输布、排泄等代谢活动，有赖于气的生理功能和气的运动。通过脾气的转输，肺气的宣降，肾中精气的蒸腾气化，津液才能输布于全身；津液代谢后转变为汗液、尿液或水汽排出体外，也是通过气化作用完成的。

3. 气能摄津　气能摄津，是指气的固摄作用控制着津液的分泌和排泄，使体内津液量保持相对恒定，以维持津液的代谢平衡。

4. 津能化气　津能化气，是指津液在输布过程中，受到各脏腑阳气的蒸腾温化，可以化生为气。

5. 津能载气　津能载气，是指津液是气运行的载体之一。气的运动，必须依附于有形之津液，才能存于体内。因此，津液的丢失必定导致气的耗损。

（三）精、血、津液的相互关系

精、血、津液，同为液态物质，皆由水谷精微化生，均具有濡养和化气化神等作用。因此，精、血、津液之间存在着相互资生和相互转化的关系。

1. 精血同源　精与血都由水谷精微化生和充养，精血化源相同；肾藏精，肝藏血；精能生血，血能化精，精与血相互资生、相互转化。精与血的这种化生相同又相互资生的关系，称为"精血同源"。血虚可致精亏，精亏也可致血虚，均形成精血亏损。

2. 津血同源　血与津液，都来源于脾胃化生的水谷精微，都具有滋润濡养作用。两者来源相似，皆属于阴，又相互渗透转化，所以将血与津液之间的这种关系称为"津血同源"。由于津液可化为汗液排泄于外，故又有"血汗同源"之说。血液由营气和津液组成，行于脉中。血液中的清稀部分与营气分离，渗于脉外而化为津液。

第五节　病因病机

病因病机是指导致疾病发生的原因和疾病发展的机理。病因是导致疾病的根本原因；病机则是指疾病的发展过程和机制，涉及人体的生理、病理变化，以及脏腑经络的相互影响。中医理论强调整体观念，认为外部环境、人体内在因素、情志等多方面因素综合作用导致疾病的发生。同时，也应用整体、系统、辩证的研究方法论述疾病的机理，从而形成中医学的独特思维方式。

一、病因

病因，又称为病源、病邪，是导致疾病的原因，是认识疾病的基础。如《医学源流论》记载："凡人之所苦，谓之病；所以致此病者，谓之因。"病因学说是研究各种病因的概念、形成、性质、致病特点及病证表现的理论。疾病发生的原因多种多样，目前根据病因的发生、形成、致病途径及特点，一般将其分为外因、内因、病理产物及其他病因四类。

（一）外因

外因，即外感病因，是指来源于自然界，多从口鼻、肌表入侵机体，导致人体发生外感病的致病因素。因邪自外入，多致表证，故称外邪，包括六淫和疫气。

1. 六淫　自然界存在着风、寒、暑、燥、火、湿六种正常的气候变化，统称为"六气"，是万物生长变化及人类赖以生存的必要条件。若气候变化异常，超过了人体的适应能力，或人体正气不足，无法适应气候变化而导致发病时，六气则成为致病因素，是致病的邪气。此时，伤人致病的六气则称之为"六淫"或"六邪"。淫，有太过和浸淫之意。"六淫"二字，首见于《三因极一病证方论·卷二》所载："夫六淫者，寒暑燥湿风热是也……然六淫，天之常气，冒之则先自经络流入，内合于脏腑，为外所因。"

六淫致病的共同特点：①外感性。病邪侵犯途径多是自外界从口鼻、肌表而入，引起的病证多是表证。②季节性。自然界有四时变化，时令气候特点也易致病，如春季多风病，夏季多暑热病，长夏、秋冬多湿病，秋季多燥病，冬季多寒病等。由于气候异常变化的特殊性，同一季节可能会有不同性质的外感病发生。③地域性。居住环境和生活习惯也会导致六淫致病，如江南多湿热病、东北多寒病，久居潮湿环境多湿病等。④相兼性。六淫既可单独伤人，也可两种以上同时侵犯致病，如风热感冒、风寒湿痹、湿热泄泻等。⑤转化性。疾病在发展过程中，证候性质在一定条件下可转变，如风寒表证入里化热而转变为里寒证，或里热证，或痛痹证等。

（1）风邪的性质和致病特点：以春季为多见，四季皆有。

风为阳邪，轻扬开泄：是指风邪致病具有轻扬、透泄、发散、向上、向外的特性，故属于阳邪。其易袭阳位，常伤及人体头面、咽喉、腰背、肌表等属阳的部位，使腠理不固，汗孔张开，见汗出、恶风、头痛等。如《伤寒论·辨太阳病脉证并治》曰："太阳病，发热，汗出，恶风，脉缓者，名为中风。"

风性善行而数变：是指风性动不居、游移不定，变化无常，故其致病具有病位游移、行无定处、发病迅速的特征。如寒邪偏盛的痹证，可见游走性关节疼痛，痛无定处；风疹块，可见瘙痒时作，发无定处，此起彼伏，时隐时现等。

风性主动：是指风邪致病具有动摇不定的特征。如风中经络，可见面部肌肉颤动、口眼歪斜等；破伤风，见四肢抽搐、角弓反张等。

风为百病之长：是指风邪四季皆有，故其袭人致病最多；风邪常与其他邪气一起伤人，如寒、湿、暑、燥、热诸邪常依附于风而侵犯人体，形成外感风寒、风湿、风热、风燥等证。

（2）寒邪的性质和致病特点：以冬季为多见，也可见于其他季节。

寒为阴邪，易伤阳气：是指寒为阴气盛的表现，其性属阴，寒邪致病最容易损伤阳气，使人体阳气温煦气化功能减退，从而导致津液代谢障碍。故《素问·阴阳应象大论》曰"阴胜则寒""阴胜则阳病"。若寒邪直中脾胃，脾阳受损，可见脘腹冷痛，呕吐泄泻等。

寒性凝滞主痛：是指寒邪侵入，阳气受损，失其温煦，则气血津液及经脉运行不畅或凝结阻滞不通，不通则痛。其疼痛特点是得温则减，遇寒增剧。如寒客肌表经络，气血凝滞不通，可见头身四肢关节疼痛。

寒性收引：是指寒邪侵袭，可使人体气机收敛，腠理闭塞，经络、筋脉收缩而挛急。如寒邪伤于肌表，郁遏卫阳，皮毛、汗孔闭塞，可见恶寒、无汗等。

（3）暑邪的性质和致病特点：常见于夏至以后，立秋之前。

暑为阳邪，其性炎热：盛夏火热之气化生为暑，火热属阳。暑邪致病多表现为阳热症状，如高热、面赤、脉洪大等。

暑性升散，伤津耗气：暑为阳邪，暑邪伤人，可致皮毛、汗孔张开而多汗，则伤津耗气，可见口渴喜饮、尿赤短少等；其性升发，则易扰心神或侵犯头目，可见心胸烦闷不宁、目眩等。

暑多夹湿：暑季气候炎热且多雨、潮湿，故暑邪致病，多夹湿邪，可见烦渴、发热等暑热症状，兼四肢倦怠、汗出不畅、便溏等湿滞症状。

（4）燥邪的性质和致病特点：常见于秋季。

燥性干涩，易伤津液：燥邪致病，易损伤津液，可出现各种干燥、涩滞的症状，如皮肤干涩、口鼻干燥，小便短少，大便干结等

燥易伤肺：肺喜润而恶燥。肺主气司呼吸，且外合皮毛，开窍于鼻，燥邪多从口鼻而入，故最易损伤肺津，则肺失宣降或燥伤肺络，可出现干咳少痰或痰黏难咳、喘息胸痛、大便干涩不畅等。

（5）火（热）邪的性质和致病特点：旺于夏季，但四季皆可发生。火与热本质皆为阳盛，是异名同类，故致病也基本相同。火邪致病，多为局部症状，如目赤肿痛或肌肤局部红肿热痛等；热邪致病，多为全身性弥漫性发热征象。

火热为阳邪，其性炎上：火（热）邪致病，致人体阳气偏亢，"阳胜则热"，则表现为实热性病证，可见高热、烦渴、恶热等；易侵害人体头面部，可见口舌生疮糜烂、目赤肿痛、耳内肿痛或流脓等。

火热易扰心神：火热与心相通应，故火（热）邪致病，易扰心神，可见心烦、失眠、狂躁不安、谵语等。

火热易伤津耗气：火（热）邪致病，津液亏损，气随津泄，津亏气耗，可见少气懒言、体倦乏力、咽干舌燥、小便短赤等。

火热易生风动血：火（热）邪致病，烧灼津液，损伤肝阴，筋脉失于濡养，则"热极生风"，可见高热神昏、四肢抽搐、角弓反张等；亦可灼伤脉络，迫血妄行，表现为各种出血证，如吐血、便血、女子月经过多等。

火邪易致疮痈：火邪致病入血分，腐蚀血肉，则致痈肿疮疡，可见疮疡局部红肿热痛等。

（6）湿邪的性质和致病特点：常见于夏秋之交，但四季均可发生。

湿为阴邪，阻滞气机：湿性类水，属于阴邪，因脾主运化水液，故湿邪致病，易伤阳气，致脾阳不振，脾失运化，则水湿内生、停聚，可见泄泻、水肿、痰饮等。

湿性重浊：湿邪致病，症状多表现为有沉重感及附着难移的特性，如头重如裹、四肢酸楚沉重并且附着难移等。

湿性黏滞：湿邪致病，分泌物和排泄物混浊、垢腻，如面垢、眵多、女子白带过多、大便溏泄等；起病隐缓，病程较长且反复发作，或缠绵难愈，如湿痹、湿疹等。

湿性趋下：是指湿邪类水属阴，有趋下之势，致病后易伤人体下部，以下肢较为多见，如湿疹、脚气、水肿等。

2. 疠气 又称为"疫气""乖戾之气"等，是具有强烈传染性和致病性的外感病邪统称。如《素问·刺法论》记载："五疫之至，皆相染易，无问大小，病状相似。"其所导致的疾病，统称为疠病，如霍乱、白喉、天花、新型冠状病毒感染等。

（1）疠气的性质和致病特点：疠气可通过空气传播，多从口鼻侵犯人体，也可随饮食、虫兽咬伤、蚊虫叮咬、皮肤接触、血液传播、性接触等途径感染而致病。其主要致病特点：①传染性强，易于流行。疠气有强烈的传染性和流行性，可通过食物、空气等多种途径在人群中传播，不分男女老少、体质强弱，均可致病。②发病急骤，病情危笃。疠气致病具有发病急、病情多变、病情险恶、死亡率高的特点，可见发热、动血、生风、扰神、剧烈吐泻等危重病状。③一气一病，症状相似。疠气种类繁多，每一种疠气所致病证，均有各自的临床特点及传变规律，如新型冠状病毒感染多见发热、霍乱多见腹泻、天花多见皮疹等；但同一种疠气对人体致病部位又具有定位性，如痄腮常见于耳下腮部肿胀。

（2）影响疠气产生的因素：影响疠气产生的因素有多种，主要包括以下几种。①气候因素。自然气候的反常变化，均可滋生疠气而致病，如湿雾瘴气、洪涝等，如《证治准绳》曰："时气者乃天疫暴疠之气流行，凡四时之令不正乃有此气。"②环境因素。水源、食物、空气、土壤的污染及地震也可滋生疠气而致病，如霍乱、疫毒痢、疫黄等。③预防因素。疠气具有强烈的传染性，凡触之者，多可发病，若预防隔离不当，也可发生或流行疫疠病。④社会因素。战乱、社会动荡不安、工作环境恶劣，或生活极度贫困等，均可致疫病发生和流行。

（二）内因

内因，即内伤病因，是指因人体情志、饮食、劳逸等异常，致气血津液失调、脏腑功能失常的致病因素。主要包括七情内伤、饮食失宜、劳逸适度等。

1. 七情内伤　是指因喜、怒、忧、思、悲、恐、惊七种人体对内外环境变化所产生的情志变化过于剧烈、极端，超越人体生理和心理的适应能力，或人体正气不足，脏腑精气虚衰，气机紊乱，气血失调，对情志刺激的调节适应能力减退，就会导致或诱发疾病。

七情内伤的致病特点如下。

（1）直接伤及内脏：五脏藏精，精化气为神，决定五脏情志变化。反之，七情过激致病，可直接伤及相应脏腑，导致精气失常、气机失调。如心在志为喜，过喜则伤心；肝在志为怒，过怒则伤肝；脾在志为思，过度思虑则伤脾；肺在志为悲（忧），过度悲忧则伤肺；肾在志为恐，过恐则伤肾。七情内伤致病可单一情志过激伤人，也可两种以上情志交织伤人，如惊喜、郁怒等。此外，七情过激伤及五脏，但与心、肝的关系更密切，如《类经》曰："情志之伤，虽五脏各有所属，然求其所由，无不从心而发。"

（2）影响脏腑气机：七情内伤可致脏腑气机升降失常。如喜则气缓，过度喜乐伤心，使心气涣散不收，可见精神涣散、神志失常等；怒则气上，过怒则伤肝，使肝之气血逆乱，可见面红目赤、头胀头痛等；思则气结，过度思虑则伤脾，使脾气结滞，脾失运化，可见腹胀纳呆反应迟钝等；悲则气消，过度悲忧则伤肺，使肺气抑郁或肺气耗伤，可见乏力懒言、精神不振等；恐则气下，过度恐惧则伤肾，使肾气失固，气机下陷，可见二便失禁、滑精等；惊则气乱，突然的惊吓可伤心肾，使心神不定、肾气不固、气机逆乱，可出现二便失禁、惊慌失措等。

（3）影响病情变化：情绪积极乐观，七情反应适度，心态平和，精神愉悦，有利于病情的好转甚至痊愈；反之，情绪消沉，七情波动剧烈、极端，不能及时调和，则病情加重或恶化。

2. 饮食失宜　饮食是人体维持生命活动所需精微物质的重要来源。饮食失宜，又称"饮食内伤"，是指不合理的膳食可导致脏腑功能失调，或正气虚损而发生疾病，而首先损伤的就是脾胃。饮食失宜主要包括饮食不节、饮食不洁和饮食偏嗜。

（1）饮食不节：是指饮食没有节制，以致内伤脾胃，如过饥、过饱、饥饱无常等。过饥，指摄食不足，营养缺乏，气血生化减少，气血亏虚则脏腑组织失养，功能活动衰退、全身虚弱；或正气不足，抗病力低下，招致外邪入侵，从而继发其他疾病。过饱，指饮食过量，超过脾胃的承受能力，脾胃难以运化而引起疾病。若饮食积滞不化，可见脘腹胀满疼痛、嗳腐吞酸等；脾胃损伤或营养过剩，则发展为消渴、肥胖等；食积日久，脾胃失和，则湿热内生，可见湿聚、化热、生痰等。故《素问·痹论》曰："饮食自倍，肠胃乃伤。"饥饱无常，亦可损伤脾胃。大病初愈者若过食、食肉较多或过于滋补，均可致疾病复发。

（2）饮食不洁：是指食用不洁净，或有毒的食物，导致胃、小肠及大肠功能紊乱而致病，可见脘腹疼痛、恶心呕吐、腹泻等，甚至危及生命；或患寄生虫病，如蛔虫病、蛲虫病等；或感染传染性疾病，如痢疾等。

（3）饮食偏嗜：是指长期过度偏食或缺乏某些食物，如过分嗜好偏寒或偏热的饮食、专食某种或某类食品、厌恶或不食某类食物、嗜酒成癖等，均可导致人体阴阳、气、血失调，或某些营养物质缺乏而引起内伤疾病的发生。

3. 劳逸失度　适度劳动、合理休息，有利于健康，劳逸结合是保证人体健康的重要条件。若劳逸失度，长期过度劳累或过度安逸，都可导致脏腑气机紊乱、气血运行失常而引起疾病的发生。其主要包括劳累过度和安逸过度。

（1）劳累过度：又称劳倦所伤，包括劳力过度、劳神过度和房劳过度。劳力过度，是指长期过繁重的体力劳作，致形体组织损伤，积劳成疾；或病后体虚却勉强劳作，则损伤脏腑精气而致病，可见体倦神疲、少气懒言等。劳神过度，是指长期用脑过度，思虑太过，则耗伤心血，损伤脾气，心神失养而致病，可见失眠多梦、腹胀便溏等。房劳过度，是指房事太过，或手淫恶习，或女子早孕多育等，损耗肾精、肾气而致病，可见腰膝酸软、性功能减退、女子带下过多等。

（2）安逸过度：是指身体和头脑过度安逸，可导致人体脏腑经络及精、气、血、津液、神的失调而引起内伤疾病。身体过逸，气机失调不得畅达或阳气不振，则脾胃等脏腑功能减退，体质虚弱，抵抗力低下，可见肢体困倦、肌肉软弱、动则心悸等。头脑过逸，长期用脑过少，且阳气不振，可致神气衰弱，可见精神萎靡、反应迟钝、精神淡漠等。

（三）病理产物

病理产物性病因，又称"继发性病因"，是在疾病发生发展过程中，致病因素作用于人体，使人体气血津液代谢失常，发生病理性改变，形成病理产物，此病理产物又引出人体新的病理改变，成为新的致病因素。其主要包括痰饮、瘀血、结石等。

1. 痰饮　是多因六淫、七情内伤、饮食失宜等致病因素，导致肺、脾、肾、肝及三焦等脏腑功能失调，气化不利，水液代谢功能障碍，水液停聚而形成的病理产物。其较稠浊者称为痰，较清稀者称为饮。痰分为有形之痰和无形之痰，可听、触、看到的为有形之痰，如咳嗽吐痰、喉中痰鸣等；看不到的、只有其症状的为无形之痰，如癫狂、眩晕等。痰饮的致病特点如下。

（1）阻滞气血运行：痰饮可随气流运行全身，或停滞于经脉、脏腑，则阻滞气机，使脏腑气机升降失常，妨碍气血运行。

（2）影响水液代谢：痰饮的形成源于水液代谢失常，故痰饮致病使水液进一步留滞于体内，加重水液代谢障碍，影响人体水液的输布与排泄。

（3）易于蒙蔽心神：痰饮随气上逆，易于蒙蔽清窍，扰乱心神，轻者可见头晕目眩、精神不振等，重者可出现癫、狂、痫等疾病。

（4）致病广泛，变幻多端：痰饮可随气流运行全身，内入脏腑，外达经络、筋骨、肌肤，无处不到，故致病面广。痰饮易兼他邪致病，可夹风、夹热，或化燥伤阴，或伤阳化寒，或郁而化火，或上犯清窍，或下注足膝，病证也错综复杂，故有"百病多由痰作祟"之说。

2. 瘀血　又称"恶血""败血"等，多因心、肺、肝、脾等脏功能失常或寒热因素，导致血液运行不畅，停滞于经脉、脏腑，或血离经脉瘀积而形成。其既是病理产物，又是致病因素。瘀血的致病特点如下。

（1）易于阻滞气机：血能载气，瘀血致病，则血瘀气滞；又因气能行血，气机郁滞，血液运行不畅，则气滞血瘀，故形成血瘀气滞、气滞血瘀的恶性循环。若局部瘀血，可见疼痛、局部青紫等。

（2）影响血脉运行：瘀血为血液运行失常的病理产物，无论其形成于何处，均会影响局部或全身的气血运行。如瘀血阻滞于心，则心脉痹阻，可见胸痹心痛等；阻滞于经脉，则形体官窍瘀阻，可见皮肤瘀斑、口唇爪甲青紫等。

（3）影响新血生成：瘀血是具有致病作用的"死血"，已失去对人体的濡养滋润作用。若瘀血日久不散，则加重气血运行失调，导致脏腑失于滋养，影响新血生成。久瘀之人，可见肌肤甲错、毛发不荣等。

（4）病位固定，病证繁多：瘀血一旦形成，多难以及时消散，故病位相对固定，如局部刺痛等。瘀血形成于气血运行障碍，气血运行于全身，无处不在，故瘀血致病，病证繁多，症状错综复杂。

3. 结石　多因饮食不当、情志内伤、服药不当或体质差异等，使脏腑虚弱，湿热浊邪蕴结不散或久经煎熬，形成砂石样病理产物或结块。结石的致病特点如下。

（1）多发于肝、胆、肾、膀胱等脏腑：肝胆、肾、膀胱等脏腑与胆汁、食物、尿液的疏通排泄关系密切，若阻塞封堵，则气滞水停血瘀，浊物凝聚，日久成结石。

（2）病程较长，病情轻重不一：大多数结石是湿热浊邪日久煎熬而成，其形成过程缓慢，故病程较长。因结石的大小不等，停滞部位不同，故病情轻重不一。

（3）易阻滞气机，损伤脉络：停留在体内的有形病理产物，必会阻滞气机，则经络、气血津液运行失常，可引起出血、局部胀痛、水液停聚等。如结石嵌滞于胆道，可见剧烈绞痛；嵌滞于肾，损伤脉络，可见尿血等。

（四）其他病因

其他病因，是指除上述病因之外致病因素的统称，主要包括外伤、寄生虫、药邪、医过、先天病因等。

1. 外伤　是指坠落、利器等外力击撞，以及虫兽咬伤、烧烫伤、冻伤等导致皮肤、肌肉、筋骨或内脏损伤。外伤致病，多发病急速，且多有明确的外伤史。轻者伤及肌表，可见出血、疼痛等；重者伤及筋骨、内脏，可见骨折、脏器衰竭，甚至死亡等。

2. 寄生虫　人体常见的寄生虫包括蛔虫、蛲虫、绦虫、钩虫、血吸虫等。人体多是通过摄入被虫卵污染的水或食物，或皮肤接触寄生虫而被感染。寄生虫寄居于人体内，不仅消耗气血津液等营养物质，还可影响脏腑功能而导致疾病的发生。不同的寄生虫，其致病各有特点，预后也不尽相同。

3. 药邪　是指药物炮制不当，或医师不熟悉药物的配伍禁忌、用量等而使用不当，或患者不遵医嘱而误服某些药物等，均会引起疾病的发生。药邪致病，可加重病情，或引起新的病变，或中毒，甚者死亡。

4. 医过　又称"医源性致病因素"，是指因医护人员的言行不当、处方草率、诊治失误等过失，导致患者病情加重或引发新病变的一类致病因素。轻者，可致患者情绪波动、拒绝治疗等；重者，则贻误治疗、加重病情甚至死亡等。

5. 先天病因　又称为"胎病"，是指个体的禀赋与疾病由亲代经母体而传及子代的过程。胎病可使胎儿出生之后易于患上某些疾病。

二、病机

病机，是指疾病发生、发展和变化的机理，是揭示疾病本质与一般规律的基本理论。疾病是多种多样的，不同致病因素虽然引起不同的病机变化，但是却存在着一些共同的规律，即基本病机。其主要包括邪正盛衰、阴阳失调、精气血津液失常和内生五邪等。

（一）邪正盛衰

邪正盛衰，是指在疾病的发生、发展与变化过程中，机体正气的抗病能力与致病邪气，二者相互斗争所发生的消长盛衰变化。邪，即邪气，是各种致病因素的统称，邪气侵犯人体，可导致脏腑生理功能失常，或造成脏腑形质损害，或改变体质类型。正，即正气，是人体生理功能活动的统称，泛指人体精气血津液等精微物质和脏腑经络等生理功能，以及在此基础上产生的人体调节能力、适应环境能力、防御疾病能力和康复自愈能力等。疾病的发生、发展、变化及转归，即在一定条件下正邪相争的反应，正邪二气贯穿于疾病全程。正气在发病中起主导作用，其强弱是决定发病与否的关键因素及内在根据，而邪气是发病的重要条件。

1. 邪正盛衰与虚实变化　邪气侵犯人体后，邪气损害正气，同时正气抵抗、清除邪气。在双方斗争过程中，二者力量对比不是固定不变的，会随斗争的态势而消长盛衰变化，其斗争结果关系疾病的发生，更影响疾病的发展和转归，同时形成了疾病的虚实病机变化。

虚，即正气不足，是以正气虚损为矛盾首要方面的病机变化。虚证病机，是因人体精气血津液亏虚或脏腑经络等生理功能减退，抗病能力低下，邪气侵犯后，难以出现剧烈的反应，表现出一系列虚弱、衰退和不足的证候。实，即邪气盛，是以邪气亢盛为矛盾首要方面的病机变化。实证病机，是邪气侵犯，致病强盛，但正气旺盛、未衰，能积极与邪抗争，斗争激烈，反应明显，表现出一系列病变反应剧烈的、亢盛有余的证候。

正邪相争的消长盛衰，也可在长期慢性病的过程中，或急性病后期，或复杂的疾病发展过程中，产生多种虚实错杂、虚实转化及虚实真假等病机变化。

2. 邪正盛衰与疾病转归　在疾病发生、发展过程中，因邪正相争，其力量必然会发生消长盛衰的变化，这种变化对疾病转归起着决定性的作用。一般来说，正胜邪退或邪去正虚，邪气渐趋衰弱或被驱除，疾病趋向于好转和痊愈；若邪胜正衰，严重损伤正气，不足以抗御邪气，则疾病趋向于恶化，待正气衰竭之时，人体生命活动也将结束；若邪正相持，邪正双方势均力敌，难分胜负，则疾病趋向迁延或慢性化；若正虚邪恋，正气无力祛除病邪，邪气留恋，致使疾病处于缠绵难愈的过程；若邪去正气不复，邪气虽已祛除，但人体某些生理功能被邪气损伤后难以恢复，留下后遗症。

（二）阴阳失调

阴阳失调，是指人体在疾病的发生、发展过程中，因各种致病因素的影响，导致人体阴阳双方失去相对的平衡协调，而形成阴阳偏盛、偏衰、互损、格拒、转化、亡失等病机变化。

1. 阴阳偏盛　是指阴或阳一方过于亢盛，导致以邪气盛为矛盾首要方面的病机变化，属实证。由于阴、阳是对立制约关系，一方偏盛，必然使另一方减弱，故阳长则阴消，阴长则阳消，"阴胜则阳病，阳胜则阴病"。

阳偏盛，是指人体在疾病过程中所出现的阳邪偏盛、功能亢奋、机体对致病因素的反应性增强，而阳热过剩的病机变化，属于实热证。阳盛的形成多是因感受温热阳邪；或七情内伤，五志过极而化火；或外感淫邪入里化热；或气滞、瘀血、痰饮、食积等郁而化热所致。阳邪亢盛，必会伤阴耗液，但阳盛初期，对阴液损伤不明显，故表现为实热证。待病情发展，阳邪亢盛，阳盛阴虚，明显耗伤阴液，则引起阴虚病变，即疾病转化为实热兼阴虚津亏证。若病情进一步发展，导致津液亏虚，疾病可发展为虚热证。

阴偏盛，是指人体在疾病过程中所出现的阴邪偏盛、功能抑制、机体对致病因素的反应性减弱，而产生寒象的病机变化，属于寒证。阴盛的形成多是因感受寒湿阴邪；或过食生冷，寒滞中阳；或阴寒性病理产物积聚，寒湿内停等所致。阴邪亢盛，可损伤阳气，但阴盛初期，对阳气损伤不明显，故表现为实寒证。待病情发展，阴邪亢盛，阴盛阴虚，阳气不足，则引起阳虚病变，即疾病转化为实寒兼阳虚证。若病情进一步发展，导致阳气大伤，疾病可发展为虚寒证。

2. 阴阳偏衰　是指人体阴或阳一方虚衰不足的病机变化，属于虚证。由于阴、阳是对立制约关系，一方虚衰时，必然无力制约另一方，导致对方相对偏盛，形成"阳虚则寒"的虚寒证或"阴虚则热"的虚热证。

阳偏衰，即阳虚，是指人体阳气虚损，温煦、气化、推动等功能减退或衰弱，出现虚寒内生的病机变化，属于虚寒证。阳虚的形成多是因先天禀赋不足；或后天失养；或饮食营养不良；或劳倦内伤；或大病久病损耗阳气等所致。人体阳气不足，脏腑功能减退，阳不制阴，则产生阴相对偏亢的虚寒证，故"阳虚则阴盛""阳虚则寒"。阳虚则寒与阴胜则寒，二者既有联系，又有区别，不可混淆。

阴偏衰，即阴虚，指人体阴液不足，凉润、宁静、抑制等功能减退或衰弱，阴不制阳，出现虚热内生的病机变化，属于虚热证。阴虚的形成多是因阳邪伤阴；或因五志过极，化火伤阴；或久病伤阴；或过食辛辣温燥热之品；或津液、血液流失过多等所致。人体阴液不足，脏腑功能减退，阴不制阳，则产生阳气相对偏盛的虚热证。阴虚则热与阳胜则热，二者既有联系，又有区别，不可混淆。

3. 阴阳互损　是指人体阴或阳一方虚损到一定程度，而影响到相对的另一方，形成阴阳两虚的病机变化。

阴损及阳，是指人体由于阴气亏损，累及阳气，使其生化不足或无所依附而耗散，进而在阴虚的基础上又导致阳虚，发展为以阴虚为主的阴阳两虚病机变化。

阳损及阴，是指人体由于阳气虚损，无阳则阴无以生，累及阴液的生化不足，进而在阳虚的基础上又导致阴虚，发展为以阳虚为主的阴阳两虚病机变化。

4. 阴阳格拒　是指人体在阴阳的偏盛或偏衰至极的基础上，因阴阳双方相互对立、排斥，使一方偏盛或偏衰至极，将另一方排斥格拒于外，使阴阳之间不相维系，产生真热假寒或真寒假热的复杂病变。

阴盛格阳，又称"格阳"证，是指阳气极虚，以致阴寒之气偏盛，壅闭于内，迫使阳气浮越于外，形成内真寒外假热的病机变化，见于真寒假热证。

阳盛格阴，又称"格阴"证，是指阳气偏盛至极，邪热深伏于里，排斥阴气于外，形成内真热外假寒的病机变化，见于真热假寒证。如《医宗金鉴·伤寒心法要诀》曰："阳气太盛，不能相荣也。不相荣者，不相入也，既不相入，则格阴于外，故曰阳盛格阴也。"

5. 阴阳转化　是指阴阳之间在一定的条件下，证候性质可向相反方面转化的病机过程，其包括由阴转阳和由阳转阴两方面。

由阴转阳，是指本为阴偏盛的寒证，当阳盛发展到一定程度时，会转化为阳偏盛的热证的病机过程。

由阳转阴，是指本为阳偏盛的热证，当阴盛发展到一定程度时，会转化为阴偏盛的寒证的病机过程。

6. 阴阳亡失　是指人体的阴气或阳气突然大量消耗而亡失，导致生命垂危的病机变化，其包括亡阴和亡阳两个方面。

亡阳，是指人体的阳气突然大量脱失，导致全身功能活动严重衰竭的病机变化。其形成多因邪气太盛；或因汗出过多；或素体阳虚，劳伤过度；或慢性疾病，长期大量耗散阳气，终致阳气亏损耗尽，而出现亡阳。

亡阴，是指人体阴气突然大量消耗或丢失，导致全身功能活动严重衰竭的病机变化。其形成多因热邪炽盛；或逼迫津液大量外泄而为汗；或邪热久留，大量伤耗阴气；或长期大量耗损津液和阴气，日久导致亡阴。

综上所述，阴阳失调的病机，是以阴阳的属性，阴与阳之间所存在的对立制约、互根互用、相互消长以及相互转化等原理来阐释、分析人体寒热病证的病变机理。

（三）气血津液失常

气血津液失常，是指在疾病过程中，由于邪正搏斗的盛衰，或脏腑功能失调，导致气血津液不足或运行失常，以及相互关系失调的病机变化。

1. 气的失常　是指由于气的生化不足或消耗太过，导致气虚；或气的升降出入运动失常，导致气机失调的病机变化，其包括气虚、气逆、气滞、气陷、气闭及气脱等。

（1）气虚：是指气的生化不足或耗损太过，导致脏腑功能减退的病机变化。其形成多是因先天禀赋不足，或后天失养，或肺脾肾的功能失调，导致气的生成不足；或因劳倦内伤，使气过多消耗导致气的耗损太过。

（2）气逆：是指气机升降失常，以气的上升运动太过为特征的病机变化。其形成多是因情志所伤，或外邪侵袭，或饮食冷热不适，或痰浊壅阻，导致气机上逆。

（3）气滞：是指气的运行不畅或阻滞的病机变化。其形成多是因情志抑郁；或痰、湿、热郁、食积、瘀血等阻滞气机；或外邪侵犯抑遏气机；或因脏腑功能失调，都可引起局部的气机不畅或郁滞不通，进而导致某些脏腑、经络的功能障碍或失调。

（4）气陷：是指气机升降失常，以气的下降运动太过为特征的病机变化。其形成多是因素体虚弱，或病久耗伤，或脾气虚损，导致气机虚弱，无力升举而下陷。

（5）气闭：是指气郁闭于内，气机不通，外出受阻的病机变化。其形成多是因情志的强烈刺激，或湿热、痰浊等闭塞气机，使气不得外出，闭塞清窍，导致各种闭厥之证。

（6）气脱：是指气不内守，大量外泄，导致人体生理功能突然衰竭的病机变化。其形成多因正不敌邪，或慢性病正气长期消耗而衰竭，或血、津液严重损耗，导致气虚至极，出现病情危重的状态。

2. 血的失常　是指血液的生成不足或耗损过多，导致血虚；或血液运行失调导致血寒、血热、血瘀和出血的病机变化。此处主要论述血虚、血瘀和出血。

（1）血虚：是指血液不足，血的滋润、濡养功能减退的病机变化。其形成多是因失血过多，或生成不足，或血液过耗等，导致血虚。

（2）血瘀：是指血液循行迟缓或血液停滞的病机变化。其形成多是因气滞血行不畅；或气虚无力推动血行；或久病入络；或痰浊阻于脉道；或感受寒热之邪，导致血行不畅、气滞血瘀。

（3）出血：是指血液溢出脉外的病机变化。其形成多是因外伤损伤脉络，或气虚不摄，或血分有热，或瘀血内阻等，导致血行于脉外。

3. 津液代谢失常 是指津液生成不足，或输布失常、排泄障碍的病机变化。津液代谢是一个复杂的生理过程，是以肺、脾、肾三脏为主，多个脏腑相互协调共同作用维持其生理功能。

（1）津液不足：是指津液亏虚，脏腑、孔窍及皮毛失于濡养的病机变化。其形成多是因热邪、燥邪伤津，耗伤津液；或丢失过多，损失大量津液；或生成不足，如体虚久病，慢性疾病，脏腑功能减退等，均可导致津液亏耗。

（2）津液输布排泄障碍：是指津液的转输和布散异常，使津液在体内运行迟缓，或滞留在某一局部，或津液转化成尿液或汗液功能减退的病机变化。其形成多是因参与津液代谢的脏腑功能失调而致，主要与肺、脾、肾、三焦的功能失常有关。

4. 气血津液关系失常 是指气、血、津液之间关系失调的病机变化。气、血、津液都是构成和维持人体生命活动的基本物质，生理上密切相关，故在疾病过程中，常引起气滞、血瘀、津停，三者之间互为因果，包括气随津脱、水停气阻、津枯血燥、血瘀水停、津亏血瘀等病机变化。

（四）内生五邪

内生五邪，又称"内生五气"，是指在疾病过程中，因脏腑阴阳失调，产生内风、内寒、内湿、内燥、内火的病机变化。此五邪非外感五邪，内生五邪是脏腑阴阳失调，气、血、津液等生理功能失常所导致内伤病的病机变化。其包括肝阳化风、热极生风、血燥生风、阴虚风动、血虚生风、寒从中生、湿浊内生、津伤化燥及火热内生等。

本章小结

思考题

1. 《素问·宝命全形论》说"人生有形，不离阴阳"，如何理解这句话？

2. 如何运用中医五行学说进行养生？

3. 何为心主血脉？

更多练习

（许 滔 王晓雨）

第三章　四　诊

学习目标

1. 素质目标

激发学生学习中医诊法相关知识的动力，培养学生树立中医学的辨证整体观，形成四诊合参的临床思维方式。

2. 知识目标

（1）掌握：望神的概念、表现及临床意义；望面色中五色主病的内容及临床意义；正常舌象、病理舌象的特征及临床意义；病变声音的特点及临床意义；问现在症的主要内容及临床意义；正常脉象的特征及生理变异。

（2）熟悉：排出物的常见异常表现及临床意义；常见病理小儿指纹的表现及临床意义；常见病理脉象的特征及临床意义。

（3）了解：常见病体和病室异常气味的特点及临床意义；按胸胁和肌肤的内容及临床意义。

3. 能力目标

培养学生望、闻、问、切四诊的技能；能初步应用诊法理论全面收集和分析临床病情资料。

案例

【案例导入】

患者，男性，40岁，工程师。因头目胀痛1个月就诊。患者近2个月工作繁忙，连续熬夜加班，1个月前出现头目胀痛，随即去第十人民医院就诊。查体：血压180/100mmHg，诊断为高血压，因其服用降压西药不规范而效果不佳，今日前来就诊。现症见头目胀痛，眩晕耳鸣，面红目赤，急躁易怒，头重脚轻，走路自觉飘浮，腰膝酸软，五心发热，舌红少津苔薄黄，脉象弦细数。既往有高血压病史5年。平素嗜酒抽烟，每天一包烟，三两酒。父母患有高血压病。

【请思考】
　　如何围绕主诉进行模拟问诊？现症中哪些属于望诊内容，哪些属于切诊内容？

【案例分析】

第一节 望 诊

　　望诊是指医护人员运用视觉观察患者全身及局部表现，了解机体生理功能和病理变化，以诊察病情，判断病证的方法。

　　望诊时应注意以下几个方面：一是尽量在充足、自然、柔和的自然光线和日光灯下进行望诊，避免有色光线的干扰；二是诊室温湿度适宜，以免影响望诊所获资料的真实性；三是充分暴露受检部位，以便完整、清楚、细致地进行观察；四是必须熟悉各部位的正常表现及其与内在脏腑经络的联系，运用整体观念，动态观察分析，判断病理体征所提示的临床意义。

一、全身望诊

　　全身望诊，又称整体望诊，是医护人员通过观察患者的神、色、形、态等整体表现，对病情的寒热虚实、表里浅深和轻重缓急等作出总体判断的一种诊察方法。

（一）望神

　　望神，是通过观察人体生命活动的整体表现，以判断脏腑精气盛衰、病情轻重及预后吉凶的方法。神有广义和狭义之分：狭义的神，指人的精神、意识、思维；广义的神，是人体生命活动的整体表现，它可以从精神、意识、思维、目光、呼吸、声音、语言、形体、动态、舌象和脉象等多方面反映出来。

　　临床通过观察患者神、色、形、态，可将神的表现划分为得神、少神、失神、假神及神乱。

（1）得神

1）表现：神志清楚，语言清晰，精神较旺，面色荣润含蓄，表情丰富自然；目光明亮，精彩内含；反应灵敏，动作灵活，体态自如；呼吸平稳；肌肉不削。

2）病机：正气未伤，脏腑未衰。

3）意义：病情较轻，预后较好。

（2）少神

1）表现：两目晦滞，目光乏神，面色少华，暗淡不荣，精神不振，思维迟钝，少气懒言，肌肉松软，动作迟缓。

2）病机：精气不足，功能减退。

3）意义：多见于虚证患者或疾病恢复期患者。

（3）失神

1）表现：①精亏神衰。神志不清、精神萎靡、语言错乱、面色无华；两目晦暗；动作艰难、反应迟钝、强迫体位；呼吸微弱或喘促；形体羸瘦。②邪盛神昏。壮热烦躁、四肢抽搐；神昏谵语、循衣摸床、撮空理线；猝然昏倒、两手握固、牙关紧闭。

2）病机：精气大伤，脏腑衰败。

3）意义：预后不良。

（4）假神

1）表现：本已失神，突然精神转佳，目光明亮；语声低微断续，突然言语不休，语声清亮；原来面色晦暗，突然面红如妆；原不欲食、食少，突然暴食、多食。

2）病机：精气衰竭已极，虚阳外越，阴阳即将离绝。

3）意义：预后凶险，为死亡前兆。古人比作"回光返照""残灯复明"。

临床上要注意假神与病情好转的区别：一般假神多见于垂危患者，其"好转"出现比较突然，且为局部变化，为时短暂，与整体病情的恶化不相符；病情好转是逐渐的，并与整体状况好转一致，如饮食渐增、面色渐润、身体功能渐复等。

（5）神乱：又称神志错乱。临床常见焦虑恐惧、狂躁不安、淡漠痴呆和猝然昏倒等表现。①焦虑恐惧，指患者时时恐惧，焦虑不安，心悸气促，不敢独处一室。多由心胆气虚，心神失养所致，多属虚证，常见于脏躁等。②狂躁不安，指患者狂躁妄动，胡言乱语，少寐多梦，打人毁物，不避亲疏。多由痰火扰乱心神；或为阳明热盛，侵扰心神；或为瘀血内阻，蒙蔽神明所致，多属阳证，常见于狂病等。③淡漠痴呆，指患者神志痴呆，表情淡漠，喃喃自语，哭笑无常，悲观失望。多由痰浊蒙蔽心神，或先天禀赋不足所致，多属阴证，常见于癫病、痴呆等。④猝然昏倒，指患者突然昏倒，口吐涎沫，两目上视，四肢抽搐，醒后如常。多由肝风夹痰上逆，阻闭清窍所致，常见于痫病等。

（二）望色

望色，是通过观察患者皮肤色泽变化以诊察病情的方法，临床一般以望面部色泽变化为主。由于面部皮肤薄嫩，血络丰富，体内气血盛衰及运行情况容易通过面部色泽变化显露出来；面部充分暴露，便于医护人员观察，故以面部为望色的主要部位。通过观察面色，可以判断气血盛衰，辨别病邪性质，确定病变部位，预测疾病转归。

1. 常色与病色

（1）常色：指人在生理状态时的面部色泽。常色的特点是明润、含蓄。我国正常人的常色特点是红黄隐隐，明润含蓄。由于体质禀赋、季节、气候及环境因素的影响，个体面色有主色和客色之分。主色指人生来就有，一生基本不变的面色，属个体特征，与种族和遗传有关。客色指受季节气候、地理环境、饮食、情绪、运动等因素变动而发生相应变化的肤色。

（2）病色：指人在疾病状态时面部显露的色泽。面色晦暗枯槁或暴露浮现，皆属病色。根据有无光泽，病色可分为善色与恶色。

2. 五色主病　病色可分为青、赤、黄、白、黑，可反映不同脏腑和不同性质的疾病。根据患者面部五色变化以诊察疾病的方法，即五色主病，或称五色诊。

（1）青色：主寒证、气滞、血瘀、疼痛、惊风。寒凝气滞，或瘀血内阻，或疼痛剧烈，或筋脉拘急等，导致脉络血行不畅而面现青色。面色淡青或青黑者，多属寒盛、痛剧，多因阴寒内盛，经脉收引；或气血凝滞，不通而痛，以致面部脉络拘急，血行不畅。久病面色与口唇青紫者，多因心气、心阳虚衰，心血瘀阻；或呼吸不利，肺气闭塞所致。突见面色青灰，口唇青紫，肢凉脉微者，多为心阳暴脱，心血瘀阻之象，可见于真心痛。面色青黄者，可见于肝郁脾虚，肝脉瘀阻。小儿眉间、鼻柱、唇周发青者，多属惊风，多因邪热壅滞，筋脉挛急，血行瘀阻所致。

（2）赤色：主热证，亦可见于戴阳证。邪热亢盛，或虚火上炎，或虚阳浮上等，导致面部脉络扩张而面现红色。满面通红者，多见于实热。多因外感邪热或脏腑阳热亢盛，热迫血行，充盈于面所致。两颧潮红者，多见于阴虚，多因阴虚阳亢，虚火上炎所致。久病重病本已面色苍白，却时而泛红如妆，游移不定者，为戴阳证，多因阳气虚衰，阴寒内盛，阴盛格阳，虚阳上浮所致，属病重。

（3）黄色：主脾虚、湿证。脾虚机体失养，或湿邪内蕴等，导致脾失运化而面现黄色。面色萎黄者，多属脾胃气虚，气血不足，因脾失健运，气血化生无源，机体失养所致。面黄虚浮者，为黄胖，多属脾虚湿蕴，因脾运不健，机体失养，水湿内停，泛溢肌肤所致。面目一身俱黄者，为黄疸，多因湿浊困遏，胆汁外溢所致。其中面目黄而鲜明如橘皮色者，属阳黄，多属湿热蕴结；面目黄而晦暗如烟熏色者，属阴黄，多属寒湿内阻。

（4）白色：主虚证（包括血虚、气虚、阳虚）、寒证。面色淡白无华，唇舌色淡者，多属血虚，多因血不上荣所致。面色㿠白者，多属阳虚，多因阳虚无力行血运水所致。面色苍白者，多属亡阳、气血暴脱或阴寒内盛，因阳气暴脱，或脱血夺气，血不上荣，兼血行迟滞所致；若阴寒内盛，脉络收引，血行凝滞，亦可见面色苍白。

（5）黑色：主肾虚、寒证、水饮、血瘀、疼痛。肾阳虚衰，或阴精亏虚，或寒水内盛，或血失温养，瘀阻不通而痛，均可导致机体失养而面现黑色。面黑而暗淡者，多属肾阳亏虚，因阳虚火衰，水寒不化，浊阴上泛所致。面黑而干焦者，多属阴精亏虚，因肾精久耗，阴虚火旺，虚火灼阴，机体失养所致。眼眶周围发黑者，多属肾虚水饮，或寒湿带下。面色黧黑，肌肤甲错者，多由血瘀日久，肌肤失养所致。

（三）望形态

1. 望形　骨骼健壮，胸廓宽厚，肌肉充实，皮肤润泽者，常常提示内脏坚实，气血旺盛。骨骼细小，胸廓狭窄，肌肉瘦削，皮肤枯槁者，常常提示内脏脆弱，气血不足。体胖食少多见于形盛气虚，脾虚有痰。胖而能食多见于形盛有余。胖人多痰湿，易中风。形瘦能食多见于中焦有火。形瘦少食多见于脾气虚弱。瘦人多阴虚，痰火。

2. 望态　是观察患者的动静姿态、体位变化和异常动作等以诊察病情的方法。《望诊遵经·形容望法大纲》提出诊态八法，即动者、强者、仰者、伸者，属表、属阳、属热、属实；静者、弱者、俯者、屈者，属里、属阴、属寒、属虚，可作为望动静姿态的要点。

二、局部望诊

局部望诊是在全身望诊的基础上，根据病情诊断的需要，对患者的某些局部进行深入、细致的观察，以测知其相应脏腑病变的诊察方法。

（一）望头面

1. 望头

（1）头形：头形异常多见于婴幼儿。头形的大小可以通过头围来衡量，测量时从双眉弓上方，通过枕骨粗隆绕头一周。①方颅，指小儿前额左右突出，头顶平坦，颅呈方形，多因肾精不足或脾胃虚弱所致，多见于佝偻病患儿。②囟填，即囟门突起，多属实证，多因温病火邪上攻，或为风热、湿热等邪气所侵，或颅内水液停聚所致。小儿哭泣时囟门暂时稍微突起为正常。③囟陷，即囟门凹陷，多属虚证，多因吐泻伤津，气血不足和先天肾精亏虚，脑髓失充所致。④解颅，即囟门迟闭，骨缝不合，多因先天肾精不足，发育不良所致，常见于佝偻病患儿，兼有"五迟"（立迟、行迟、发迟、齿迟、语迟）、"五软"（头项软、口软、手软、足软、肌肉软）等临床表现。

（2）动态：头摇而不能自主者，无论成人或小儿，多为肝风内动。

2. 望面　面部，又称颜面，指包括额部在内的脸面部。望面部主要观察面色的形态异常，以了解脏腑精气的盛衰及其相关疾病的情况。

（1）面肿：面部浮肿，多见于水肿病。面部红肿，色如涂丹，焮热疼痛，为抱头火丹，多由风热火毒上攻所致；头肿大如斗，面目肿胀，目不能开，为"大头瘟"，由天行时疫，毒火上攻所致。

（2）腮肿：一侧或两侧腮部以耳垂为中心肿起，边缘不清，皮色不红，按之有柔韧感及压痛者，为痄腮，因外感温毒所致。若颐颌之间肿胀疼痛，张口受限，伴有寒热者，称发颐，多因阳明热毒上攻所致。

（3）口眼歪斜：口眼歪斜是指口角歪向一侧，或有眼睑不能闭合，又称"面瘫""喎僻"。单纯口眼歪斜，名口僻，为风邪中络所致；口眼歪斜兼半身不遂者，多为肝阳化风，风痰阻闭经络所致。

（4）特殊面容：①惊恐貌，面部表情惊恐，多见于小儿惊风、狂犬病和瘿病。②苦笑貌，面部肌肉痉挛，牙关紧闭，口微张开似苦笑状，主要见于新生儿脐风、破伤风等疾病。③狮面，面部肌肉出现斑块、结节、浸润性隆起，使面部凸凹不平，犹如狮子面容，并伴见鼻骨塌陷，眉毛、头发脱落，多见于麻风病。

3. 望发　头发的生长与肾气和精血的盛衰关系密切，观察头发的色泽、发质和疏密，可以诊察肾气的强弱和精血的盛衰。正常人头发色黑稠密润泽，是肾气旺盛，精血充足的表现。发黄稀疏干枯，多见于精血不足。突然大片脱发，称"斑秃"，多见于血虚受风。青壮年发稀易落，多见于肾虚或血热。小儿发枯如穗，多见于疳积。

（二）望五官

1. 望目　据《黄帝内经》记载，眼分属于五脏，即瞳仁属肾，称为水轮；黑睛属肝，称为风轮；两眦血络属心，称为血轮；白睛属肺，称为气轮；眼睑属脾，称为肉轮。观察五轮的形色变化，可以诊察相应脏腑的病变。全目赤肿，是肝经风热。昏睡露睛，多是脾虚或慢脾风。单上睑下垂，多因脾虚气弱或外伤。

2. 望耳　耳为肾之窍，手足少阳经脉布于耳，手足太阳经和足阳明经也分布于耳或耳周围。故望耳可以察知肾、胆和全身的病变。

正常人耳郭色泽红润，是气血充足的表现。耳郭焦黑干枯，多属肾精亏虚。耳郭淡白，多属气血亏虚；耳轮红肿，多属肝胆湿热或热毒上攻；耳轮青黑，多见于阴寒内盛或有剧痛的患者；耳轮甲错，多属久病血瘀，或有肠痈。小儿耳背有红络，耳根发凉，多为麻疹先兆。耳道内流出脓液，多因风热上壅，或肝胆湿热，或肾阴虚损，相火上攻所致。耳道局部红肿疼痛，多因邪热搏结耳窍所致。

3. 望鼻　鼻为肺之窍，属脾，与足阳明胃经亦有联系。望鼻可诊肺、脾、胃等脏腑的病变。鼻部望诊应注意观察色泽、形态及鼻内变化。

鼻头红肿生疖，多见于胃热。鼻头及其周围皮色暗红或血络扩张，伴丘疹、脓疱或鼻赘，称为酒齄鼻，多因肺胃蕴热所致。鼻柱溃陷，多见于梅毒；鼻柱崩塌，眉毛脱落者，则是麻风恶候。鼻翼扇动是肺气不宣，呼吸困难的表现，多因痰热阻肺所致，见于哮病、喘病等。鼻常流浊涕，其气腥臭，为鼻渊，多因外感风热，或胆经蕴热上攻鼻窍所致。鼻腔出血，称为鼻衄，多因肺胃蕴热，或阴虚肺燥所致。鼻腔内长有光滑柔软、状若葡萄或荔枝肉样的赘生物，称鼻痔，亦称鼻息肉，多因湿热邪毒壅结鼻窍所致。

4. 望口与唇　脾开窍于口，其华在唇，手足阳明经环绕口唇，故望口与唇的异常变化，可以诊察脾与胃的病变。一般注意观察其形色、润燥及动态变化。

（1）色泽：正常人唇色红润，说明胃气充足，气血调匀。若唇色淡白，为血虚或失血，血不上荣所致。唇色红赤，为实热，因热迫血行所致；深红而干，是热盛伤津。唇色青紫，为阳气虚衰，血行瘀滞；唇色青黑，因阴寒凝滞或痛极血络瘀阻所致。口唇呈樱桃红色者，多见于煤气中毒。

（2）形态：口唇干裂，为津液损伤；小儿口角流涎，多属脾虚湿盛；成人见之多为中风所致。口唇糜烂，多因心脾积热，或阴虚火旺所致；唇内溃烂，其色淡红，多为中气不足所致。小儿口腔、舌上满布片状白屑，状如鹅口者，称鹅口疮，为感受邪毒，心脾积热所致。

5. 望齿与龈　望齿与龈可诊察肾与胃肠的病变，以及津液的盈亏。牙齿光燥如石常由胃热津伤引起，齿燥如枯骨是肾阴枯涸所致，牙龈红肿多属胃火上炎；龈肉萎缩而色淡多是胃阴不足或肾气亏虚，龈色淡白多属血虚不荣。少儿睡时啮齿为积滞或虫积；齿根外露，牙齿松动稀疏，多为虚火上炎或肾虚。

6. 望咽喉　望咽喉可以诊察肺、胃、肾的病变。健康人咽喉淡红润泽，不痛不肿，呼吸通畅，发音正常，食物下咽顺利无阻。咽喉红肿疼痛，溃烂，多为肺胃热毒壅盛所致。红色娇嫩，肿痛不甚，多为肾阴亏少，虚火上炎。咽喉漫肿，色淡红，多为痰湿凝聚。

（三）望皮肤

皮肤为一身之表，内合于肺，卫气循行其间，有保护机体的作用，脏腑气血亦通过经络而外荣于皮肤。

1. 望斑疹　斑与疹不同，两者多为温热病邪位于肺胃，内迫营血所致。

（1）斑：指皮肤出现的深红、紫红或青紫色斑块，点大成片，平铺于皮肤，抚之不碍手，压之不褪色。斑有阳斑和阴斑之分。色深红或紫红，形似锦纹或云片，兼身热、面赤、脉数等症者，为阳斑，多因外感温热邪毒，内迫营血所致。色淡红、淡青或淡紫，斑点大小不一，隐隐稀少，发无定处，出没无常，但头面、背部不见者，为阴斑，多由脾气虚衰，血失统摄，外溢肌肤所致。

（2）疹：指皮肤出现形如粟粒状疹点，色红或紫，高出皮肤，抚之碍手，压之褪色，常见的有麻疹、风疹、瘾疹等。①麻疹，为儿童常见的一种急性传染病，多因感受时邪疫毒所致。表现为出疹前先有发热恶寒，咳嗽喷嚏，鼻流清涕，眼泪汪汪，耳根冰冷，或耳后有红丝出现。发热三四日，疹点出现于皮肤，从头面到胸腹四肢，色如桃红，形如麻粒，尖而稀疏，抚之碍手，逐渐稠密。②风疹，疹色淡红，形细小稀疏，瘙痒不已，时发时止，身有微热或无热，多为感受风热时邪所致。③瘾疹，皮肤出现淡红色或苍白色丘疹，大小不等、形状各异，瘙痒，搔之融合成片，高出皮肤，出没迅速，发无定处，时隐时现，故名瘾疹，为外感风邪或过敏所致。

2. 望疮疡　疮疡指各种发于皮肉筋骨之间的疮疡类外科疾病，主要有痈、疽、疔、疖等。望疮疡应注意其形色特点，并结合其他兼症，以辨别其阴阳寒热虚实。

（1）痈：患部红肿高大，根盘紧束，伴焮热疼痛，属阳证，具有未脓易消、已脓易溃、脓液黏稠、疮口易敛的特点，多因湿热火毒蕴结，气血壅滞，热盛肉腐而成痈。

（2）疽：分为无头疽和有头疽两种。若患部漫肿无头，皮色晦暗或不变，不热少痛，局部麻木，称为无头疽，属阴证，多为气血亏虚，阴寒凝滞而发。若患部初起有粟粒样脓头，相继增多，局部焮热红肿胀痛，称为有头疽，属阳证，多为外感热邪火毒、内有脏腑蕴毒，凝聚肌表，气血壅滞而发。其特点是易向深部及周围扩散，溃烂之后状如蜂窝。

（3）疔：患部初起如粟，范围较小，根深坚硬，或麻木或痒，顶白而痛。疔毒较一般疮疖为重，若患处起红线一条，由远端向近端蔓延，称红丝疔或疔毒走黄，是火热毒邪流窜经脉，有内攻内陷之势。疔毒多由外感风热或内生火毒而发。特点是邪毒深重，易于扩散，多发于颜面和手足。

（4）疖：患部浅表，形小而圆，红肿热痛不甚，容易化脓，脓溃即愈，因外感热毒，或湿热内蕴，气血壅滞所致。特点是部位表浅，症状轻微。

三、望排出物

望排出物是观察患者的排泄物和分泌物。排出物包括痰、涎、涕、唾、呕吐物、二便及经、带、泪、汗液、脓液等。此节重点介绍痰、涎、涕、唾、呕吐物及二便，其他部分内容在相关章节中阐述。一般认为，排出物色泽清白、质地稀薄者多为寒证、虚证，常因阳气不足，运化无力或因寒邪凝滞，水湿不化引起；排出物色泽黄赤，质地黏稠，则多属热证、实证，常因邪热煎熬津液所致。

（一）望痰、涎、涕、唾

外感病邪，痰清有泡沫为风痰；色白清稀为寒痰；痰多色白，咳之易出，多为湿痰；痰黄稠黏为热痰；痰少色黄，不易咳出或痰夹血丝者，是燥火；咳唾腥臭脓痰或脓血者，是肺痈；多涎喜唾可见于胃寒；劳瘵久咳，咳吐血痰，多为虚火伤肺。

（二）望呕吐物

胃热则吐物稠浊酸臭，胃寒则吐物清稀无臭，食滞则呕吐酸腐。胃络伤则见呕血。呕吐黄绿苦水，多为肝胆湿热。

（三）望大便

虚寒之证大便溏薄，实热之证大便燥硬。便如羊粪为肠燥津枯。便黄如糜状，溏黏恶臭，多为肠胃湿热。小儿绿便有泡沫，多为消化不良或受惊吓。大便脓血，赤白相杂，是下痢。便血色鲜红者是血热，色黑如漆为瘀血内积。先便后血，其色褐黑者，病多在脾胃，又称远血；先血后便，其色鲜红或深红者，病多在大肠与肛门，又称近血。

（四）望小便

小便清澈而长为寒，赤涩短少为热，其色黄甚可见于湿热证；小儿尿如米泔，多是食滞肠胃，内生湿热，或为脾虚；黄赤混浊，或偶有砂粒为石淋，混浊如米泔，淋漓而痛是膏淋，便中血色、热涩刺痛为血淋。

四、望小儿指纹

望小儿指纹，又称望小儿食指络脉，是指观察 3 岁以内小儿浮露于食指掌侧前缘的浅表络脉形色变化，以诊察病情的方法。

（一）望小儿指纹的原理和意义

小儿指纹为寸口脉的分支，与寸口脉同属手太阴肺经，在一定程度上可以反映寸口脉的变化，故望小儿指纹与诊成人寸口脉的原理及意义基本相同。

（二）望小儿指纹的方法

诊察小儿指纹时，让家属抱小儿向光，医护人员用左手拇指和食指固定小儿食指末端，再用右手拇指的指腹，在小儿食指掌侧前缘从指尖向指根轻推几次，用力适中，使指纹显露，以便观察。

（三）正常小儿指纹

小儿食指按指节分为三关，食指第一节，即掌指横纹至第二节横纹之间，为风关；第二节，即第二节横纹至第三节横纹之间，为气关；第三节，即第三节横纹至指端，为命关（图 3 - 1）。

正常小儿指纹浅红隐隐，略带紫色，见于食指掌侧前缘掌指横纹附近，其形态多为单支，粗细适中。小儿的年龄、形体及气候等对指纹有一定影响。一般年幼儿、体瘦者指纹显露而较长，年长儿、体胖者指纹不显而略短；天热脉络扩张，指纹增粗变长；天冷脉络收缩，指纹变细缩短。因此，望小儿指纹也要注意排除相关因素的影响。

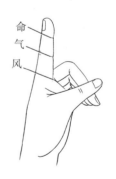

图 3 - 1 小儿食指三关

（四）病理小儿指纹

对病理小儿指纹的观察，应注意其浮沉、色泽、长短、形状等方面的变化，其要点可概括为浮沉分表里、红紫辨寒热、淡滞定虚实、三关测轻重。

1. 浮沉分表里 指纹浮露浅显，为病位较浅，可见于外感表证，因外邪袭表，正气抗邪，鼓动气血趋向于表所致。指纹沉隐不显，为病位较深，可见于内伤里证，因邪气内困，阻滞气血，难以外达所致。

2. 红紫辨寒热 指纹鲜红，多属外感表证，因气血趋外所致。指纹紫红，多属里热证，因热盛血壅所致。指纹色青，主疼痛、惊风，因气血不畅所致。指纹紫黑，为血络郁闭，病属重危。指纹色淡，多属脾虚、疳积，因脾胃虚弱，气血生化不足，脉络失于充养所致。

3. 淡滞定虚实　指纹浅淡而纤细，分支不显者，多属虚证、寒证，因气血不足，脉络不充所致。指纹浓滞而粗大，分支显见者，多属实证、热证，因邪正相争，气血壅滞所致。

4. 三关测轻重　指纹在食指三关出现的部位反映邪气的浅深、病情的轻重。指纹显于风关，是邪气在络，邪浅病轻；指纹达于气关，是邪气入经，邪深病重；指纹达于命关，为邪入脏腑，病情严重；指纹透过三关直达指端，称为透关射甲，提示病情凶险，预后不良。一般指纹越长，提示病情越重。

望小儿指纹对儿科病证的诊断有重要作用，但临床运用时，还需要结合其他诊法进行分析，才能正确诊断。

五、望舌

舌诊是指医护人员通过观察患者舌质、舌苔及舌下络脉的变化，了解人体生理功能和病理变化的一种诊察方法，是望诊的重要内容，也是中医学独具特色的诊法之一。

中医学通常把舌划分为舌尖、舌中、舌根、舌边四个部分，脏腑的病变可在舌面反映出来，舌尖主心肺，舌边主肝胆，舌中主脾胃，舌根主肾（图3-2）。望舌主要是观察舌质和舌苔的变化。舌质又称舌体，是舌的肌肉脉络组织，舌体的颜色、形态与气血的盛衰和运行状态有关。舌苔，是舌面上附着的苔状物，由胃气上蒸而成。舌质与舌苔的综合变化称为"舌象"。

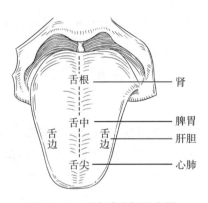

图3-2　舌诊脏腑部位分属

望舌时患者可采取坐位或仰卧位，伸舌时必须自然地将舌伸出口外，尽量张口使舌体充分暴露，但应使舌体放松，舌面平展，舌尖略向下。望舌的顺序是先看舌尖，再看舌中、舌边，最后看舌根部；先看舌质，再看舌苔。

观察舌苔可采用揩舌或刮舌的方法。医者用消毒纱布条缠绕右手食指2圈，蘸少许清水，力量适中，由舌根向舌尖揩抹3～5次，为揩舌。医者用已消毒的压舌板边缘，以适中的力量，在舌面上，由舌根向舌尖刮3～5次，则为刮舌。

正常舌象的主要特征是舌体柔软灵活，舌色淡红明润，舌苔薄白均匀，苔质干湿适中，简称"淡红舌，薄白苔"。正常舌象表明胃气旺盛，气血津液充盈，脏腑功能正常。

舌诊内容主要包括望舌质和望舌苔两个方面。望舌质包括诊察舌的颜色、形质和动态，以察脏腑虚实、气血盛衰。望舌苔包括诊察苔质和苔色，以察病邪的性质、浅深，邪正的消长。

（一）望舌质

望舌质的主要内容，包括舌体的神、色、形（形质）、态（动态）和舌下络脉五个方面。

1. 舌神　舌之有神与否，主要表现在舌质的荣枯与灵动方面。荣舌表现为舌质荣润红活，有生气，有光彩，舌体活动自如，主气血充盛，常见于健康人，虽病也是善候。枯舌见舌质干枯，活动不灵，主气血衰败，病见枯舌，多属危重病证，是为恶候。

2. 舌色 舌体的颜色，一般分为淡红、淡白、红绛、青紫四大类。

（1）淡红舌：舌色淡红润泽，白里透红，常为正常舌象或病情轻浅。

（2）淡白舌：舌色比正常舌色浅淡，白色偏多，红色偏少，称为淡白舌；舌色淡白，全无血色者，称为枯白舌。主虚证（气虚、血虚或气血两虚、阳虚等）、寒证，枯白舌主脱血夺气。

（3）红舌：比正常舌色红，或呈鲜红色，主热证。舌鲜红而起芒刺，多属实热证；鲜红而少苔，或有裂纹，或红而无苔，为虚热证；舌尖红，多为心火上炎；舌边红，多为肝热。

（4）红绛舌：较红舌更深或略带暗红色者，一般为红舌进一步发展所致，主热盛证。舌色红绛而有苔者，多由外感热病热盛期，或内伤杂病，脏腑阳热偏盛所致，属实热证；舌色红绛而少苔或无苔者，多由热病后期阴液受损，或久病阴虚火旺所致，属虚热证。

（5）青紫舌：全舌呈均匀青色或紫色，或在舌色中泛现青紫斑点，主气血瘀滞。全舌青紫，多为全身性气血瘀滞重证；舌紫红或绛红、苔少而干，多为热极伤津、气血壅滞；舌淡紫或青紫而润，多为寒凝血瘀。青紫舌还可见于某些先天性心脏病或药物、食物中毒等。

3. 舌形 是指舌质的形状，包括老嫩、胖瘦、齿痕、芒刺、裂纹等。

（1）老、嫩：舌体坚敛不柔软，纹理粗糙或皱缩，舌色较暗者为老舌；舌体新鲜娇嫩，纹理细腻，舌色浅淡者为嫩舌。老舌多见于实证，嫩舌多见于虚证。

（2）胖、瘦：舌体比正常舌大而厚，伸舌满口者为胖大舌。舌体肿大，甚则肿胀疼痛不能收缩回口中者为肿胀舌。舌体比正常舌瘦小而薄，称为瘦薄舌。胖大舌多主水湿内停、痰湿热毒上泛，瘦薄舌多主气血两虚、阴虚火旺。

（3）齿痕舌：舌体两侧有齿痕，称为齿痕舌。胖大舌常伴有舌边齿痕，但亦有舌体不胖大而出现齿痕者，均为齿痕舌。多主脾虚、水湿内盛证。

（4）芒刺舌：舌面乳头高起如刺，扪之碍手，称为芒刺舌，多由里热炽盛，邪热内结引起，舌边芒刺为肝胆火盛，舌中芒刺为胃肠热盛，舌尖芒刺为心火上炎。

（5）裂纹舌：舌面上出现各种形状的裂纹、裂沟，深浅不一，多少不等，统称为裂纹舌。主邪热炽盛，或阴液亏虚、血虚不润、脾虚湿浸。

4. 舌态 指舌的动态。舌体活动灵便，伸缩自如，为正常舌态，提示气血充盛，经脉通调、脏腑健旺。

舌体软弱，屈伸无力，不能随意伸缩回旋，主伤阴或气血两虚。舌体失其柔和，屈伸不利，或板硬强直，不能转动，为舌强，主热入心包、高热伤津或风痰阻络。伸舌时舌体偏向一侧，为歪斜舌，多见于中风或中风先兆。舌体不自主地颤动，动摇不宁者，称为颤动舌，主肝风内动。舌伸于口外，不即回缩者，称为吐舌；伸舌即回缩如蛇舐，或反复舐口唇四周，躁动不宁者，称弄舌，主心脾有热，亦主热甚动风，或心气已绝，或痴呆。舌体卷缩、紧缩，不能伸长，严重者舌不抵齿，为短缩舌，主寒凝、痰阻、血虚、津伤，短缩舌常与舌痿软并见，多为病情危重的征象。

5. 舌下络脉 是位于舌系带两侧纵行的舌下静脉，长度不超过舌下肉阜至舌尖的2/3，颜色为淡紫色。望舌下络脉主要是观察其长度、形态、颜色、粗细、舌下小血络等的变化。

舌下络脉细而短，色淡红，周围小络脉不明显，舌色和舌下黏膜色偏淡者，多属气血不足。舌下络脉粗胀，或舌下络脉呈青紫、紫红、绛紫、紫黑色，或舌下细小络脉呈暗红色或紫色网状，或舌下络脉曲张如紫色珠状大小不等的瘀血结节等改变，都是血瘀的征象。

（二）望舌苔

舌苔是指舌面上的一层苔状物，由胃气所生。正常的舌苔，一般薄白均匀，干湿适中，舌面的中部和根部稍厚，边尖薄。由于患者胃气强弱各异，病邪寒热不同，故形成了各种不同的病理性舌苔。

1. 苔质　苔质即舌苔的质地、形态。望苔质主要是观察舌苔的薄厚、润燥、腻腐、剥落、偏全、真假等方面的改变。

（1）薄、厚：可反映邪正的盛衰和邪气的深浅。以能隐约见到舌质者为薄苔，不能见舌质者为厚苔。薄苔，乃胃气所生，可见于正常人，或疾病初起、邪气在表；厚苔，乃胃气夹湿浊之邪熏蒸而致，主痰湿、食积、里热等证。

（2）润、燥：主要反映体内津液的盈亏和输布情况。正常舌苔润泽有津，干湿适中，不滑不燥；舌面水分过多，伸舌欲滴，扪之湿滑者称为滑苔。舌苔干燥，扪之无津，甚则舌苔干裂者为燥苔；舌质粗糙，扪之碍手者称为糙苔。滑苔为水湿之邪内聚的表现，主痰饮、水湿，燥苔提示体内津液已伤，也有因痰饮、瘀血内阻，阳气被遏，不能上蒸津液濡润舌苔而见燥苔者，属津液输布障碍。

（3）腻、腐：可推测阳气与湿浊的消长。苔质致密，颗粒细小，融合成片，如涂有油腻之状，中间厚边周薄，紧贴舌面，揩之不去，刮之不脱，为腻苔，为湿浊、痰饮、食积所致；苔质疏松，颗粒粗大，形如豆腐渣堆积舌面，边中皆厚，揩之易去，为腐苔，常因食积、痰浊久积不化所致。

（4）剥（落）苔：舌面本有舌苔，疾病过程中舌苔全部或部分脱落，舌面光洁如镜，为"光剥苔"或"镜面舌"，为胃阴枯竭、胃气大伤之证；舌苔剥脱不全，为"花剥苔"，多为胃腑气阴两伤。

2. 苔色　苔色的变化主要有白苔、黄苔、灰黑苔三类，临床可单独出现，也可相兼出现。各种苔色变化需要同苔质、舌色和舌的形态变化结合起来综合分析。

（1）白苔：主表证、寒证、湿证，也见于正常人。苔薄白提示病邪表浅，病情轻，苔薄白而润，多为风寒表证；苔白厚而滑腻，多为痰饮、宿食内停；若苔白如积粉，扪之不燥，常见于瘟疫或内痈等病，系秽浊湿邪与热毒相结而成；苔白而燥裂，粗糙如砂石，提示燥热伤津，阴液亏损。

（2）黄苔：多主热证、里证。根据苔黄的程度，有微黄、深黄、焦黄之分。黄色越深，则热邪越重。苔薄黄提示风热在表；苔黄滑润，舌淡胖嫩，多为阳虚水湿不化；苔黄黏腻，为痰热或湿热食滞；苔黄厚滑，多由湿热积滞引起；舌苔焦黄干裂或有芒刺，多为里热盛极，耗伤气阴。

（3）灰黑苔：主里寒、里热之重证。苔色浅黑者为灰苔，苔色深灰者为黑苔，灰苔与黑苔只是轻重程度的差别，故常并称灰黑苔。舌苔灰黑湿润多津，常由白苔转化而成，为寒湿；苔灰黑干燥而无津液，多由黄苔转化而来，为火热；舌面湿润，舌边尖部见白腻苔，舌中舌根部苔灰黑，多为阳虚寒湿内盛，或痰饮内停；舌边尖见黄腻苔，而舌中为灰黑苔，多为湿热内蕴日久不化；苔焦黑干燥，舌质干裂起刺者，不论是外感病还是内伤病皆为热极津枯之证。

舌象作为中医辨证的特色客观依据，对临床辨证、立法、处方、用药，以及判断疾病转归，分析病情预后，辨别病位浅深，推断病势进退，估计病情预后均有重要意义。

第二节 闻 诊

闻诊是医护人员通过听声音和嗅气味以了解健康状况，诊察疾病的方法。听声音包括听辨患者的语声、语言、呼吸、咳嗽、呕吐、呃逆、嗳气、太息、喷嚏、肠鸣等各种声响。嗅气味包括嗅病体发出的异常气味、排出物及病室的气味。

一、听声音

肺主气，司呼吸，气动则有声，故肺为发声的动力。喉是发声机关，声由喉出，其余部分则对声音起协调作用。此外，肾主纳气，为气之根，必由肾间动气上出于舌而后能发出声音；肝主疏泄，可调畅气机；脾又为气血生化之源；心主神志，言语发声受心神支配等，均与发声有关。

（一）正常声音

正常声音，具有发声自然、声调和畅、语言流畅、应答自如、言与意符等特点。此为气血津液充盈，发音器官和脏腑功能正常的表现。

（二）病变声音

病变声音是指疾病反映在语声、语言及人体其他声响方面的变化，除正常生理变化和个体差异外的声音，均属病变声音。

1. 发声 一般而言，凡语声高亢洪亮有力、声音连续者，多属阳证、实证、热证，是阳盛气实，功能亢奋的表现；语声低微细弱，声音断续而懒言者，多属阴证、虚证、寒证，多由禀赋不足，气血虚损所致。

（1）音哑与失音：语声嘶哑者为音哑，语而无声者为失音，古称为"暗"。①金实不鸣。新病，多属实证，常因外感风寒、风热，或痰浊阻肺所致。②金破不鸣。久病，多属虚证，因阴虚火旺，肺肾精伤所致。③妊娠失音。妇女妊娠后期出现音哑或失音，又称为子暗，多因胞胎阻碍肾之络脉，使肾精不能上荣于咽喉所致，一般分娩后即愈。

（2）惊呼：指患者突然发出的惊叫声，主剧痛、惊恐或精神失常。

（3）呵欠：是张口深舒气，微有声响的表现，主阴盛阳衰。

2. 语言 语言的异常，主要是心神的病变，常见的有以下几种。

（1）谵语：神志不清，语无伦次，声高有力，多为热扰心神实证。

（2）郑声：神志不清，语言重复，时断时续，语声低弱模糊，主心气大伤，精神散乱。

（3）独语：自言自语，喃喃不休，见人语止，首尾不续，因心气不足，心神失养所致，常见于癫证、郁证。

（4）错语：神志清楚而语言时有错乱，说后自知言错，主心气不足，心神失养。

（5）狂言：精神错乱，语无伦次，狂躁妄言者，多属阳证、实证，常见于狂病、伤寒蓄血证。

（6）语謇：神志清楚、思维正常，但语言不流利，或吐字不清，多为风痰阻络，中风之先兆或中风后遗症。

3. 呼吸　呼吸与肺、肾诸脏及宗气相关，诊察患者呼吸频率、呼吸是否通畅及气息的强弱粗细、呼吸音的清浊等，有助于推测五脏以及宗气的虚实。常见的呼吸异常有喘、哮、短气、少气等。

（1）喘：即气喘，指呼吸困难、短促急迫，甚至张口抬肩，鼻翼扇动，难以平卧的表现。其发病多与肺肾等脏腑有关，临床有虚实之分。①实喘表现为发作急骤，呼吸深长，声高息粗，唯以呼出为快，脉实有力。病机为风寒袭肺或痰热壅肺、痰饮停肺，肺失清肃，肺气上逆或水气凌心射肺。②虚喘表现为发病缓慢，声低气怯，息短不续，动则喘甚，唯以深吸为快，脉虚无力。病机为肺气不足，肺肾亏虚。

（2）哮：指呼吸急促似喘，喉间有哮鸣音。常因痰饮内伏，复感外邪而诱发，或因久居寒湿之地，或过食酸咸生冷等诱发。

喘不兼哮，但哮必兼喘。喘以气息急迫、呼吸困难为主；哮以喉间哮鸣声为特征。临床上哮与喘常同时出现，所以常并称为哮喘。

（3）短气：指呼吸气急短促，气短不足以息，数而不相接续，似喘而不抬肩，喉中无痰鸣音。往往因体质虚弱或元气亏损所致，或痰饮、胃肠积滞、气滞和瘀阻所致。

（4）少气：又称气微，指呼吸微弱而声低，气少不足以息，言语无力的症状，主诸虚劳损。

4. 咳嗽　咳嗽是指肺失宣肃，气逆于上而发出的声音。其中有声无痰谓之咳，有痰无声谓之嗽，有痰有声谓之咳嗽。临床上多为声痰并见，难以截然分开，常咳嗽并称。

临床上常根据咳声和痰的色、量、质的变化，以及发病时间、病史及兼症等，以鉴别病证的寒热虚实。咳声重浊有力，多为实证；咳声轻清低微，多为虚证。咳声不扬，痰稠而黄，不易咳出，为肺热；痰多质稀，易咳出，称湿痰，为寒湿或痰饮犯肺所致；干咳无痰，或少痰，称燥痰，为燥邪犯肺或阴虚肺燥所致。咳声短促，呈阵发性，痉挛性，连声不断，咳后有鸡鸣样回声，反复发作，称为百日咳，常见于小儿，属肺实证。咳声如犬吠，伴有声音嘶哑，吸气困难，见于白喉。

5. 呕吐　指饮食物、痰涎从胃中上涌，由口吐出之症，多由胃失和降引起。

6. 呃逆　是指胃气上逆，从咽喉部发出一种不由自主的冲激声，声短而频，呃呃作响。俗称"打嗝"，唐代以前称"哕"，多因胃气上逆引起。

7. 嗳气　指胃中气体上出咽喉所发出的声响，其声长而缓，俗称"噫气"，也是胃气上逆的一种表现。

8. 太息　又称叹息，指患者情志抑郁，胸闷不畅时发出的长吁或短叹声。多因情志不遂、肝气郁结所致。

二、嗅气味

嗅气味，是指嗅辨患者身体气味与病室气味以诊察疾病的方法。一般气味酸腐臭秽者，多属实热；气味偏淡或微有腥臭者，多属虚寒。故嗅气味可了解疾病的寒热虚实。

（一）病体之气

病体散发的各种异常气味，临床上除医护人员直接闻及了解外，还可通过询问患者或陪诊者而获知。

1. 口气　口中散发臭气多为口腔不洁，龋齿，或消化不良。口出酸臭气多因胃肠积滞。口出臭秽气多属溃腐脓疡。秽臭难闻，牙龈腐烂为牙疳所致。

2. 呕吐物之气　呕吐物清稀无臭味者，多属胃寒。气味酸腐臭秽者，多属胃热。呕吐未消化食物，气味酸腐者为食积。呕吐脓血而腥臭者多为内有痈疡。

3. 排泄物之气　排泄物之气包括二便及妇女经、带等的异常气味，应结合望诊、问诊综合判断。

大便臭秽难闻者，多为肠中郁热；大便溏泄而腥者，多属脾胃虚寒；大便泄泻臭如败卵，或夹有未消化食物，矢气酸臭者，为伤食。小便黄赤混浊，臊臭异常者，多属膀胱湿热；尿液散发出烂苹果样气味者，多属消渴病后期。

妇女月经臭秽者，多属热证；经血味腥者，多属寒证。带下臭秽而黄稠者，多属湿热；带下腥臭而清稀者，多属寒湿。崩漏或带下奇臭，兼见颜色异常者，应进一步检查，以判别是否为癌症所致。

（二）病室之气

病室之气由病体本身或排泄物、分泌物散发而形成。气味从病体发展到充斥病室，说明病情危重。病室有血腥味，提示患者曾有大出血或见于手术后。病室有难闻的腐臭气味，提示患者患溃腐疮疡。若有尸臭气味，多为脏腑衰败，病属危重。若有烂苹果味（酮体味），多见于消渴病之重症。若有尿臊臭味（氨气味），多见于水肿病的晚期。病室有蒜臭味，多见于有机磷中毒。

第三节　问　诊

问诊是指医护人员对患者或陪诊者有目的地进行询问，了解疾病的起始、发展及治疗经过，现在症状和其他与疾病有关的情况，以诊察疾病的方法。

问诊不是医患之间的简单交谈，更不是医护人员的自问自答，而是医护人员根据患者的主诉有目的有步骤地进行询问。一是要围绕主诉深入询问；二是要问与思辨相结合；三是要全面问诊。问诊时要注意保持环境安静适宜，问诊的态度要严肃和蔼，语言要通俗易懂，忌用医学术语，切忌暗示套问，注意保护患者隐私。问诊的具体内容包括一般情况、主诉、现病史、既往史、个人生活史、家族史等。本节重点介绍问现在症。

一、问寒热

问寒热是指询问患者有无怕冷或发热的感觉，其意义是辨别病邪性质和机体的阴阳盛衰。

恶寒：是指患者自觉寒冷，加衣近火不解其寒。多因外邪袭表，卫阳被遏所致。

畏寒：是指患者经常怕冷，加衣近火可减其寒。多因阳失温煦所致。

恶风：是指遇风怕冷，避之可缓的症状。多因风邪袭表所致。

发热：是指患者体温升高，或体温正常，全身局部自觉发热。

临床常见的寒热症状有恶寒发热、但寒不热、但热不寒、寒热往来四个类型。

（一）恶寒发热

恶寒发热指患者恶寒与发热同时出现的症状，是诊断表证的重要依据。多主表证。

1. 风寒表证　恶寒重发热轻，常伴有无汗、鼻塞流清涕、头身疼痛、苔薄白、脉浮紧。

2. 风热表证　发热重恶寒轻，常伴有微汗出、面红、咽喉肿痛、鼻流浊涕、苔薄黄、脉浮数。

3. 伤风表证　发热轻而恶风，常伴有自汗出、脉浮缓。

此外，疮疡火毒内发、淋证等属于里证范畴的亦有寒热并见的临床表现。

（二）但寒不热

但寒不热指患者只感寒冷而不发热的症状，是里寒证的寒热特征，主里寒证。

1. 实寒证　指患者突然感觉怕冷，且体温不高的症状。常伴有四肢不温，或脘腹、肢体冷痛，或呕吐泄泻，或咳喘痰鸣，脉沉紧等症。多因感受寒邪较重，寒邪直中脏腑、经络，郁遏阳气，机体失于温煦所致。

2. 虚寒证　指患者经常怕冷，四肢凉，得温可缓的症状。常兼有面色白，舌淡胖嫩，脉弱等症。因阳气虚衰，形体失于温煦所致。

（三）但热不寒

但热不寒指患者只发热而无怕冷感觉的症状，是里热证的寒热特征，主里热证。根据发热的时间、轻重等特点不同分为壮热、潮热和微热三个类型。

1. 壮热　高热持续不退，不恶寒反恶热。伴见满面通红、口渴饮冷、大汗出、脉洪大等症。主里实热证。多由里热亢盛，蒸达于外所致。

2. 潮热　定时发热或定时热甚，有一定规律，如潮汐之有定时。根据发作时间规律分为日晡潮热、湿温潮热和阴虚潮热三个类型。①日晡潮热，热势较高，日晡（下午3—5时）热甚，兼见腹胀便秘等，属阳明腑实。②湿温潮热，以身热不扬（肌肤初扪不觉很热，扪之稍久即感发热）为特点，午后发热明显，多属湿温病，病机为湿遏热伏。③阴虚潮热，午后和夜间有低热，有热自骨内向外透发，多属阴虚火旺。此外，午后和夜间有低热者，也可见于瘀血积久，郁而化热者。

3. 微热　指发热不高，或仅自觉发热的症状。常见于温热病的后期和某些内伤杂病。①阴虚发热，午后或入夜低热，属阴虚证。②气虚发热，长期微热，烦劳则甚，兼见少气自汗，倦怠乏力等症，属气虚证。③小儿夏季热，小儿在夏季气候炎热时长期发热不已，至秋凉时不治自愈，是小儿气阴不足之征。

（四）寒热往来

寒热往来指患者自觉恶寒与发热交替发作的症状，是正邪相争，互为进退的病理反映，为半表半里证的特征。

1. 少阳病　是自觉时冷时热，一日多次发作而无时间规律的症状，多见于少阳病，兼见口苦、咽干、目眩、胸胁苦满、不欲饮食、脉弦等症。

2. 疟疾病　恶寒战栗与高热交替发作，发有定时，每日发作一次，或二三日发作一次，兼见头痛剧烈、口渴、多汗等症。

二、问汗

《素问·阴阳别论》说"阳加于阴谓之汗"，可知汗是阳气蒸化津液从玄府达于体表而成，由津液所化。汗出的状况与机体阴津阳气的运行以及感邪的性质密切相关，所以，询问汗出异常情况，对判断机体阴阳盛衰和病邪的性质有着重要的意义。

（一）有汗无汗

在疾病尤其是外感病的过程中，询问汗出的有无，是判断外邪性质的重要依据。

1. 表证 外感病初起阶段，表证有汗多见于外感风邪的伤风表证或外感风热的表热证，表证无汗多见于外感风寒的表寒证。

2. 里证 里证有汗多见于里热证或里虚证。前者因外邪入里化热，或其他原因导致里热炽盛，迫津外泄；后者多因阳气亏虚，肌表不固，或阴虚内热，蒸津外泄所致。里证无汗常见于久病、里虚证，多因阳气不足，化汗无力，或阴虚血少、津液不足，汗源亏乏所致。

（二）特殊汗出

特殊汗出指具有某些特征的病理性汗出，见于里证，常见如自汗、盗汗、战汗等。

1. 自汗 指日间汗出不止，动则尤甚，多见于气虚、阳虚证。多因气虚或阳虚，肌表不固，津液外泄所致。动则耗气，故活动后汗出尤甚。

2. 盗汗 指入睡汗出，醒则汗止，多见于阴虚证。因阴虚生内热，迫津外泄所致，睡时卫阳入里，肌表失固，故汗出；醒后卫阳出表，肌表固密，故汗止。

3. 绝汗 指病情危重时出现大汗不止的症状，可导致亡阳证或亡阴证。亡阳之汗见冷汗淋漓，汗稀而凉，四肢厥冷，脉微欲绝；亡阴之汗见汗出如油，汗热而黏，躁扰烦渴，脉细数疾。

4. 战汗 指先恶寒战栗而后汗出的症状。战汗提示邪正剧争，为病情变化的转折点，多见于外感热病中。若汗出热退，脉静身凉，是邪去正复之佳兆；若汗出而身热不减，烦躁不安，脉来急疾，是邪盛正衰之危候。

（三）局部汗出

局部汗出是指身体的某一部位汗出异常，常见下面几种情况。

1. 头汗 指头部或头项部出汗较多的症状，亦称"但头汗出"。多因上焦热盛、迫津外泄，中焦湿热、湿郁热蒸，或元气将脱、虚阳上越等所致。

2. 半身汗出 指患者仅一侧身体有汗出的症状。汗出常见于健侧，无汗的半身乃是病变的部位，多见于中风、偏瘫、痿病等。多因患侧经络闭阻，气血运行不周所致。

3. 手足心汗 指手足心汗出过多的症状。多为阴经郁热熏蒸，阳明燥热内结、迫津外泄，中焦湿热郁蒸或脾虚失运、津液旁达四肢所致。

4. 心胸汗 指心胸部易汗出或出汗过多的症状。多为心脾两虚或心肾不交所致。

三、问疼痛

疼痛是临床最常见的一种自觉症状，可发生于机体的各个部位。虚实证候皆可出现疼痛，实证多因感受外邪，或气滞血瘀、痰浊凝滞、食滞、虫积所致，基本病机属"不通则痛"；虚证多因气血不足，阴精亏损所致，基本病机属"不荣则痛"。故问疼痛可了解机体正邪斗争情况以及气血精津盛衰情况。临床上问疼痛包括问疼痛的性质、部位、程度、时间以及喜恶。

（一）疼痛性质

疼痛的病因病机不同，其性质特点表现各异。故询问疼痛的性质与特点，可以辨析疼痛的病因、病机。

1. 胀痛　疼痛而胀，多属气滞。

2. 刺痛　痛如针刺，多属瘀血。

3. 绞痛　剧痛如刀绞，多为有形实邪阻闭或寒邪凝滞所致。

4. 冷痛　多属寒邪阻络（实证），阳虚（虚证）。

5. 灼痛　多属火邪窜经（实证），阴虚火旺（虚证）。

6. 重痛　多属湿邪困阻气机，肝阳上亢。

7. 隐痛　多属阳气不足，精血亏损。

8. 走窜痛　痛处游走不定，多为气滞或风湿痹痛。

9. 固定痛　痛处固定不移，多为血瘀或寒湿痹病。

10. 掣痛　抽掣牵扯而痛，多为经脉失养或阻滞不通所致，因肝主筋，故掣痛多与肝病有关。

11. 空痛　痛有空虚之感，多为气血精髓亏虚的表现。

（二）疼痛部位

问疼痛的部位，可通过机体各部位与脏腑经络的相互联系了解病位之所在。

1. 头痛　指整个头部或头的某一部分疼痛。太阳经头痛表现为头痛连项。少阳经头痛为两侧头痛。阳明经头痛表现为头的前额连眉棱骨痛。厥阴经头痛表现为颠顶痛。少阴经头痛表现为头痛连齿。

2. 胸痛　指胸部某一部位疼痛。胸居上焦，内藏心肺，心肺有病，常可发生胸痛。胸部闷痛，多为胸痹。胸痛彻背，多为真心痛。胸痛咳喘，病变部位多在肺。胸痛咳吐脓血，多为肺痈。胸痛走窜，多为气机郁结。

3. 胁痛　指胁肋部的一侧或两侧疼痛。胁肋胀痛，太息易怒多为肝气郁结，情志不畅所致。胁肋灼痛，面红目赤多为肝胆火盛，火灼脉络所致。胁肋胀痛，身目发黄多为肝胆湿热蕴结所致。胁部刺痛，固定不移多为跌仆闪挫，瘀血阻滞所致。胁部饱满，咳唾引痛则多为"悬饮病"，为饮邪停于胸胁。

4. 脘痛　指上腹部剑突下疼痛。上腹部剑突下属胃腑所在部位，又称胃脘。胃脘冷痛，得热痛减多为寒邪犯胃。胃脘灼痛，消谷善饥，口臭便秘多为胃火炽盛。胃脘灼痛嘈杂，饥不欲食，舌红少苔多为胃阴虚。进食后疼痛加剧多为实证，进食后疼痛缓解多为虚证。

5. 腹痛　指剑突下至耻骨毛际以上（胃脘部除外）部位疼痛。脐以上为大腹，病位属脾胃。脐以下为小腹，病位属肾、膀胱、大小肠、胞宫。小腹两侧为少腹，病位属足厥阴肝经。询问腹痛时，应结合按诊查明疼痛的确切部位，以判断病变所在脏腑；再根据腹痛性质，确定病性的寒热虚实。

6. 背痛　指后背两侧或脊骨部位疼痛。背部为督脉、足太阳膀胱经走行之处，肩背部又有手三阳经分布，背痛往往为这些经脉病变导致经气不利所致。

7. 腰痛　指腰脊正中或其两侧疼痛，"腰为肾之府"，腰痛与肾及脊部病变有关。

8. 四肢痛　指四肢、肌肉、筋脉疼痛，与风湿、脾虚有关，足跟痛与肾虚关系密切。

9. 周身痛　指头身、腰背及四肢均觉疼痛的症状。新病多为外感风寒所致之实证，久病多为筋脉失养之虚证。

四、问饮食口味

问饮食口味主要询问患者有无口渴、饮水多少、喜冷喜热，有无食欲、食量多少、食物的喜恶，口中有无异常味觉和气味等。通过询问饮食口味情况，可了解人体内津液的盈亏、输布是否正常，脾胃及相关脏腑功能的盛衰。

（一）问口渴与饮水

口渴指口中干渴的感觉，饮水指实际饮水量的多少。通过询问口渴与饮水的情况，可以了解体内津液的盛衰、输布情况及病性的寒热虚实。

1. 口不渴饮　提示津液未伤，多见于寒证、湿浊。

2. 口渴多饮　口大渴喜冷饮，多属实热证。口渴多饮，伴见多食、多尿、形体消瘦，多属消渴病。口渴多饮也可见于汗吐下后。

3. 渴不多饮　指有口干、口渴的感觉，却不欲饮水或饮水不多。常提示机体津液输布障碍。如口干微渴，伴发热，脉浮数，多属外感表热证，伤津较轻。若口干而不欲饮，伴颧红盗汗，属阴虚津亏。渴不多饮，伴身热不扬、头身困重者，属湿热内蕴。渴喜热饮，饮水不多，或水入即吐者，属痰饮内停。口干但欲漱水而不欲咽，舌紫暗或有紫斑者，属瘀血内阻。

（二）问食欲与食量

询问患者的食欲与食量情况，主要用以判断脾胃功能的强弱及疾病预后和转归。

1. 食欲减退　包括不欲食（指不想进食或食之无欣快感，食量减少）、纳少（指食量减少）、纳呆（无饥饿感和进食要求）。新病食欲减退，多为正气抗邪，保护性反应。久病食欲减退，多为脾胃虚弱。

2. 厌食　指厌恶食物或恶闻食味，又称"恶食"。厌食油腻，伴脘腹痞闷，呕恶便溏，多属湿热蕴脾；厌食油腻，伴胁肋胀痛灼热，身目发黄，多属肝胆湿热；厌食伴嗳气酸腐，脘腹胀满，多属食滞胃脘。妇女在妊娠早期，若有择食或厌食反应，属生理现象；若厌食明显，频繁呕吐，甚至食入即吐，则为妊娠恶阻，是妊娠期常见的疾病。

3. 消谷善饥　指食欲过于旺盛，食后不久即感饥饿，进食量多，又称多食易饥，多为胃火亢盛，腐熟太过所致。消谷善饥，伴多饮多尿，形体消瘦者，多见于消渴病。消谷善饥，伴大便溏泄者，多属胃强脾弱。

4. 饥不欲食　是指患者虽有饥饿感，但不想进食，或进食不多，是胃阴不足，虚火内扰的反映。

5. 偏嗜食物　是指嗜食生米或泥土等异物，常见于小儿，多属虫病；正常人由于生活习惯的不同，常有饮食偏嗜，妇女妊娠期间也有饮食偏嗜，均不属病态。

疾病过程中，食欲恢复、食量渐增，是胃气渐复，疾病向愈的征兆；若食欲逐渐减退，食量渐减，是脾胃功能逐渐衰弱的表现，提示病情加重；久病或重病患者，在很久不想进食之后，突然欲食，为"除中"，是脾胃之气将绝的征象，病情危笃。

（三）问口味

口味是指口中有无异常的味觉或气味。因脾开窍于口，五味与五脏相应，故口味异常，可体现脾胃功能失常或其他脏腑病变。口淡乏味，属脾胃气虚。口甜或黏腻，属脾胃湿热。口中泛酸，属肝胃蕴热。口中酸馊，属伤食。口苦，属热证，可见于火邪或胆热。口咸，多属肾病及寒证。

五、问二便

问二便主要询问大小便的性状、颜色、气味、时间、量的多少、排便次数、排便时的感觉及兼有症状等。可直接了解消化功能、水液代谢的情况，而且也是判断疾病寒热虚实的重要依据。

（一）问大便

健康人一般每日或隔日一次大便，色黄质软成形，排便通畅，内无脓血、黏液及未消化的食物等。大便异常包括便次、便质及排便感等。

1. 便次异常　表现为便秘和泄泻。

（1）便秘：是指便次减少，大便燥结或便质正常，排便时间延长，或时间虽不延长但排便困难，又称大便难。便秘有虚实之分。虚证多因津液亏虚，或阴血不足，肠道失润，传导失常，或气虚、阳虚，传导无力所致；实证多因热结肠道，肠道津液减少，肠失濡润，或寒凝肠腑，气机滞塞所致。

（2）泄泻：是指便次增多，便质稀薄，甚至便如水样的症状。泄泻也有虚实之分。一般新病暴泻者，多属实证；久病缓泻者，多属虚证。泄泻伴食欲缺乏，腹胀隐痛，神倦消瘦者，多属脾虚。黎明前腹痛作泻，泻后痛减，伴形寒肢冷，腰膝冷痛者，称为"五更泄"，多属脾肾阳虚。泄泻暴作，泻下黄糜臭秽，腹痛，排便不爽，肛门灼热者，多属湿热。泻下清稀，肠鸣腹痛，苔白腻者，多属寒湿。泻下臭秽，伴呕吐酸腐，腹胀纳少者，为食滞内停。腹痛作泻，泻后痛减，伴情绪抑郁，脉弦者，为肝郁乘脾。

2. 便质异常　指大便的质地、形态变化。便秘、泄泻包括大便干稀等便质的改变，以下是常见的便质异常。

（1）完谷不化：指大便中含有较多未消化的食物，多为脾胃虚寒，肾虚命门火衰或伤食所致。

（2）溏结不调：指大便干稀不调。大便时干时稀，多属肝郁脾虚；大便先干后稀，多属脾虚。

（3）便血或脓血便：便血是指血自肛门排出，粪色鲜红、暗红或柏油样的症状；若便黑如柏油，或便血紫暗，称为远血，若便血鲜红，称为近血。脓血便是指大便中含有脓血黏液，多见于痢疾。

3. 排便感异常　指排便时的各种异常感觉，病变时常有以下变化。

（1）肛门灼热：指排便时肛门有灼热感。多因大肠湿热所致，见于湿热泄泻或湿热痢疾。

（2）里急后重：指腹痛窘迫，时时欲泻，肛门重坠，便出不爽。多因湿热内阻，肠道气滞所致，常见于痢疾。

（3）排便不爽：指排便不通畅，有滞涩难尽之感。多因湿热蕴结，肠道气机传导不畅；或肝气犯脾，肠道气滞；或食滞胃肠，气机不畅所致。

（4）滑泻失禁：指大便不能控制，滑出不禁，甚则便出而不自知的症状，又称滑泻。多因脾肾虚衰，肛门失约所致，见于年老体衰，久病正虚或久泻不愈者。若新病暴泻，大便不能控制，或神志昏迷而大便自行流出，也为肛门失约，但不属脾肾阳虚。

（5）肛门气坠：指肛门有下坠之感，甚则脱肛，常于劳累或排便后加重。多属脾虚中气下陷，常见于久泻久痢或体弱者。

（二）问小便

正常人 24 小时小便次数 3 ~ 5 次，夜间 0 ~ 1 次，24 小时尿量 1000 ~ 1800ml。询问小便情况可判断体内津液的盈亏和有关脏腑的气化功能状况。

1. 尿量增多 小便清长，量多喜暖者，多为虚寒证。多饮、多食、多尿、消瘦者，多属阴虚证，或为消渴病。

2. 尿量减少 尿次尿量明显少于正常量次，多见于各种热证，或汗、吐、下后津液亏虚的阴虚证和阳气亏虚，肺、脾、肾气化不行，水湿内停而出现尿少浮肿的水肿病等。

3. 小便频数 小便次数增多，时欲小便。尿频，尿急，尿痛，多见于下焦湿热。小便频数而清长，多见于肾气不固。夜尿频多，多见于肾阳不足。

4. 癃闭 小便不畅，点滴而出，为癃；小便不通，点滴不出为闭，总称癃闭，有虚实之别。实证多因湿热蕴结，瘀血、结石阻塞引起；虚证常因老年气虚，肾阳不足，膀胱气化不行所致。

5. 小便涩痛 小便排出不畅而痛，或伴急迫、灼热等感觉，多见于湿热蕴结。

6. 余沥不尽 小便后点滴不尽，又称尿后余沥，多见于肾气不固。

7. 小便失禁 小便不能随意控制而自遗，多见于肾气不固。

8. 遗尿 睡眠中小便自行排出，俗称尿床，多见于肾气不固，膀胱失约。神昏小便自遗者，多属危重证候。

六、问睡眠

睡眠是人体适应自然变化，维持机体阴阳平衡协调的生理状态，其正常的维持与人体卫气循行、阴阳盛衰、气血盈亏，心肾的功能有关。卫气昼行于阳，阳气盛则寤；夜行于阴，阴气盛则寐。

问睡眠主要询问睡眠时间的长短、入睡的难易、是否易醒、有无多梦等情况，并结合其他兼症，以探求其病因病机。睡眠异常主要有失眠和嗜睡。

（一）失眠

失眠是指经常不易入睡，或睡而易醒，难以复睡，或时时惊醒，睡不安宁，甚至彻夜不眠的症状，又称不寐或不得眠。失眠多因阴虚阳盛，阳不入阴，神不守舍所致。阴虚火旺，营血亏虚，心神失养，或心胆气虚，心神不宁所致者，其证属虚；火邪、痰热内扰心神，心神不安，或食积胃脘，浊气上泛，扰动心神者，其证属实。

（二）嗜睡

嗜睡是指精神疲倦，睡意很浓，经常不自主地入睡的症状，亦称多寐、多眠。嗜睡多因阳虚阴盛或痰湿内盛所致。困倦嗜睡，伴头目昏沉，胸闷脘痞，肢体困重者，乃痰湿困脾，清阳不升所致。若饭后嗜睡，伴神疲倦怠，食少纳呆，多由中气不足，脾不升清所致。精神疲惫，困倦易睡，伴畏寒肢冷，蜷卧脉微者，多因心肾阳虚，神失温养所致。大病之后，神疲嗜睡，是正气未复的表现。

七、问经带

妇女有月经、带下、妊娠、胎产等生理特点。月经、带下等的异常，不仅是妇科的常见疾病，也是全身病理变化的反映。因此，即使患一般疾病，也应询问月经、带下的情况，作为诊断妇科或其他疾病的依据。

（一）月经

月经是指发育成熟的女子有规律的胞宫周期性出血的一种生理现象。月经周期一般为28天左右，行经3~7天，经量中等，经色正红无块，质地不稀不稠。女性一般14岁左右月经初潮，49岁左右绝经，妊娠期及哺乳期一般月经不来潮。

问月经时主要询问月经的初潮或绝经年龄，末次月经，月经周期，经行天数，月经的量、色、质，有无闭经或经行腹痛等，由此判断机体脏腑功能状况及气血的盛衰。

1. 经期异常　包括月经周期和行经天数的异常。月经先期是指月经周期提前7天以上，并连续提前2个月经周期以上者，多因气虚不摄或血热妄行所致。月经后期是指月经周期延后7天以上，并连续延后2个月经周期以上者，多因血虚血瘀或痰湿阻滞所致。月经先后无定期是指经期或提前，或延后7天以上，连续3个月经周期以上者，多因肝气郁滞，或瘀血阻滞，或脾肾虚损，冲任失调，血海蓄溢失常所致。

经期延长是指月经周期基本正常，行经时间超过7天，甚或淋漓半月干净者。多因气虚不摄，冲任失调，或气滞血瘀，阻滞胞脉，或阴虚内热，血海不宁所致。

2. 经量异常　健康女性每次月经总量约60ml，但由于个体素质、年龄等不同，经量可略有差异。常见的病理情况有月经过多、崩漏、月经过少及闭经。

月经过多是指月经量较常量明显增多。多因热伤冲任，迫血妄行，或气虚冲任不固，经血失约，或瘀阻胞络，络伤血溢等所致。

月经过少是指月经量较常量明显减少，甚至点滴即净。多因精亏血少，血海失充，或寒凝、血瘀、痰湿阻滞，冲任不畅所致。

崩漏是指非正常行经期间阴道出血。来势急，出血量多者，称为崩（中）；来势缓，出血量少，淋漓不止者，称为漏（下），合称崩漏。二者常可相互转化，交替出现。崩漏多为热伤冲任，迫血妄行，或脾肾气虚，冲任不固，或瘀阻冲任，血不归经所致。

闭经是指女子年逾18周岁，月经尚未来潮，或已行经，而又停经3个月以上的情况。

多因肝肾不足，气血虚弱，阴虚血燥，导致血海空虚，无血可下，或气滞血瘀、痰湿阻滞，胞脉不通所致。

3. 痛经 指在行经期或行经前后，出现周期性小腹疼痛，或痛引腰骶，甚至剧痛昏厥的症状。若经前或经期小腹胀痛或刺痛，多属气滞或血瘀；经期小腹冷痛，得温痛减者，多属寒凝或阳虚；经期或经后小腹隐痛，多属气血两虚，肾精不足，胞脉失养。

（二）带下

妇女阴道内少量无色透明、无臭的分泌物，具有润泽阴道的作用，称为生理性带下。若带下量过多，淋漓不断，或伴有颜色、质地、气味等异常改变者，即为病理性带下。问带下时应注意询问带下量的多少、色、质和气味等情况。

1. 白带 带下色白量多、质稀少臭，多属脾肾阳虚，寒湿下注所致。

2. 黄带 带下色黄质黏、气味臭秽，多属湿热下注或湿毒蕴结所致。

3. 赤白带 白带中混有血液，赤白杂见，多因肝经郁热，或湿热下注所致。

八、问小儿

因小儿无法自诉病情，或不能正确、完整地诉说病情，故小儿问诊主要是询问陪诊者。如《景岳全书·小儿则》所说："小儿之病，古人谓之哑科，以其言语不能通，病情不易测……此甚言小儿之难也。"小儿问诊主要是询问以下情况。

（一）出生前后情况

首先，了解小儿出生的胎次、产次及是否足月顺产等。其次，需要了解小儿母亲妊娠期的营养和健康状况。早产、难产，或母亲妊娠期营养不良、健康状况欠佳等常可导致小儿先天不足，表现为身体瘦弱，智力低下，生长发育迟缓等。若母亲妊娠期发生病毒感染，或患过敏性疾病，使用某些抗生素、激素等药物，可引起胎儿畸形或小儿听力障碍等先天性疾病。最后还需询问小儿的喂养方法、食欲和食量，以及生长发育情况，并对照不同时期的各项生理指标，以了解小儿的体质强弱和生长发育是否正常。

（二）预防接种与传染病史

小儿出生后 6 个月到 5 周岁，受之于母体的先天免疫力逐渐消失，而后天免疫力尚未形成。在此期间，小儿易患多种传染病，故应注意询问预防接种情况、传染病史和传染病接触史。若小儿已做过某种预防接种或已患过可以形成长期免疫力的某种传染病，那么，虽然临床症状与此种传染病相似，一般仍可排除患该病的可能性。若小儿未做过相应的预防接种，或未患过某种可以形成长期免疫力的传染病，而又有该传染病接触史，则须考虑发生该传染病的可能。

（三）发病原因

小儿的生理特点决定了小儿在发病原因方面有着与成人不同的显著特点，对某些致病因素反应较为敏感。如小儿适应能力和自我调节能力较差，易受外部气候、环境因素影响发生外感病；小儿消化能力弱，又往往不能自制，易伤于饮食，发生食滞病证；婴幼儿容易受惊吓，出现高热、惊叫、抽搐等症。

知识拓展

十问歌

　　明代张景岳《十问歌》："一问寒热二问汗，三问头身四问便，五问饮食六胸腹，七聋八渴俱当辨，九问旧病十问因，再兼服药参机变，妇女尤必问经期，迟数闭崩皆可见，再添片语告儿科，天花麻疹全占验。"

第四节　切　　诊

　　切诊是医护人员用手指或手掌对患者的某些部位进行触、摸、按、压，从而了解病情，诊察疾病的方法，分为脉诊和按诊两个部分。切诊是医护人员所必备的技能，特别是脉诊，正如《难经》曰"切脉而知之谓之巧"。

一、脉诊

　　脉诊又称诊脉、切脉，是医护人员运用手指对患者特定诊脉部位的表浅动脉进行切按，通过触觉体验脉搏跳动反应于指下的形象，即所谓的脉象，以了解病情、辨别病机的一种诊察方法，也是中医学独具特色的诊法之一。通过切按脉搏，可诊察脏腑气血的盛衰，判断疾病的病位与病性，推断疾病的进退预后。脉诊古有寸口诊法、三部诊法和遍诊法，现常用寸口诊法。

（一）诊脉的部位

　　寸口又称"气口""脉口"，是指桡骨茎突内侧一段桡动脉。寸口诊法是根据其脉动形象，以推测人体生理、病理状况的一种诊察方法。寸口脉分为寸、关、尺三部（图3-3），正对腕后桡骨茎突的部分为关部，关前为寸部，关后为尺部，两手各有寸、关、尺三部。寸关尺三部又各有浮、中、沉三候，是为三部九候。寸口六部脉象能够分候不同的脏腑，而可察其相应脏腑的病变。左寸候心，右寸候肺，并统括膈以下至脐以上部位的病变；两尺候肾，并统括脐以下至足部的病变。若以五脏言则可简言为左候心肝肾，右候肺脾肾。

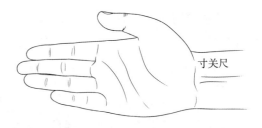

图3-3　脉诊寸关尺部位示意

（二）诊脉的方法与注意事项

　　诊脉前应先让患者休息，使其呼吸均匀，气血平和，同时周围环境力求安静，以便于医者体会脉象。患者取坐位或仰卧位，将前臂平伸，掌心向上，与心大致同高，并在腕关节部垫上脉枕。医者布指时，先将中指按在掌后高骨处，向内推，寻至有脉搏动处，定为关部，接着以食指按在关前以定寸部，以无名指按在关后以定尺部。三指弯曲呈弓形，指头齐平，以指目接触脉体。布指疏密，应根据患者手臂长短而调整，臂长则略疏，臂短则略密，以适中为度。医者要调匀气息，用自己一呼一吸的时间去衡量患者脉动至数。一呼一吸，称为一息，一息4~5至为正常。切脉时间为每手至少1分钟。

（三）正常脉象

正常脉象指人体在脏腑功能协调、阴平阳秘、气血调和状态下的脉象，又称平脉。脉搏应指的形象是：寸关尺三部有脉，一息四到五至，不浮不沉，不快不慢，不大不小，从容和缓，节律整齐，尺脉沉取有力。平脉具有有胃、有神、有根的特点。有胃指脉象不大不小，从容和缓流利。有神指脉象应指有力柔和，节律整齐。有根指尺脉有力，沉取不绝。

脉象的生理变异指在生理状态下的正常脉象，因受体内外多种因素的影响，而发生相应的、暂时的、可逆的生理性变异。导致脉象生理变异的因素有个体与外部两个方面，前者如性别、年龄、体质（六阴、六阳脉）、脉位变异（反关脉、斜飞脉）等，后者如情志、劳逸、饮食、昼夜、季节、地域等，如随季节变换出现春弦、夏洪、秋浮、冬沉。地处江南多不实脉，地处西北多沉实脉。情绪出现喜则多见缓脉，怒多见急脉，惊多见动脉。

（四）常见病理脉象及临床意义

1. 浮脉类

（1）浮脉

脉象特征：轻取即得，重按稍减而不空，举之泛泛而有余。

主病：主表证，也可主虚证。

（2）散脉

脉象特征：浮取散漫，重按无根。

主病：元气离散，脏腑精气衰败。

（3）芤脉

脉象：浮大中空，如按葱管。

主病：失血，伤阴。

（4）革脉

脉象特征：浮而搏指，中空外坚，如按鼓皮。

主病：亡血失精，半产漏下。

（5）洪脉

脉象特征：脉形极大，来盛去衰，如波涛汹涌。

主病：主气分热盛，为实热证。

（6）濡脉

脉象特征：浮而细软。

主病：主诸虚，主湿。

2. 沉脉类

（1）沉脉

脉象特征：轻取不应，重按始得。

主病：主里证，有力为里实，无力为里虚。亦主表证。

（2）伏脉

脉象特征：重手推筋按骨始得，甚则伏而不见。

主病：邪闭，厥证，痛极。

（3）牢脉

脉象特征：沉按实大弦长，坚牢不移。

主病：阴寒内实，疝气癥瘕。

（4）弱脉

脉象特征：沉细极软。

主病：气血不足。

3. 迟脉类

（1）迟脉

脉象特征：脉来迟慢，一息不足四次（每分钟60次以下）。

主病：主寒证，主热证。

（2）缓脉

脉象特征：一息四至，来去怠慢。

主病：主湿病；脾胃虚弱；若脉来从容和缓，则主平人。

（3）涩脉

脉象特征：往来艰涩不畅，如轻刀刮竹。

主病：伤精血少，气滞血瘀，挟痰挟食。

（4）结脉

脉象特征：脉来缓而一止，止无定数。

主病：阴盛气结，寒痰血瘀，气血衰败。

4. 数脉类

（1）数脉

脉象特征：一息脉来五至以上（每分钟90次以上）。

主病：主热证，数而有力主实热证，数而无力主虚热证。

（2）疾脉

脉象特征：脉来急疾，一息七至八至。

主病：阴极阳极，元气将脱。

（3）动脉

脉象特征：脉形如豆，滑数有力，关部尤显。

主病：主痛，主惊。

（4）促脉

脉象特征：脉来数而一止，止无定数。

主病：阳盛实热，气血痰饮宿食停滞。亦见于脏器衰败。

5. 虚脉类

（1）虚脉

脉象特征：三部脉举之无力，按之空虚，为无力脉的总称。

主病：主虚证。

（2）微脉

脉象特征：极细极软，按之欲绝，若有若无，模糊不清。

主病：阴阳气血诸虚，偏于阳衰气少。

（3）细脉（小脉）

脉象特征：脉细如线，应指清晰。

主病：气血两虚，诸虚劳损。主湿病。

（4）短脉

脉象特征：首尾俱短，不能满部。

主病：有力为气郁，无力为气损。

（5）代脉

脉象特征：脉来一止，止有定数，良久方来。

主病：脏气衰微，风证痛证，七情惊恐，跌打损伤。

促、结、代三脉鉴别要点：均为节律失常，脉来有止歇。促、结脉为不规则间歇，促脉是数而一止，结脉是缓而一止；代脉属于有规则间歇，与促、结脉迥然不同。

6. 实脉类

（1）实脉

脉象特征：三部脉举按均有力，为有力脉的总称。

主病：主实证。

（2）长脉

脉象特征：首尾端直，超过本位（上至鱼际，下至尺泽）。

主病：主阳、热、实证。

（3）滑脉

脉象特征：往来流利，如珠走盘，应指圆滑。

主病：主痰饮，食滞，实热，还可见于青年人、妊娠。

（4）弦脉

脉象特征：端直以长，如按琴弦。

主病：肝胆疾病，诸痛，痰饮，疟疾。亦可见于平人。

（5）紧脉

脉象特征：脉来绷急，如牵绳转索。

主病：主寒证、痛证，宿食。

（6）大脉

脉象特征：脉体宽大，但无汹涌之势为大脉。

主病：大而有力主邪盛病进，大而无力主虚证。

（五）诊妇人脉和小儿脉

女属阴，男属阳，男女脉象有所不同。因小儿寸口短小，难以详分寸、关、尺三部；又因小儿诊脉时易于惊哭，导致脉来无序；故诊妇人脉和小儿脉时尤应注意。

1. 诊妇人脉　妇人有经、孕、产、育等特殊的生理变化及相关疾病，其脉象亦有一定的特殊表现。

（1）诊月经脉：妇人经期脉多滑数，是气血调和的征象。妇人左关尺脉，忽洪大于右手，口不苦，身不热，腹不胀，是月经将至。寸关脉调和，而尺脉细涩者，月经多不利。

（2）诊妊娠脉：妇人平时月经正常，婚后突然停经，脉来滑数冲和，尺脉尤显，兼饮食偏嗜者，多为妊娠之征。

2. 诊小儿脉　诊小儿脉在《内经》中已有记述。自后世医家提出望小儿食指络脉的诊法以后，对 3 岁以下的婴幼儿，往往以望小儿食指络脉代脉诊，3 岁以上者才采用脉诊。

（1）诊小儿脉方法：小儿脉位狭小，难分寸关尺，故采用一指总候三部诊法，简称为"一指定三关"。医护人员用左手握住小儿的手，对 3 岁以内的患儿，用右手拇指按在小儿掌后高骨脉上，不分三部，以定至数为主；对 3～5 岁患儿，以高骨中线为关，以一指向两侧滚动以寻三部；对 6～8 岁患儿，可以向高骨的两侧挪动拇指，分别诊寸关尺三部；9～10 岁患儿，可以次第下指，依寸、关、尺三部诊脉；对 10 岁以上的患儿，可以按成人脉的方法诊脉。

（2）小儿正常脉象的特点：小儿脏腑娇嫩，形气未充，生机旺盛，发育迅速，故小儿年龄越小，脉搏越快。2～3 岁的小儿，一息六七至为平脉；5～10 岁的小儿，一息六至为平脉，七至以上为数脉，四五至为迟脉。

（3）小儿病脉：小儿疾病一般比较单纯，主要是诊脉的浮沉、迟数、强弱、缓急，以辨病证的表里、寒热、虚实、阴阳。浮脉主表，沉脉主里；迟脉主寒，数脉主热。浮数为表热，沉数为里热；沉滑为痰食，浮滑为风痰。紧急主寒，和缓主湿，大小不齐为积滞。

（六）脉症顺逆与从舍

脉症顺逆，指从脉与症的相应、不相应来判断疾病的顺逆。一般脉与症相一致者为顺，反之为逆。新病脉来浮、洪、数、实者为顺，提示正气充盛足以抗邪；久病脉见细、微、弱、虚者为顺，说明正气不足而邪亦不盛。暴病脉见细、微、弱、虚者，说明正气虚衰；久病脉反见浮、洪、数、实等，则提示正气虚而邪不退，均属逆证。

如果出现脉症不相应时，那么其中必有真假，临床应当根据疾病本质决定从舍，或舍脉从症，或舍症从脉。如阳明腑实证，症见腹胀满，疼痛拒按，大便燥结，舌红苔黄厚焦燥，而脉迟细，此处，症反映了实热内结胃肠的本质，是真象，而脉迟细是因热结于里、阻滞气血运行所致，为假象，故应当舍脉从症。又如，症见腹满胀痛，形瘦纳少，脉见微弱，腹满胀痛，属脾胃虚弱、运化无力、气机不畅所致，为假象，脉虚弱反映的是真虚，故当舍症从脉。

脉有从舍，说明脉象只是疾病临床表现的一个方面，因此不能把它作为疾病诊断的唯一依据。只有四诊合参，才能全面认识疾病的本质，获得正确的诊断。

二、按诊

按诊是医护人员运用手对患者某些部位直接进行触摸或按压，通过了解局部的冷热、润燥、软硬、压痛、肿块或其他异常变化，以推断疾病的部位、性质以及病情轻重等情况的一种诊察方法。

（一）按肌肤

按肌肤主要了解肌肤的润燥、肿胀、寒热、疼痛等情况，以诊察辨别疾病的虚实寒热和气血盛衰。按其皮肤若初按热甚，久按热反转轻，属表热证；若久按其热反甚，是热自内向外蒸发，属里热证；皮肤凉，多为阳虚；皮肤干燥，为津液不足；肌肤肿胀，按之有凹陷，松手不能即起者为水肿，松手即起者为气肿。肌肤灼热者多为阳证、热证；肌肤发凉者多为阴证、寒证。疮疡按之肿硬不热多为寒证；肿处灼热、压痛者属热证；按之坚而不热，多尚未成脓；边硬顶软，患处灼热，重按跳痛更甚者，多为有脓。

（二）按手足

按手足主要了解手足的寒热。患者手足俱冷，多为阳虚寒盛；手足俱热，为阳热炽盛；手心热，多为阴虚内伤；手背热，多为外感；两足皆凉，多为阴寒内盛；两足心热，多为阴虚证。

（三）按脘腹

按脘腹主要了解脘腹的痛与不痛、软与硬、有无痞块，以辨别脏腑虚实、病邪性质及其积聚的程度。腹痛喜按，按之痛减者，多为虚证；腹痛拒按者多为实证；腹满叩之如鼓，小便自利者，为气胀；按之如囊裹水，推之辘辘有声，小便不利者，为水臌；腹内有肿块，按之坚而不移，痛有定处者，为癥为积，多属血瘀；肿块时聚时散，按之无形，痛无定处者，为瘕为聚，多因气滞所致。

（四）按腧穴

按腧穴是指通过对腧穴的按压，了解穴位的变化和反应，以验证疾病所属脏腑的诊察方法。病变时腧穴处可触及结节或条索状物，有压痛和敏感反应。如肠痈时上巨虚有压痛，胆病时胆俞穴上有条索状物，胃病时胃俞和足三里穴有压痛等。

本章小结

思考题

1. 得神有哪些临床表现？有何临床意义？
2. 简述病色青、赤、黄、白、黑各主何病证。
3. 脉形细小的脉象有哪些？如何鉴别？

更多练习

（沈宏春）

第四章 辨 证

学习目标

1. 素质目标

激发学生学习动力，掌握中医基本知识，培养中医思维，为将来维护和促进人民健康奠定理论基础。

2. 知识目标

（1）掌握：八纲辨证、气血津液辨证常见证候的证候表现。

（2）熟悉：八纲辨证、气血津液辨证、脏腑辨证常见证候的含义和证候分析；卫气营血辨证、三焦辨证、六经辨证的内涵。

（3）了解：辨证的概念和常用辨证方法。

3. 能力目标

能运用辨证相关知识进行疾病病位和病性的分析；能初步应用八纲辨证、气血津液辨证和脏腑辨证方法开展临床辨证施护。

案例

【案例导入】

患儿，男，4岁半。因发热伴咳嗽3天就诊。患儿于3天前着凉后流清涕，继而开始发热，初起发热38.3℃，给予物理降温，未见明显好转。昨晚体温39.5℃，伴有精神食欲渐差，发热后尿黄量少，无气喘声嘶、盗汗咯血、尿频、双耳溢脓等症状。无呕吐、腹泻和抽搐。既往无麻疹、水痘等传染病史。

查体：体温39.6℃，心率100次/分，呼吸26次/分，精神差，轻度鼻扇，口周哭闹时发绀，咽红，两肺中下部可闻及中等量中细湿啰音，以右肺为著，苔薄黄，脉浮数。

相关检查：胸部X线片示两肺中下部小斑片状模糊阴影。血常规：白细胞计数 $12.5 \times 10^9/L$，中性粒细胞0.75。

【请思考】

　　按照中医理论，请对该病案进行辨证分析，并写出该病证的护理诊断。

【案例分析】

　　辨证是中医学认识和诊断疾病的方法，能够综合考虑多方面因素，更加精确地诊断和治疗疾病，体现了中医学的整体观念和个体化治疗的特点。中医学的辨证方法主要有八纲辨证、脏腑辨证、气血津液辨证、卫气营血辨证、三焦辨证、六经辨证、经络辨证、病因辨证等，其中八纲辨证是各种辨证的总纲。

第一节　八纲辨证

　　八纲，即阴、阳、表、里、寒、热、虚、实八个辨证纲领。运用八纲对四诊所收集的临床资料进行综合分析，以辨别疾病病位的浅深、病性的寒热、邪正斗争的盛衰和病证类别的阴阳的辨证方法，称为八纲辨证。

　　八纲辨证用于分析疾病的特点和性质。它是通过观察患者的病程、病症、舌脉等来确定患者的寒热、表里、虚实、阴阳这四对相对矛盾状态，从而确定疾病的性质和归属。通过八纲辨证，可以了解疾病的特点和性质，指导治疗护理方案，达到平衡阴阳、调整气血、恢复人体健康的目的。

一、表里辨证

　　表里辨证是确定病变部位内外深浅和病势趋向的两个纲领。表与里是相对的概念，如皮肤与筋骨相对而言，皮肤属表，筋骨属里；脏与腑相对而言，腑属表，脏属里；经络与脏腑相对而言，经络属表，脏腑属里；经络中三阳经与三阴经相对而言，三阳经属表，三阴经属里等。

（一）表证

　　表证是指六淫、疫疠等邪气经皮毛、口鼻侵入机体的初期阶段，正邪抗于肌表时所产生的证候。主要见于外感病初期，具有起病急、病情轻、病程短的特点。

　　【证候表现】恶寒发热，或恶风寒，鼻塞流涕，喷嚏，咽喉痒痛，微有咳嗽，汗出/不出，头身疼痛，舌淡红，苔薄白，脉浮等。

　　【证候分析】六淫外邪袭表，正邪相争，阻遏卫气的正常宣发，故见恶寒发热；卫气受遏，失其"温分肉，肥腠理"的功能，肌表不能得到正常的温煦功能，故出现恶风寒的症状；外邪束表，经气郁滞不畅，不通则痛，故有头身疼痛；肺主皮毛，鼻为肺窍，皮毛受邪，内应于肺，鼻咽不利，故喷嚏，鼻塞流涕，咽喉痒痛；肺气失宣，故微有咳嗽、气喘；

病邪在表，尚未入里，舌象没有明显变化，故舌淡红，苔薄白；正邪相争于表，脉气鼓动于外，故脉浮。

（二）里证

里证是指病变部位在内，疾病深入于里（脏腑、气血、骨髓）的一类证候。主要见于外感病中后期或内伤病，具有病位较深、病情较重、病程较长的基本特征。

【证候表现】里证病因复杂，病位广泛，其临床表现多种多样，难以概括其共有症状。一般而言，凡非表证（及半表半里证）的特定证，均属于里证的范畴，其基本特征为以脏腑、气血症状为主，如壮热不退、烦躁神昏、便秘/腹泻呕吐、小便短赤、舌红口渴等。

【证候分析】里证的形成原因大致有三：一是外邪袭表，表证不解，病邪内传于里，形成里证；二是外邪直接入里，侵犯脏腑等部位，即所谓"直中"为病；三是情志内伤、饮食劳倦等因素，直接损伤脏腑气血，或脏腑气血功能紊乱而出现各种证。

（三）半表半里证

半表半里证是中医辨证中的一种特殊情况，指的是病变既非完全在表，又未完全入里，病位处于表里进退变化之中，因此既有表证的病症，又存在里证的病理变化。这种情况表明疾病的病位不仅限于表浅的组织，同时也涉及了体内的脏腑器官。在临床上，半表半里证常见于一些病理变化较为复杂的疾病中，如风湿病、类风湿关节炎、慢性肝炎等。

【证候表现】寒热往来，胸胁苦满，心烦喜呕，默默不欲饮食，口苦，咽干，目眩，脉弦。

【证候分析】半表半里证在六经辨证中通常称为少阳病证，多为外感病邪由表入里的过程中，邪正分争，少阳枢机不利所表现的证。

（四）表里辨证的鉴别

鉴别表证、里证与半表半里证，主要以寒热症状特点、脏腑症状是否突出及舌象、脉象等的变化为鉴别要点。此外，尚可参考起病的缓急、病情的轻重及病程的长短等（表4-1）。

表4-1　表证、里证与半表半里证的鉴别要点

证型	病因病机	主要症状
表证	外感病初期，外邪侵犯体表，邪正相争于表	恶寒，发热，头身疼痛，舌淡红，苔薄白，脉浮，脏腑症状不明显。起病急，病位浅，病程短
里证	外感病中、后期，或内伤杂病"非表即里"，外邪入里，脏腑失调	脏腑症状明显，如心悸、咳嗽、呕吐、舌红、苔黄厚、脉沉。起病可急可缓，病情较重，病程较长
半表半里证	病邪在表里之间，少阳枢机不利	寒热往来，胸胁苦满，舌淡红，苔薄，脉弦

（五）表证和里证的关系

人体的肌表与脏腑，是通过经络的联系、沟通而表里相通。疾病发展过程中，在一定的条件下，可出现表里证错杂和互相转化，如表里同病、表邪入里、里邪出表等。

1. 表里同病　表证和里证同时在一个患者身上出现，称表里同病。表里同病的出现，往往与寒热、虚实互见，常见的有表寒里热、表热里寒、表虚里实、表实里虚等。如患者既

有恶寒发热、头身疼痛的表证，又有腹胀、便秘、小便黄等里证，此即为表里同病（详见寒热虚实辨证）。

2. 表里转化 表证和里证之间可以相互转化，如机体抗邪能力降低，或邪气过盛，或护理不当，或误治、失治等，表证可转化为里证。如外感表邪不解，病情发展，出现高热不退、咳喘痰黄稠或带血，说明病邪由表入里，留阻于肺，形成痰热壅肺的里热实证，表证转化为里证。若经及时治疗，机体抗邪能力增强，如患者本内热烦躁，咳逆胸闷，继而发热汗出，或见痧瘰，或出疹点，是病邪由里达表的证候，表示里邪外透，疾病向愈。

📖 知识拓展 ● ● ●

表证中的"恶寒"与"畏寒"

恶寒是指患者自觉非常寒冷，加衣覆被、近火取暖而不解其寒的表现，多见于外感表证，是外邪入侵导致阳气不足的表现。畏寒则是指患者常觉寒冷，但加衣覆被、近火取暖，其寒可以缓解，多见于阳虚失温所致的虚寒证，是一种阳气虚弱的表现。然而，表证中的寒冷为什么是恶寒而不是畏寒呢？其理由如下。

表证是指六淫等邪气经过口鼻，皮毛侵入机体为患的初起阶段，由于邪居肌表，邪居卫位，卫气郁遏，不能正常的宣达于肌表，肌表因之失温，故见寒冷。这种寒冷是因卫气被邪郁遏，不得达表，肌表失温而人体产生的一种能动反应，即毛窍伏闭，以减少体热散失所形成，故此时虽加衣覆被，近火取暖，可护阳保暖以增温，但却不能使在表之邪得以祛除，不能改变机体主动抗病的反应状态，邪气不除，卫不达表，肌表仍然得不到温煦，故寒冷虽加衣覆被、近火取暖仍难以缓解或消失。只有通过发汗解表，使在表之邪随汗而外解。邪气一去，卫气宣通，肌表得温，恶寒自然消失。

畏寒，主要是由于机体正气亏虚，阳气不足，温煦作用减退，机体失却阳气的温煦而形成。之所以加衣覆被，近火取暖可以缓解，是因为加衣覆被可防止体内阳气耗散，近火取暖，可资助体内虚弱之阳气，故寒冷可以缓解。

二、寒热辨证

寒热是辨别疾病性质的两个纲领。《素问·阴阳应象大论》曰："阳盛则热，阴盛则寒。"《素问·调经论》曰："阳虚则外寒，阴虚则内热。"寒证与热证反映机体阴阳的偏盛与偏衰，性质相反。阴盛或阳虚表现为寒证，阳盛或阴虚表现为热证。寒热辨证，在治疗和护理上有重要意义。《素问·至真要大论》说"寒者热之，热者寒之"，辨别疾病性质的寒热，可作为治疗护理的依据。

（一）寒证

寒证是指由于外感寒邪或阳虚阴盛，导致机体功能活动受抑制而表现出"冷、凉"等以寒象为主的一类证候，包括表寒、里寒、虚寒、实寒等证。

【证候表现】各类寒证的证候表现不尽一致，但常见的有畏寒喜暖，或恶寒，腹部冷痛，肢冷蜷卧，口淡不渴，涕液清稀，小便清长，大便溏薄，面色㿠白，舌质淡，苔白而润，脉迟或紧等。

【证候分析】寒证因感受寒邪，或过服生冷寒凉所致。起病急骤，体质壮实者，多为实寒证；因内伤久病，阳气虚弱而阴寒偏盛者，多为虚寒证；寒邪袭于表者，多为表寒证；寒邪客于脏腑，或因阳虚阴盛所致者，多为里寒证。

（二）热证

热证是指由于外感热邪或脏腑阳气亢盛，或阴虚阳亢，导致机体功能活动亢进而表现出具有"温、热"等症状特点的证候，包括表热、里热、虚热、实热等证。

【证候表现】发热，或恶热喜冷，口大渴，面赤，烦躁不宁，痰涕黄稠，小便短黄，大便干结，舌红少津，苔黄燥，脉数等。

【证候分析】因外感火热阳邪，或过服辛辣温热之品，或七情过激，五志化火等导致体内阳热过盛所致，病势急骤，形体壮实者，多为实热证；而因内伤久病，阴液耗损致阳气偏亢者，多为虚热证；风热之邪袭于表者，多为表热证；热邪盛于脏腑，或因阴虚阳亢所致者，多为里热证。

（三）寒热辨证的鉴别

热证与寒证，是机体阴阳偏盛偏衰的反映，是疾病性质的主要体现，热证以"热、红（黄）、稠、干、动"等为临床表现特点，寒证以"冷、白、稀、润、静"等为临床表现特点。在鉴别寒证与热证时，临床应对疾病的全部表现进行综合观察，尤其是应以恶寒发热、对寒热的喜恶、口渴与否、面色的赤白、四肢的温凉及二便、舌象、脉象等作为鉴别要点（表4-2）。

表4-2　寒证与热证的鉴别要点

证型	病因病机	主要症状
寒证	感受寒邪（阴盛）——实寒 阳气虚弱（阳虚）——虚寒 机体活动减弱	恶寒喜温，肢凉，冷痛，喜暖，口不渴，分泌物排泄物稀溏，舌淡苔白润，脉紧或迟
热证	感受热邪（阳盛）——实热 阴液不足（阳亢）——虚热 机体活动亢进	恶热喜凉，面赤，烦躁不宁，渴喜冷饮，痰涕黄稠，小便短黄，大便干结，舌红苔黄，脉数

（四）寒证与热证的关系

寒证与热证虽有阴阳盛衰的本质区别，但又互相联系，它们既可以在患者身上同时出现，表现为寒热错杂的证候，又可以在一定条件下互相转化，出现寒证化热，热证转寒。在疾病发展过程中，特别是危重阶段，还会出现假象。

1. **寒热错杂**　寒证和热证同时并存，称之为寒热错杂。临床常见上热下寒、上寒下热、表寒里热、表热里寒等。

2. **寒热转化**　临床上常出现病本寒证，后出现热证，或病本热证，后出现寒证的现象，此谓寒热转化。寒热证的互相转化，反映邪正盛衰情况，由寒证转化为热证，是人体正气尚盛，寒邪郁而化热；热证转化为寒证，多属邪盛正虚，正不胜邪。

3. **寒热真假**　在疾病过程中，疾病的本质与其所反映的现象是一致的，即热证见热象，寒证见寒象。但当疾病发展到寒极或热极的时候，有时会出现与疾病的本质相反的一些假象，如"寒极似热""热极似寒"，即所谓真寒假热，真热假寒，这些假象常见于患者生死存亡的严重关头，如不细察，往往容易误诊。

三、虚实辨证

虚实是辨别邪正盛衰的两个纲领。虚是指正气不足，实是指邪气盛实。《素问·通评虚实论》曰："邪气盛则实，精气夺则虚。"《景岳全书·传忠录》亦曰："虚实者，有余不足也。"所以实与虚主要反映病变过程中人体正气的强弱和致病邪气的盛衰。

病证既有虚实之分，而虚实又与表里寒热相联系，故其证候的出现亦较复杂。虚实辨证主要是判断患者体内是否有虚或实的倾向。在疾病的过程中，虚实既可互相转化，又可出现虚实错杂的证候。通过虚实辨证，可以掌握病者邪正盛衰的情况，为治疗提供依据。实证宜攻，虚证宜补。只有辨证准确才能攻补适宜，亦是临床治疗护理时确定扶正或祛邪的主要依据。

（一）虚证

虚证是指人体阴阳、气血、津液、精髓等正气亏虚，以"不足、松弛、衰退"为主要症状特征的证候，其基本病理为正气亏虚、邪气不著。因气血阴阳虚损不同，故而临床上又有气虚、血虚、阴虚、阳虚的区别。

【证候表现】由于人体阴阳、气血、津液、精髓等受损程度的不同及所影响脏腑的差异，虚证的表现也各不相同。因此，虚证的典型证候难以概括，主要表现为症状不明显、舌淡、脉弱等。血虚证表现为面色苍白或萎黄无华，唇色淡白，头晕目眩，心悸失眠，手足麻木，妇人月经量少、愆期或经闭，舌质淡，脉细无力；气虚证表现为面色无华，少气懒言，语声低微，疲倦乏力，自汗，动则诸症加重，舌淡，脉虚弱；阴虚证表现为午后潮热，盗汗，颧红，咽干，手足心热，小便短黄，舌红少苔，脉细数；阳虚证表现为形寒肢冷，面色白，神疲乏力，自汗，口淡不渴，小便清长，大便稀溏，舌淡苔白，脉弱。

【证候分析】虚证的形成，主要是由后天失调和疾病耗损所产生，亦可由先天禀赋不足所致。例如，思虑太过、悲哀猝恐、过度劳倦，耗伤气血营阴；房室不节，耗损肾精元气；久病失治、误治，损伤正气；饮食失调，营血生化之源不足等；大吐、大泻、大汗、出血、失精等，使阴液、气血耗损等，均可形成虚证。

（二）实证

实证是指人体感受外邪，或疾病过程中阴阳气血失调，体内病理产物蓄积，以"有余、亢盛、停聚"为主要症状特征的证候，其基本病理为邪气盛实、正气不虚。

【证候表现】由于感邪性质与病理产物的不同，以及病邪侵袭、停积部位的差别，实证的表现也各不相同，同样难以全面概括。主要表现为症状明显，发热，身高气粗，精神烦躁，胸胁脘腹胀满，疼痛拒按，大便秘结或热痢下重，小便短赤，舌红苔厚腻，脉数且时而有力等。

【证候分析】实证的形成主要有两方面原因：一是因风、寒、暑、湿、燥、火、疫疠及虫毒等邪气侵犯人体的初期和中期，邪气壅盛而正气未虚，邪正斗争剧烈所致；二是脏腑功能失调，气化失职，气机阻滞，形成痰、饮、水、湿、脓、瘀血、宿食等病理产物，停积壅聚于体内所致。

（三）虚实辨证的鉴别

虚证与实证主要从形体的盛衰、精神的萎振、声息的强弱、疼痛喜按拒按情况，以及舌象与脉象等方面进行鉴别。此外，还应结合起病缓急、病程长短等情况加以鉴别（表4-3）。

表4-3　实证与虚证的鉴别要点

证型	病因病机	主要症状
实证	邪气盛实（感受外邪，病理产物储蓄），正气不虚	精神兴奋，声高气粗，剧痛拒按，尿短便干，舌老，苔厚腻，脉有力。不同实证有不同症状
虚证	正气不足（先天不足，后天失调，疾病耗损），邪气不著	精神萎靡，气弱懒言，隐痛喜按，尿清便溏，舌嫩，少苔或无苔，脉无力。不同虚证有不同症状

（四）虚证与实证的关系

疾病的变化是一个复杂的过程，常由于体质、治疗、护理等因素的影响，使得虚证和实证之间发生虚实夹杂、虚实转化等相关变化。

1. 虚实夹杂　凡虚证中夹有实证，或实证中夹有虚证，以及虚证和实证同时出现的，此谓虚实夹杂。例如表虚里实、表实里虚、上虚下实、上实下虚等。虚实夹杂的证候，由于虚和实错杂互见，所以在治疗上便有攻补兼施法。但在攻补兼施中还要分清虚实的孰多孰少，因而用药就有轻重主次之分。

2. 虚实转化　在疾病发展过程中，由于邪正相争，故在一定条件下，虚证和实证还可以相互转化。在疾病的过程中，病本实证，因病邪久留，损伤正气，而转为虚证，多因实证失治或误治，或邪气过盛伤及正气而成；有些虚证转化为实证，则因正虚，或脏腑功能失常，而致痰、食、血、水等凝结阻滞为患，成为因虚致实。

四、阴阳辨证

阴、阳是概括病证类别的两个纲领。阴、阳分别代表事物相互对立的两个方面，它无所不指，也无所定指，故病证的性质及临床表现，一般都可用阴阳进行概括或归类。阴阳又是八纲的总纲，表里、虚实、寒热在八纲中的地位是平等的，相互之间虽然有一定的联系，但既不能相互概括，又不能相互取代。因此，为了对病情进行更高层面或总的归纳，尽管病证千变万化，但总括起来又不外乎阴证和阳证两大类，即表证、热证、实证属阳，里证、寒证、虚证属阴。阴阳辨证主要用于判断患者的阴阳平衡状态。

（一）阴证

凡见抑制、沉静、衰退、晦暗等表现的里证、寒证、虚证，以及症状表现于内的、向下的、不易发现的，或病邪性质为阴邪致病、病情变化较慢等一切符合"阴"的一般属性的证候，称为阴证。

【证候表现】 不同的疾病，所表现的阴性证候不尽相同，各有侧重。一般常见为面色暗淡，精神萎靡，身重蜷卧，形寒肢冷，倦怠无力，语声低怯，纳差，口淡不渴，大便腥臭，小便清长，舌淡胖嫩，脉沉迟或弱或细涩。

【证候分析】精神萎靡、乏力、声低是虚证的表现。形寒肢冷，口淡不渴，大便腥臭，小便清长是里寒证的表现。舌淡胖嫩，脉沉迟、微弱、细涩均为虚、虚寒之舌脉。

（二）阳证

凡见兴奋、躁动、亢进、明亮等表现的表证、热证、实证，以及症状表现于外的、向上的、容易发现的，或病邪性质为阳邪致病、病情变化较快等一切符合"阳"的一般属性的证候，称为阳证。

【证候表现】不同的疾病，所表现的阳性证候也不尽相同。一般常见的有面色偏红，发热，肌肤灼热，神烦，躁动不安，语声粗浊或骂詈无常，呼吸气粗，喘促痰鸣，口干渴饮，大便秘结，或有奇臭，小便短赤，舌质红绛，苔黄黑生芒刺，脉象浮数、洪大、滑实。

【证候分析】阳证是表证、实证、热证的归纳。面色偏红，神烦躁动，肌肤灼热，口干渴饮为热证的表现。语声粗浊，呼吸气粗，喘促痰鸣，大便秘结等又是实证的表现。舌质红绛，苔黄黑起刺，脉洪大数滑实均为实热之征。

（三）阴阳辨证的鉴别

临床上可综合患者寒热、神情、面色、口渴与否、声息、二便、舌象、脉象等方面加以鉴别（表4－4）。

表4－4　阴证与阳证的鉴别要点

证型	病因病机	主要症状
阴证	里证、寒证、虚证。表现于内，向下，不易发现。阴邪致病，病情变化慢者皆属之	面色苍白或暗淡，精神萎靡，身重蜷卧，畏冷肢凉，倦怠无力，语声低怯，纳差，口淡不渴，小便清长或短少，大便溏泄气腥，舌淡胖嫩，脉沉迟、微弱、细
阳证	表证、热证、实证。表现于外，向上，易发现。阳邪致病，病情变化快者皆属之	面色赤，恶寒发热，肌肤灼热，烦躁不安，语声高亢，呼吸气粗，喘促痰鸣，口干渴饮，小便短赤涩痛，大便秘结奇臭，舌红绛，苔黄黑生芒刺，脉浮数、洪大、滑实

第二节　气血津液辨证

气血津液辨证是根据患者体内气血津液的盛衰情况，以及所表现的症状、体征等，分析、判断疾病中有无气血亏损或运行障碍，从而判断病情的具体特点。

气血津液是脏腑功能活动的物质基础，而它们的生成及运行又有赖于脏腑的功能活动。因此，在病理上，脏腑发生病变，可以影响到气血津液的变化；而气血津液的病变，也必然要影响到脏腑的功能。所以，气血津液的病变，是与脏腑密切相关的。气血津液辨证应与脏腑辨证互相参照。

一、气病辨证

气的病证很多，主要用来判断患者体内气的运行状况。《素问·举痛论》篇"百病生于气也"指出气病的广泛性。气病以气的生理功能减退，气机失调为基本病机，常见证型有气虚证、气陷证、气滞证、气逆证及气脱证。

（一）气虚证

气虚证是指元气不足，气的推动、固摄、防御、气化等功能减退，或脏腑组织机能减退所表现的虚弱证候。

【证候表现】气短声低，少气懒言，神疲乏力，头晕目眩，自汗，舌质淡嫩，脉虚无力等，动则诸症加剧。

【证候分析】多因先天不足，或后天失养，致元气生成匮乏，或久病、重病、劳累过度、年老体弱等因素，导致元气耗伤太过，使气的推动、固摄、防御、气化等功能失司而成。

（二）气陷证

气陷证是指气虚升举无力，清阳之气下陷，以自觉气坠，或内脏下垂为主要表现的证候。

【证候表现】头晕目眩，神疲气短，形体消瘦，腹部坠胀，或久泄久痢，或见内脏下垂、脱肛、子宫脱垂等，舌淡苔白，脉弱虚。

【证候分析】气陷证多由气虚证进一步发展而来，或为气虚证的一种特殊表现形式。凡是能引起气虚证的原因，均可导致气陷证的发生，故可见头晕目眩，神疲气短，舌淡苔白，脉弱等气虚症状。中气亏虚，脾失健运，清阳不升，气陷于下，则久泄久痢；气虚无力升举，内脏位置不能维系，故见气坠，或内脏下垂（胃下垂、肾下垂、肝下垂），或有脱肛、子宫下垂。

由于气陷主要是指中焦脾虚气陷，故此证又称中气下陷证或脾虚气陷证。

（三）气滞证

气滞证是指人体局部或某一脏腑经络的气机阻滞，运行不畅所表现的证候。

【证候表现】胸胁脘腹等处胀闷疼痛，症状时轻时重，部位不固定，胀痛常随情绪变化而增减，或随嗳气、矢气、太息等减轻，脉象多弦，舌象无明显变化。

【证候分析】气滞证，以胀闷、疼痛为辨证要点。引起气滞的因素很多：一是情志不遂而致气机郁滞（常称为"气郁证"或"肝气郁结证"）；二是外邪侵袭、内生病理产物如痰饮瘀血阻滞、跌仆闪挫等使气机运行出现障碍而致气行不畅；三是脏气虚弱，运行乏力而气机阻滞。气机阻滞不通则痛，故可表现为胀闷疼痛；因气滞聚散无常，故疼痛多见胀痛、窜痛、攻痛，按之无形，症状时轻时重；嗳气、矢气、太息后可使气机暂时得以通畅，故胀、痛可缓解；情志不舒常可加重气机阻滞，情绪变化可加重或减轻症状；脉弦为气机不利，脉气不舒之象。

（四）气逆证

气逆证是指体内气机升降失常，应降反升或升发太过所表现的证候。

【证候表现】肺气上逆则为咳嗽、喘促；胃气上逆则为呃逆、嗳气、恶心、呕吐；肝气上逆则为头目胀痛、眩晕、面红目赤，甚至昏厥、呕血。

【证候分析】气逆一般是在气滞基础上气机阻滞程度更甚的一种表现形式，常因外邪侵袭、饮食失节、痰饮瘀血内阻、寒热刺激、情志过激等所致。临床上以肺胃肝气上逆为多见。感受外邪或痰浊阻滞，则肺气失于肃降而上逆，则见咳嗽、喘促。若寒饮、痰浊、食积等停留于胃，阻滞气机，胃失和降而上逆，则出现呃逆、嗳气、恶心、呕吐诸症。若郁怒伤肝，肝气升发太过而上逆，气血上冲，阻闭清窍，轻则头痛、眩晕，重则昏厥；血随气逆，并走于上，络破血溢，则见呕血。

（五）气脱证

气脱证是指元气亏虚已极，急骤外泄，而气息奄奄欲脱，以气息微弱、汗出不止等为主要表现的危重证。

【证候表现】呼吸微弱而不规则，汗出不止，口开目合，全身瘫软，神志蒙眬，二便失禁，昏迷或昏仆，面色苍白，口唇青紫，舌淡，苔白润，脉微欲绝。

【证候分析】多由气虚、气不固进一步发展而来；或因在大汗、大吐、大泻、大失血等情况下，出现"气随津脱""气随血脱"；或在长期饥饿、极度疲劳、暴邪骤袭等状态下发生。真气欲脱，则肺、心、脾、肾等脏腑之气皆衰。气息微弱欲绝、汗出不止，为肺气外脱之证；面白、脉微、神志蒙眬，为心气外越之象；二便失禁为肾气欲脱的表现；全身瘫软、口开、手撒，为脾气外泄之征。

二、血病辨证

血病辨证主要用来判断患者体内血液的运行状况。主要病理变化有血液不足，或血行障碍，因病因不同而有寒热虚实之别，常见证型有血虚证、血脱证、血瘀证、血热证与血寒证。

（一）血虚证

血虚证是指血液亏虚，不能濡养脏腑、经络、组织、器官等所表现的证候。

【证候表现】面色淡白无华或萎黄，眼睑、口唇、爪甲色淡白，头晕目眩，心悸健忘，失眠多梦，手足发麻，妇女经血量少色淡、愆期甚或闭经，舌淡苔白，脉细无力。

【证候分析】导致血虚的原因，主要有两个方面：一是血液耗损过多，主要见于各种急慢性出血，或久病、重病，或劳神过度，暗耗阴血，或虫积肠道，耗吸营血等；二是血液生化乏源，可见于先天禀赋不足，或脾胃虚弱，或进食不足，或因其他脏腑功能减退不能化生血液，或瘀血阻络，新血不生，即所谓"瘀血不去、新血不生"等。血液亏虚，脉络空虚，形体组织缺乏濡养荣润，则见颜面、眼睑、口唇、舌质、爪甲的颜色淡白，脉细无力；血虚而脏器、组织得不到足够的营养，则见头晕，目眩，两目干涩，心悸，手足发麻，妇女月经量少、色淡；血虚失养而心神不宁，则见多梦、健忘、神疲等。

（二）血脱证

血脱证是指突然大量出血或长期反复出血，致使血液亡脱，以面色苍白、心悸、脉微或芤为主要表现的证候，又称脱血证。

【证候表现】面色苍白，夭然不泽，头晕目眩，心悸怔忡，气微而短，四肢厥冷，甚至昏厥，不省人事，舌淡或枯白，脉微或芤，且与血虚症状共见。

【证候分析】大量失血以致血液突然耗失，诸如呕血、咯血、便血、崩漏、外伤失血、分娩过程中的大量出血等；或因长期反复失血、血虚进一步发展，导致血液亡脱。血液大量耗失，脉络空虚，不能荣润舌、面，故面色苍白，舌淡或枯白；血液亡失，心脏、清窍失养，则见心悸，头晕目眩，脉微或芤等；气随血脱，阳气失却温养故见肢体逆冷。

（三）血瘀证

血瘀证是指瘀血内阻、血行不畅，以固定刺痛、肿块、出血、瘀血色脉征为主要表现的证候。

【证候表现】有疼痛、肿块、出血、瘀血色脉征等表现。其疼痛特点为痛如针刺、痛处拒按、固定不移、常在夜间痛甚；肿块的性状是在体表者色呈青紫，在腹内者触及质硬且推之不移；出血的特点是反复不止，色紫暗或夹有血块，或大便色黑如柏油状，或妇女血崩、漏血；瘀血色脉征主要有面色黧黑，或唇甲青紫，或肌肤甲错，或皮肤出现丝状红缕，或皮下紫斑，或腹露青筋，舌质紫暗或有瘀斑瘀点，或舌下络脉曲张，脉细涩或结、代等。

【证候分析】产生瘀血的原因可有五个方面：一是外伤、跌仆及其他原因造成的体内出血，离经之血未及时排出或消散，瘀积于内；二是气滞而血行不畅，以致形成瘀血；三是血寒而使血脉凝滞；四是血热而使血行壅聚或血受煎熬浓缩而成瘀血；五是气虚、阳虚推动无力，血行迟缓而形成瘀血。

（四）血热证

血热证是指火热炽盛，侵迫血分，以出血与实热症状为主要表现的证候，即血分的热证。

【证候表现】身热夜甚；或潮热，口渴，面赤，心烦，失眠，燥扰不宁；或狂乱、神昏谵语；或见咳血、吐血、衄血、尿血、便血、崩漏，女子月经量多或月经先期，质地黏稠；或为疮痈，舌红绛，脉弦数。

【证候分析】多因外感热邪，其他邪气化热，或因情志过极、气郁化火，过食辛辣燥热之品等因素，化热生火，侵扰血分所致。

（五）血寒证

血寒证是指寒邪客于血脉，凝滞气机，血行不畅所表现的实寒证。

【证候表现】畏寒，手足或局部患处冷痛拘急、得温痛减，肤色紫暗发凉；或为痛经，或月经愆期，经色紫暗，夹有血块；唇舌淡紫，苔白润或滑，脉沉迟或弦紧或涩。

【证候分析】多因寒邪侵犯血脉，或阴寒内盛，凝滞脉络，血行不畅而致。临床上常见的寒滞肝脉证、寒凝胞宫证、寒凝脉络证等，均属于血寒证的范畴。

三、气血同病辨证

气与血在生理上具有相互依存、相互资生、相互为用的关系，即所谓气为血之帅，血为气之母。气病或血病发展到一定程度，往往影响到另一方的生理功能而发生病变，从而表现为气血同病的证候。又因气与血在病理上相互影响，气病可影响及血，血病也可波及气，这种既见气病，又见血病的状态即为气血同病。

临床常见气血两虚证、气虚血瘀证、气不摄血证、气随血脱证和气滞血瘀证等证型。

（一）气血两虚证

气血两虚证是指气虚与血虚同时存在的证候。

【证候表现】少气懒言，神疲乏力，或有自汗，心悸、失眠、多梦，头晕目眩，面色淡白无华或萎黄，口唇、爪甲、目眦淡白不荣，耳鸣，肢麻不知痛痒，形体消瘦，舌质淡嫩，脉细无力。

【证候分析】气虚则全身功能活动减退，血虚则脏腑百脉失濡。故气虚见少气懒言，神疲乏力，自汗，血虚见面色淡白无华或萎黄，口唇爪甲淡白不荣，心悸失眠，舌淡脉细。气能生血，血能化气，气血具有相互资生的作用。若气虚不能生血，或血虚不能化气，均有可能发展为气血两虚证。

（二）气虚血瘀证

气虚血瘀证是指气虚运血无力，血行瘀滞所表现的证候。

【证候表现】身倦乏力，少气懒言，或有自汗，胸腹或其他局部有固定痛处、刺痛不移、拒按，面色淡白，舌质淡紫或有紫斑，脉沉涩无力。

【证候分析】本证多由病久气虚，或年高脏气日衰，运血无力，渐致血行瘀滞而引起。本证属于虚中夹实证，一般多见于慢性病，尤以老年人发病率较高。气虚则身倦乏力，少气懒言；卫外不固则自汗。气虚运血乏力，久则瘀血内停，瘀血形成则气血运行不畅，不通则痛，则局部有固定痛处、刺痛不移、拒按。气虚血瘀，机体失于充养，则面色淡白；瘀血形成则舌质淡紫或有紫斑；血行乏力失畅，故脉沉涩无力。

（三）气不摄血证

气不摄血证是指气虚不能统摄血液而致出血的证候。

【证候表现】面色萎黄或苍白无华，神疲乏力，气短懒言，或食少便溏，并见出血，或便血，或溺血，肌衄，鼻衄，或妇女月经过多、崩漏，舌淡，脉细无力等。

【证候分析】本证多因久病气虚，或劳倦过度，损伤脾气，以致气虚统血失权所致。气虚统血无权，血溢脉外，故见便血、尿血、肌衄、齿衄、崩漏、月经过多。气虚不能健运，则纳呆、腹胀、便溏、气短乏力。气不摄血，血液亏损，则血虚不荣，可见面色苍白或萎黄，头晕目眩，舌淡脉细无力。

（四）气随血脱证

气随血脱证是由大量出血而引起气随之暴脱的危重证候。

【证候表现】大量出血的同时，见面色苍白，四肢厥冷，大汗淋漓，气息微弱，甚至昏厥，脉微欲绝。

【证候分析】各种因素的出血，血量耗损过大，皆可导致元气暴脱的危候。血为气母，血脱则气无所附，故气亦随之而脱。气脱阳亡，不能温煦固护肤表，则冷汗淋漓。阳气不能达于四末，所以四肢厥冷。气血不能上荣，故见面色苍白。气血两亡，无以养神，则心烦神昏，甚则昏厥。血脉无气血之鼓动与充盈，故脉微。

（五）气滞血瘀证

气滞血瘀证是指气机郁滞而致血行障碍、出现瘀阻的证候。

【证候表现】胸胁胀满，走窜疼痛，性情抑郁或急躁，兼胁下痞块、刺痛拒按，妇女可见经闭，或痛经，经色紫暗夹有血块，乳房胀痛等症，舌质紫暗或有紫斑，脉弦涩。

【证候分析】本证多因外感寒邪，内伤忧怒，或跌仆外伤等引起。本证有缓急之分，一般来说，由外伤或感受外邪引起者，发病较急；由情志不遂，忧怒内伤所致者，发病较缓。以肝病而论，初起多因疏泄失职，肝气郁滞，而致胸胁胀闷，走窜作痛，情绪急躁易怒。若肝郁日久不解，气滞血瘀，络脉不畅，终致瘀血内停，阻滞脉络，而见胁下痞块，疼痛如刺，质地坚硬，按之不移。由于瘀血已停，故多见舌质紫暗，或紫斑、紫点，涩脉或沉涩脉。

四、津液病辨证

津液辨证是依据津液的生理、病理特点，对四诊所收集的病情资料进行分析、归纳，辨别疾病当前病理本质是否存在津液病证的辨证方法。津液病以津液亏虚和津液输布与运行障碍为主，常见证型有津液亏虚证、痰证、饮证、水停证。

（一）津液亏虚证

津液亏虚证是指机体津液亏少，导致形体、脏腑、官窍失却滋润濡养和充盈所表现的证候。

【证候表现】口燥咽干，渴欲饮水，或皮肤枯瘪而缺乏弹性，眼球深陷，小便短少而黄，大便干结难解，舌红少津，脉细数无力等。

【证候分析】本证产生原因有摄入不足与丢失过多两个方面。脾胃虚弱，运化无权，致津液生化减少，或因过分限制饮食，以及某些疾病引起长期进食不足，均可导致津液生成不足；或因高热、大汗、大吐、大下、烧伤等导致津液大量流失而形成。

（二）痰证

痰是指津液内停而凝聚所形成的病理产物，其质黏稠。痰证是指痰阻于局部或流泛全身所表现的证候。

【证候表现】咳嗽痰多，痰质黏稠，胸脘痞闷，恶心纳呆，呕吐痰涎，头晕目眩，形体肥胖，或神昏而喉间痰鸣，或神志错乱而为癫、狂、痴、痫，或肢体麻木、半身不遂，或某些部位出现圆滑柔韧的包块等，舌苔腻，脉滑。

【证候分析】痰证临床表现多端，故有"百病多因痰作祟""怪病多痰"之说。痰浊阻肺，宣降失常，肺气上逆，则见咳嗽、咳痰；肺气不利，则胸闷不舒；痰浊中阻，胃失和降，可见脘痞，纳呆，泛恶，呕吐痰涎等症；痰蒙清窍，则头晕目眩；痰湿泛于肌肤，则见形体肥胖；痰蒙心神，则神昏、神乱；痰结皮下肌肉，凝聚成块，则身体某些部位可见圆滑柔韧的包块，如在颈部多为瘰疬、瘿瘤，在肢体多为痰核，在乳房多见乳癖；痰阻咽喉多见梅核气；痰停经络，气血不畅，可见肢体麻木、半身不遂；苔腻，脉滑，为痰浊内阻之象。

根据痰的性状及兼症的不同，痰证又有寒痰、热痰、湿痰、燥痰，以及风痰、瘀痰之分。

（三）饮证

饮邪是因体内水液停积而形成的病理产物，其质清稀。饮证是指饮邪停聚于胃肠、胸胁、心肺、四肢等处所表现的证候。

【证候表现】脘腹痞胀，沥沥有声，泛吐清水，咳嗽气喘；痰多、质稀色白，甚则喉间哮鸣；胸闷，心悸，甚或咳逆不得卧；或肋间饱满，支撑胀痛；小便不利，肢体水肿，头目眩晕；舌苔白滑，脉弦或滑。

【证候分析】因外邪侵袭，或中阳素虚，或饮食劳倦等，以致饮邪易停于胃肠、胸胁、心包、肺等部位。《金匮要略》根据饮停部位不同，将饮证分为四种：停留于胃肠，阻滞气机，胃失和降，可见脘腹痞胀，泛吐清水，脘腹部水声辘辘，是狭义之"痰饮"；饮停于胸胁，阻碍气机，则肋间饱满，咳唾引痛，胸闷息促，是为"悬饮"；饮停于心肺，阻遏心阳，则胸闷，心悸，息促不得卧，是为"支饮"；饮邪流行，溢于四肢，则身体、肢节疼重，是为"溢饮"；饮邪犯肺，肺失宣降，气道滞塞，则见胸部紧闷，咳吐清稀痰涎，或喉间哮鸣有声；饮邪内阻，清阳不升，故头目眩晕；饮为阴邪，故舌苔白滑；脉弦或滑，亦为饮停之象。

（四）水停证

水邪又称水气，是指体内水液停聚所形成的最清稀而善流动的病理产物。水停证是指体内水邪停聚所表现的证候。

【证候表现】头面、肢体，甚或全身水肿，按之凹陷不能即起，或腹部膨隆、胀满，叩之音浊或呈移动性浊音，按之如囊裹水，小便短少不利，周身困重，舌淡胖，苔白滑，脉沉弦。

【证候分析】导致水停的原因，可为风邪侵袭，或为湿邪内侵，或房劳伤肾，或病久正虚等，影响肺脾肾的输布、运化、排泄功能，使水液停聚泛溢，形成水停证。此外，瘀血内阻，经脉不利，影响水液运行，亦可形成血瘀水停。

根据形成水停的病机及脏腑的不同，临床常分为风水相搏证、脾虚水停证、肾虚水泛证、水气凌心证等津液停聚为主要表现的证。

第三节　脏腑辨证

脏腑辨证是指在认识脏腑生理功能和病理变化的基础上，通过四诊收集病情资料，对疾病证候进行归纳，借以推究病机，判断病变的部位、性质、邪正盛衰情况的一种辨证方法，是临床各科的诊断基础，也是辨证体系中的重要组成部分。脏腑辨证包括脏病辨证、腑病辨证、脏腑兼病辨证。

一、心与小肠病辨证

心病的常见证型中有实虚两端，虚证多见心气虚证、心阳虚证、心血虚证及心阴虚证，为气、血、阴、阳之不足伤正所致；实证多见心火炽盛证、心脉痹阻证等，多为火、热、痰、瘀等邪气侵犯而致。小肠实证有小肠实热证，主要是由于心火下移，致肠内积热。

（一）心气虚证、心阳虚证

心气虚证是指心气不足，鼓动无力，以心悸怔忡及气虚症状为主要表现的证候。

心阳虚证是指心阳虚衰，温运失司，虚寒内生，以心悸怔忡，或心胸疼痛及阳虚症状为主要表现的证候。

【证候表现】心悸怔忡，胸闷气短，或心胸疼痛，或有自汗，动则诸症加剧，脉细弱或结代，为其共有症状。若兼见面色无华，体疲乏力，舌淡苔白，此属心气虚证；若兼见形寒肢冷，心胸憋闷，舌淡胖，苔白滑，此属心阳虚证。

【证候分析】心气虚证多因素体虚弱，或久病失养，或劳倦过度，或先天不足，或年高气衰等原因而成。心气虚，鼓动乏力，心动失常，故见心悸怔忡；宗气衰少，功能减退，故气短胸闷精神疲倦；气虚卫外不固，故自汗；动则气耗，故活动劳累后诸症加剧；气虚运血无力，气血不足，血脉不荣，故面色淡白，舌淡，脉虚。心阳虚证多因心气虚进一步发展而来，或因其脏腑病证损伤心阳而成。心阳虚衰，推动、温运无力，心动失常，轻则心悸，重则怔忡；心阳虚衰，宗气衰少，胸阳不展，故见胸闷气短；心脉失其温通而痹阻不畅，故见心胸疼痛；阳虚温煦失职，故见畏寒肢冷；阳虚卫外不固，故见自汗；温运乏力，面部血脉失充，血行不畅，故见面色㿠白或面唇青紫，舌质紫暗，脉弱或结、代；阳虚水湿不化，故舌淡胖嫩，苔白滑。

（二）心血虚证、心阴虚证

心血虚证是指血液亏虚，心失濡养，以心悸、失眠、多梦及血虚症状为主要表现的证候。

心阴虚证是指阴液亏损，心失滋养，虚热内扰，以心悸、心烦、失眠及阴虚症状为主要表现的证候。

【证候表现】心悸，心烦，失眠，多梦为其共有症状。若见面白无华，眩晕，唇舌色淡，脉细，此为心血虚证；若兼见心烦，口燥咽干，形体消瘦，两颧潮红，或手足心热，潮热盗汗，舌红少苔乏津，脉细数，此为心阴虚证。

【证候分析】心血虚证多因劳神过度，或失血过多，或久病伤及营血引起；也可因脾失健运或肾精亏损，生血之源不足而致。心血虚心失濡养，心动失常，故见心悸；心神失养，神不守舍，则为失眠，多梦；血虚不能上荣头面，故见头晕目眩，健忘，面色淡白或萎黄，唇舌色淡；血少脉道失充，故脉细无力。心阴虚证则多因思虑劳神太过，暗耗心阴；或温热火邪，灼伤心阴；或肝肾阴亏，不能上养，累及心阴而成。心阴虚心失濡养，心动失常，故见心悸；虚热扰心，神不守舍，故见心烦，失眠，多梦；阴虚失滋，故口燥咽干，形体消瘦；阴不制阳，虚热内生，故手足心热，潮热盗汗，两颧潮红，舌红少苔乏津，脉细数。

（三）心火炽盛证

心火炽盛证是指心火亢盛，热扰心神所表现出来的实热证候。

【证候表现】心胸烦热，失眠，面赤口渴，舌尖红赤，苔黄脉数；或生舌疮，溃烂疼痛，或吐血、衄血，或小便赤、涩、灼、痛，甚或狂躁，神昏谵语等。

【证候分析】多因七情郁久化火，或六淫内郁化火而成；心火炽盛，热扰心神，轻者心烦失眠；重者狂躁谵语，神志不清。心火炽盛，灼伤津液故口渴，便秘尿黄。心火上炎，故见舌上生疮，溃烂疼痛；火热内盛，故面红舌赤，苔黄脉数。火热迫血妄行，故见吐血、衄血之象。

（四）心脉痹阻证

心脉痹阻证是指瘀血、痰浊、阴寒及气滞等因素阻痹心脉所表现的证候。

【证候表现】心悸、怔忡，心胸憋闷或疼痛，痛引肩背内臂，时作时止，舌质晦暗或有青紫斑点，脉细、涩、结、代；重者暴痛欲绝，口唇青紫，肢厥神昏，脉微欲绝。

【证候分析】多继发于心气虚或心阳虚。心阳不振，血液运行无力，心脉失养而致心脉痹阻，故见心悸怔忡；阳气不运，心脉气血运行不畅则阻滞不通，故心胸憋闷疼痛；手少阴心经之脉循肩背、内臂后缘而出，故痛引肩背内臂。由于本证常因气滞、血瘀、痰阻、寒凝等诱发，故其性质多为本虚标实。

（五）小肠实热证

小肠实热证是指心火下移小肠，小肠里热炽盛所表现的证候。

【证候表现】心烦口渴，口舌生疮，小便短赤，灼热涩痛，或尿血，舌红，苔黄，脉数。

【证候分析】多因心火下移小肠而成。心火内盛，邪热扰心，故心烦；火热伤津，故口渴；火热上炎舌窍，故口舌生疮；心火下移，热迫膀胱，气化失司，故小便短赤，灼热涩痛；热伤血络，故尿血；舌红，苔黄，脉数，均为实热之征。

二、肺与大肠病辨证

肺的病证有虚实之分，虚证多见气虚和阴虚，实证则由风、寒、燥、热等邪气侵袭或痰湿阻肺所致。大肠病证常因饮食不节，或热后津亏所致，有大肠湿热证、肠燥津亏证和大肠热结证等。

（一）肺气虚证

肺气虚证是指肺气虚弱，宣肃、卫外功能减退所表现的证候。

【证候表现】咳喘无力，动则气短，面色淡白无华，神疲体倦，语声低怯，或有自汗，恶风，易于感冒，舌淡苔白，脉弱。

【证候分析】多因久咳、久喘，耗损肺气，或禀赋不足而成。宣肃功能失职，气逆于上，故见咳、喘；肺气亏虚，宗气生成减少，故见少气懒言，语声低怯；气虚功能低下，故气短、声低、自汗、面色无华；气虚不能固表，则见恶风，易于感冒；神疲体倦，面色淡白，舌淡苔白，脉弱，均为气虚之象。

（二）肺阴虚证

肺阴虚证是指肺阴亏虚，虚热内生所表现的证候。

【证候表现】干咳无痰，或痰少而黏，甚或痰中带血，口干咽燥，声音嘶哑，形体消瘦，潮热盗汗，两颧潮红，五心烦热，舌红少津，脉细数。

【证候分析】多因久咳耗阴或痨虫袭肺，内伤杂病，邪热恋肺，耗伤肺阴而致。肺阴不足，虚火内灼，肺失滋润，清肃失司，气逆于上，故见干咳；虚热内生，炼津为痰，则见痰少而黏；火热灼伤肺络，则痰中带血；肺阴亏虚，机体失濡，故见口干咽燥，形体消瘦；虚火内炽则午后潮热、五心烦热；热扰营阴则盗汗；虚火上炎则颧红；舌红少津，脉细数，亦属阴虚内热之征。

（三）风寒束肺证

风寒束肺证是指由于风寒侵袭，肺卫失宣所表现的证候。

【证候表现】咳嗽气喘，痰稀色白，鼻塞流清涕，或恶寒发热，头身疼痛，无汗，苔薄白，脉浮紧。

【证候分析】多因外感风寒，侵犯肺卫所致。肺气失宣而上逆，则咳嗽；寒属阴，故见痰稀色白；鼻为肺窍，喉为门户，风寒侵犯肺卫，肺气失宣，鼻窍不利，故见鼻塞流清涕；

寒邪凝滞经脉，气血运行不畅，故头身疼痛；风寒袭表，卫阳被遏，肌表失于温煦，故见恶寒；卫阳与邪相争，则发热；腠理闭塞，则无汗；苔薄白，脉浮紧，乃风寒在表之象。

（四）风热犯肺证

风热犯肺证是指由于风热侵犯，肺卫失宣所表现的证候。

【证候表现】咳嗽，痰稠色黄，吐而不爽，发热微恶风寒，鼻塞流浊涕，口渴咽干痛，舌尖红，苔薄黄，脉浮数。

【证候分析】多因外感风热，侵犯肺卫所致。风热犯肺，肺失清肃，肺气上逆，故见咳嗽；热邪灼津为痰，故痰稠浊、色黄而不爽；肺卫受邪，卫气抗邪，则发热；卫气被遏，肌表失于温煦，故恶寒；肺开窍于鼻，肺系受邪，鼻窍不利，故见鼻塞涕浊；风热在肺卫，伤津不甚，故见口干咽喉肿痛；舌尖红，苔薄黄，脉浮数，乃风热犯表之征。

（五）燥邪犯肺证

燥邪犯肺证是指燥邪侵犯，肺失清润，肺卫失宣所表现的证候。

【证候表现】干咳无痰，或痰少而黏，不易咳出，口、唇、舌、鼻、咽干燥，发热恶风寒，甚则胸痛，痰中带血，或咯血，或见鼻衄，少汗或无汗，苔薄干，脉浮数或浮紧。

【证候分析】多因在秋季，外感燥邪，侵犯肺卫，耗伤肺经所致。燥邪袭肺，肺气失宣，津液不布，故见少痰或无痰；邪犯卫表，卫气被遏，故见发热恶风寒；燥性干涩，津伤失润，故见唇、舌、鼻、咽干燥，少汗或无汗。燥证有温燥、凉燥之分，初秋温燥，夹夏热之余气，故发热微恶风寒，脉浮数；深秋凉燥，有近冬之寒气，故恶风寒微发热，脉浮紧。

（六）痰热壅肺证

痰热壅肺证是指痰热交结，壅滞于肺，肺失清肃所表现的证候。

【证候表现】咳嗽，气喘息粗，呼吸急促，甚则鼻翼扇动，咳痰黄稠量多，或咳吐脓血腥臭痰，胸痛，烦躁不安，发热，口渴，小便短赤，大便秘结，舌红苔黄腻，脉滑数。

【证候分析】多因温热之邪从口鼻而入，热邪壅肺，煎熬津液成痰，痰热郁阻，肺气不利，宣降失常，故见咳嗽，气喘息粗；肺热蕴郁，胸中气机不利，故见胸闷，胸痛；痰热交结，随气而逆，故见痰黄稠量多，或喉中痰鸣；若痰热壅滞肺络，火炽血败，肉腐成脓，则见咳吐脓血腥臭痰；里热蒸腾，阳盛则热，故见发热；内热伤津，故见口渴，大便秘结，小便短赤；舌红苔黄腻，脉滑数，乃痰热内蕴之象。

（七）痰湿阻肺证

痰湿阻肺证，是痰湿阻滞肺系所表现的证候。

【证候表现】咳嗽痰多，性黏，色白，易咳出，胸闷，甚则气喘痰鸣，舌淡苔白腻，脉滑。

【证候分析】痰湿阻肺证，多见于急慢性疾病，而以慢性病为多见。在急性病变中，大多由寒湿外邪侵袭肺脏，使宣降失常，肺不布津，水液停聚而为痰湿。在慢性疾病中，多由脾气亏虚，输布失常，水湿凝聚为痰，上渍于肺，或久咳伤肺，输布水液功能减弱，聚湿酿痰，阻滞肺系所致。由于痰湿阻肺，肺气上逆，故咳嗽多痰，痰液黏腻色白易于咳出。痰湿阻滞气道，肺气不利，则为胸痛，甚则气喘痰鸣。舌淡苔白腻，脉滑，是为痰湿内阻之征。

（八）大肠湿热证

大肠湿热证是指湿热壅阻肠道气机，大肠传导失常所表现的证候。大肠湿热证又称肠道湿热证。

【证候表现】 腹痛，泄泻秽浊；或下痢脓血，里急后重，肛门灼热；口渴，小便短赤，或伴恶寒发热，或但热不寒，舌红苔黄腻，脉滑数或濡数。

【证候分析】 多因时令暑湿热毒侵袭，或饮食不洁，嗜食肥甘厚味，湿热秽浊积于大肠，伤及肠道气血所致。湿热侵袭大肠，壅阻气机，故见腹痛；湿热内迫肠道，大肠传导失常，故见腹泻，里急后重；湿热熏灼肠道，脉络损伤，血腐成脓，则见痢下脓血，肛门灼热；水液从大便外泄，故见小便短赤；热盛伤津，则见口渴；若属外感，表邪未解，则见恶寒发热；热盛于里，则但热不寒；舌红苔黄腻，脉滑数或濡数，皆为湿热内蕴之象。

（九）肠燥津亏证

肠燥津亏证是指津液亏损，肠失濡润，传导失职所表现的证候。肠燥津亏证又名大肠津亏证。

【证候表现】 大便干燥，状如羊屎，数日一行，难以排出，腹胀作痛，或见左少腹包块，唇舌干燥，咽干口臭，或头晕，舌红少津，苔黄燥，脉细涩。

【证候分析】 多因温热病后期耗伤阴液所致，或素体阴津不足，或年老阴津亏损，或嗜食辛辣之物，或汗、吐、下太过。阴津不足，肠道失濡，传导失职，则大便干结难解，状如羊屎，数日一行；燥屎结聚，气机阻滞，则腹胀作痛，或左下腹触及包块；腑气不通，秽浊之气上逆，则口气秽臭，甚至上扰清阳而见头晕；阴津亏损，濡润失职，则口干；舌红少津脉细涩，乃为阴津亏损之象。

（十）大肠热结证

大肠热结证指邪热结于大肠所表现出的实热证候。

【证候表现】 大便干结，身热口渴，腹部胀满，拒按疼痛，日晡热甚，口舌生疮，尿赤，舌红，苔黄而干起芒刺，脉沉实兼滑。

【证候分析】 本证多因邪热炽盛于胃，致胃肠热结里实，大肠传导难行，故见大便干结，数日不下；腑气不通，则见腹胀痛而拒按；里热蒸腾，则有身热，面赤，口渴；日晡之时阳气旺，邪热炽盛，故日晡热甚；热盛津伤则有尿赤；邪热上扰则见口舌生疮；舌红苔黄干起芒刺，脉沉实兼滑，皆为燥热内结之征。

三、脾与胃病辨证

脾胃病证常见证型有寒热虚实之分。脾病多虚证，以脾气虚证、脾气下陷证、脾阳虚证、脾不统血证为常见；脾病实证则有寒湿困脾证、湿热蕴脾证。胃病多实证，常见的有胃热炽盛证、食滞胃脘证；胃病虚证则见胃阳虚证、胃阴虚证。

（一）脾气虚证

脾气虚证是指脾气不足，运化失职所表现的证候。

【证候表现】 不欲食或纳少，口淡无味，腹胀，食后胀甚，便溏，面色萎黄，少气懒言，神疲乏力，肢体倦怠或浮肿，或消瘦，或肥胖，舌淡苔白，脉缓或弱。

【证候分析】 多因饮食不节，或劳倦过度，或忧思日久，或禀赋不足、素体脾虚，或年老体衰，或久病耗伤，调养失慎等所致。脾主运化水谷，脾气虚弱，运化无力，水谷不化，故不欲食或纳少，腹胀，便溏；食后脾气益困，故腹胀愈甚；脾失健运，气血生化不足，肢体、肌肉、颜面、舌失于充养，故肢体倦怠，消瘦，面色萎黄，舌淡；气虚推动乏力，则神疲乏力，少气懒言；脾虚失于运化水液，水湿不运，充斥形体，泛溢肌肤，则可见肢体浮肿或形体肥胖；脉缓或弱，为脾气虚弱之征。

（二）脾气下陷证

脾气下陷证是指脾气虚弱，升举无力而反下陷所表现的证候，又名脾虚气陷证或者中气下陷证。

【证候表现】脘腹重坠作胀，食后益甚，或便意频数，肛门重坠，甚或内脏下垂，或脱肛、子宫下垂，或小便混浊如米泔，伴眩晕，久泄，神疲乏力，气短懒言，面白无华，纳少，舌淡苔白，脉缓或弱。

【证候分析】多由脾气虚进一步发展而成，或久泄久痢，或劳累太过，或妇女孕产过多，产后失于调护等损伤脾气，清阳下陷所致。脾主升举，脾气亏虚，升举无力，气坠于下，故脘腹重坠作胀；餐后气被食困，故食后益甚；水谷精微不能上升而下陷及脾虚水湿不化，清浊混杂，下注于肠道，则泄泻；中气下陷，内脏失于举托，则便意频数，肛门重坠，甚或脱肛，或见胃、肾、子宫等脏器下垂；精微不得输布，前走膀胱，则小便混浊如米泔；脾气虚弱，健运失职，则纳少；脾主升清，脾气虚，不能将水谷精微吸收并上输头目，头目失养，则见眩晕；脾气虚，气血生化乏源，气虚推动乏力，血虚充养不足，则神疲乏力，气短懒言，面白无华，舌淡，脉缓或弱。

（三）脾阳虚证

脾阳虚证是指脾阳虚衰，失于温运，阴寒内生所表现的证候。

【证候表现】食少纳呆，腹胀，腹痛，喜温喜按，畏寒肢冷，或肢体浮肿，大便清稀或完谷不化，或白带清稀量多，或小便短少，舌质淡胖或有齿痕，舌苔白滑，脉沉迟无力。

【证候分析】多因脾气虚加重而形成，或因过食生冷、过用苦寒、外寒直中，久之损伤脾阳；或肾阳不足，命门火衰，火不生土所致。脾阳亏虚，运化失权，则纳少，腹胀，大便清稀，甚至完谷不化；脾阳虚衰，虚寒内生，寒凝气滞，故腹痛绵绵，喜温喜按；脾阳亏虚，温煦失职，则见畏寒肢冷；脾阳不足，水液不化，泛溢肌肤，则肢体浮肿，小便短少；水湿下注，带脉不固，则带下清稀，色白量多；舌质淡胖，边有齿痕，苔白滑，脉沉迟无力，为脾阳虚衰，阴寒内生，水湿内停所致。

（四）脾不统血证

脾不统血证是指脾气虚弱，统血失常，血溢脉外所表现的证候，又名气不摄血证。

【证候表现】各种出血，如呕血、便血、尿血、肌衄、鼻衄、齿衄，或妇女月经过多、崩漏等，伴见食少，便溏，神疲乏力，气短懒言，面色萎黄，舌淡苔白，脉细弱。

【证候分析】多由久病伤气，或忧思日久，劳倦过度，损伤脾气，以致统血失职、血溢脉外所致。脾气亏虚，统血无权，则血溢脉外，而见各种慢性出血：血液溢出胃肠，则见呕血或便血；溢出膀胱，则见尿血；溢出肌肤，则见肌衄；溢出于鼻、齿龈，则为鼻衄、齿衄；脾虚冲任不固，则妇女月经过多，甚或崩漏；脾气虚弱，运化失健，则食少，便溏；气虚推动乏力，则神疲乏力，气短懒言；脾气亏虚，气血生化不足，加之反复出血，营血愈亏，面、舌、脉失于充养，故面色萎黄，舌淡苔白，脉细弱。

（五）寒湿困脾证

寒湿困脾证是指寒湿内盛，困阻脾阳，运化失职所表现的证候。

【证候表现】脘腹痞闷，腹痛便溏，泛恶欲呕，口腻纳呆，头身困重，面色晦黄，或身目发黄，黄色晦暗如烟熏，或肢体浮肿，小便短少，或妇女白带量多，舌淡胖，苔白腻，脉濡缓或沉细。

【证候分析】多因过食肥甘、生冷等内生寒湿，以致寒湿内盛，脾阳失运；或因淋雨涉水、气候阴冷潮湿、居处潮湿等外感寒湿所致。寒湿内盛，脾阳受困，运化失职，气滞中焦，故轻则脘腹痞闷，重则腹胀腹痛；脾失健运，影响胃气和降，胃气上逆，故泛恶欲呕；脾失健运，水谷不化，故纳呆；水湿下渗，则便溏；寒湿内盛，湿邪上泛，则口中黏腻；湿性重着，湿邪困脾，遏郁清阳，则头身困重；湿邪困脾，气血失畅，则面色晦黄；寒湿困脾，中焦气滞，土壅木郁，肝胆疏泄失职，胆汁外溢，加之气血运行不畅，故身目发黄，黄色晦暗如烟熏；水湿不化，泛溢肌肤，则肢体浮肿，小便短少；寒湿下注，带脉不固，妇女可见白带量多；舌体胖大，苔白腻，脉濡缓或沉细，均为寒湿内盛之象。

（六）湿热蕴脾证

湿热蕴脾证是指湿热内蕴，脾失健运所表现的证候。

【证候表现】脘腹胀闷，纳呆，恶心欲呕，口苦口黏，渴不多饮，肢体困重，便溏不爽，小便短黄，或见面目发黄、色鲜明，或皮肤瘙痒，或身热不扬，汗出热不解，舌质红，苔黄腻，脉濡数。

【证候分析】多因外感湿热之邪，或嗜食肥甘厚味，饮酒无度，酿成湿热，内蕴脾胃所致。湿热蕴结脾胃，气机阻滞，升降失常，则脘腹胀闷，纳呆，恶心欲呕；湿热蕴脾，上蒸于口，则口苦口黏，渴不多饮；脾主肌肉，湿热困脾，留滞肌肉，阻碍经气，故肢体困重；湿热下注大肠，肠道气机不畅，则便溏不爽；湿热下注膀胱，则小便短黄；湿热蕴结脾胃，熏蒸肝胆，肝失疏泄，胆汁不循常道而泛溢肌肤，则见面目发黄、色鲜明；湿遏热伏，热邪难以散发，则身热不扬，汗出热不解；湿热泛溢肌肤，则皮肤瘙痒；舌质红，苔黄腻，脉濡数，均为湿热内蕴之征。

（七）胃热炽盛证

胃热炽盛证是指火热壅滞于胃，胃失和降所表现的证候。

【证候表现】胃脘灼热疼痛、拒按，吞酸嘈杂，或食入即吐，渴喜冷饮，消谷善饥，齿龈红肿疼痛，口气臭秽，甚则化脓、溃烂，或见齿衄，大便秘结，小便短黄，舌红苔黄，脉滑数。

【证候分析】多因平素过食辛热、肥甘、温燥之品，化热生火；或五志过极，化火犯胃；或为邪热内侵，胃火亢盛而致。邪热内扰胃腑，胃气壅滞不畅，故胃脘灼痛而拒按；胃火炽盛，受纳、腐熟太过，则消谷善饥；胃火循经上炎，上蒸齿龈，气血壅滞，则齿龈红肿疼痛，甚至化脓、溃烂；胃火内盛，蒸腾胃中浊气上冲，则口气臭秽；邪热灼伤脉络，迫血妄行，则齿衄；热盛伤津，则口渴喜冷饮，小便短黄，大便秘结；舌红苔黄，脉滑数，为火热内盛之象。

（八）食滞胃脘证

食滞胃脘证是指饮食停积胃脘所表现的证候。

【证候表现】胃脘胀满疼痛、拒按，嗳腐吞酸，或呕吐酸馊食物，或腹胀腹痛，吐后胀痛得减，厌恶食物，泻下不爽，肠鸣，矢气臭如败卵，大便酸腐臭秽，舌苔厚腻，脉滑。

【证候分析】多因饮食不节，暴饮暴食，食积不化；或因素体胃气虚弱，稍有饮食不慎，即停滞难化而成。食积胃脘，胃失和降，气机不畅，故胃脘胀满疼痛、拒按；胃失和降，胃气上逆，胃气夹积食、浊气上逆，则嗳腐吞酸，或呕吐酸馊食物；食积于内，腐熟不及，则拒于受纳，故厌恶食物；吐后胃气暂得通畅，故胀痛得减；若积食下移肠道，阻塞气机，则腹胀腹痛，泻下不爽，肠鸣，矢气多而臭如败卵；腐败食物下注，则泻下之物酸腐臭秽；胃中腐浊之气上蒸，则舌苔厚腻；脉滑，为食积之象。

（九）胃阳虚证

胃阳虚证是指胃阳不足，胃失温养所表现的证候。

【证候表现】胃脘隐痛，绵绵不已，泛吐清水或夹有不消化食物，喜温喜按，食后缓解，面色白，畏寒肢冷，倦怠乏力，舌淡胖嫩，脉沉迟无力。

【证候分析】多因胃气虚发展而来，或嗜食生冷，过用苦寒，久病失养，其他脏腑病变伤及胃阳，或脾胃阳气素弱等原因所致。胃阳不足，虚寒内生，寒凝气机，故胃脘冷痛；性属虚寒，故其痛绵绵不已，时作时止；胃阳虚失于温化水液，津液内停，上逆于口，则泛吐清水或夹有不消化食物；得温可使胃得暂时温养、气机暂时疏通，故疼痛食后缓解，喜温喜按；阳虚气弱，推动、温煦功能减退，则倦怠乏力，畏寒肢冷；舌淡胖嫩，脉沉迟无力，为阳虚之象。

（十）胃阴虚证

胃阴虚证是指胃阴亏虚，胃失濡润、和降所表现的证候。

【证候表现】胃脘隐隐灼痛，饥不欲食，口燥咽干，嘈杂不舒，干呕，呃逆，形瘦便干，大便干结，小便短少，舌红少苔，脉细数。

【证候分析】多因热病后期，或气郁化火，或吐泻太过，或过食辛温香燥，耗伤胃阴所致。胃阴不足，虚热内生，胃失濡润，气失和降，则胃脘隐隐灼痛，嘈杂不舒；胃阴亏虚，阴津不能上滋，则口燥咽干；胃中虚热扰动则饥，然胃虚失于和降，故不欲食；胃失和降，胃气上逆，可见干呕，呃逆；不能下润，则大便干结；阴津亏虚，尿液化源不足，故小便短少；舌红少苔，脉细数，为阴虚内热之征。

四、肝与胆病辨证

肝的病证有虚实两端，虚证多见肝血、肝阴不足，实证多见气郁火盛、肝胆湿热，甚至肝阳上亢，风、阳妄动，肝风内动等，多为虚实夹杂之证。胆的病变主要表现在胆汁外溢及情志异常方面。

（一）肝血虚证

肝血虚证是指肝血不足，机体失养所表现的证候。

【证候表现】头晕目眩，面唇淡白，爪甲不荣，视力减退，或夜盲，肢体麻木，失眠多梦，妇女月经量少、色淡，甚则闭经，舌淡，脉细。

【证候分析】多由生血不足或失血过多等而形成。肝血不足，头目失养，故头晕目眩，面白、舌质淡；肝血不足，不能上注于目，故视力减退或夜盲；肝血亏虚，血不荣筋，则爪甲失养，肢体麻木；肝血不足，神魂不安，故失眠多梦；肝血不足，不能充盈冲任之脉，所以月经量少、色淡，甚则闭经；血虚不能充盈脉道，则脉细。

（二）肝阴虚证

肝阴虚证是指肝阴不足，虚热内生所表现的证候。

【证候表现】头晕、头痛、耳鸣，胁肋隐隐灼痛，两目干涩，视物不清，五心烦热，两颧潮红，潮热盗汗，口燥咽干，舌红少苔，脉弦细数。

【证候分析】多因情志不遂，肝郁化火而伤阴；或热病后期，灼伤阴液，累及肝阴所致。肝阴不足，不能上滋于头目，故头晕目眩，两目干涩，视物不清；阴虚内热，则肝络失养，虚火内灼，故胁肋隐隐灼痛；阴虚不能制阳，虚热内蒸，故五心烦热，午后潮热；阴虚内热，虚热内蒸，迫津外泄，故见盗汗；阴津亏虚，口咽失润，故口燥咽干；虚火上炎，故两颧潮红；舌红少苔，脉弦细数，为肝阴不足，虚热内生之象。

（三）肝郁气滞证

肝郁气滞证是指肝失疏泄，气机郁滞所表现的证候，又名肝气郁结证。

【证候表现】情志抑郁或易怒，善太息，胸胁、少腹胀满疼痛，走窜不定，或咽有梗塞感，胁下痞块，妇女可见乳房胀痛、月经不调、痛经、闭经，苔薄白，脉弦。

【证候分析】多因精神刺激，郁怒伤肝；或其他病邪侵犯，以致肝疏泄失职，气机不畅而成。肝气不疏，情志失调，则情志抑郁，善太息；情志不遂，肝失疏泄，肝脉布胁肋，肝郁则经脉不利，故见胸胁少腹胀痛；气郁生痰，痰随气逆，痰气搏结于咽喉，故有异物梗塞感，俗称"梅核气"；肝失疏泄，气血失和，冲任失调，故月经不调，痛经或闭经；肝气失疏，脉气紧张，故见弦脉。

（四）肝火上炎证

肝火上炎证是指火热炽盛，内扰于肝，气火上逆所表现的证候，又名肝火炽盛证。

【证候表现】头目胀痛，眩晕，面红目赤，急躁易怒，口苦口干，失眠多梦，耳鸣耳聋或耳痛流脓，或胁肋灼痛，或吐血、衄血，大便秘结，小便短黄，舌红苔黄，脉弦数。

【证候分析】多因情志不遂，气郁化火；或嗜烟酒辛辣之品，酿热化火，犯及肝经，以致肝胆气火上逆；或因外感火热之邪而成。肝火炽盛，气火循经上逆于头面，故头目胀痛，眩晕，面红目赤，口苦口干；肝胆气火上冲于耳，故见耳鸣耳聋，甚则耳痛流脓；火热内扰，神魂不安，则急躁易怒，失眠多梦；火热炽盛，迫血妄行，则见吐血、衄血；肝火内灼，则胁肋灼痛；火热灼津，故小便短黄，大便秘结；舌红苔黄，脉弦数，皆为肝火上炎之征。

（五）肝胆湿热证

肝胆湿热证是湿热蕴结肝胆所表现的证候。

【证候表现】胁肋部胀痛灼热，或有痞块，厌食，腹胀，口苦泛恶，大便不调，小便短赤，舌红苔黄腻，脉弦数；或寒热往来；或身目发黄；或阴部湿疹，瘙痒难忍；或睾丸肿胀热痛；或带下黄臭、外阴瘙痒等。

【证候分析】多由感受湿热之邪，或偏嗜肥甘厚腻，酿湿生热，或脾胃失健，湿邪内生，郁而化热所致。湿热蕴结肝胆，疏泄失职，肝气郁滞，故右侧胁肋部出现胀痛灼热；气滞血瘀，可致胁下癥块；肝木横逆侮土，脾胃受病，运化失健，则厌食、腹胀；胃气上逆，故泛恶欲吐；胆气随之上溢，可见口苦；湿热内蕴，湿偏重则大便稀溏，热偏重则大便干结；湿热下注，膀胱气化失司，所以小便短赤；舌红苔黄腻，脉弦数，为湿热内蕴肝胆之征。

（六）肝阳上亢证

肝阳上亢证是指肝肾阴亏，阴不制阳，阳亢于上所表现的证候。

【证候表现】急躁易怒，头目胀痛，眩晕耳鸣，面红目赤，口苦咽干，小便黄，大便干结，舌红少津，脉弦或弦细数。

【证候分析】多因长期恼怒焦虑，气火内郁，暗耗阴液，阴不制阳，阳亢于上；或肝肾阴亏，不能潜阳，使肝阳亢逆而成。肝阳亢逆，气血上冲，故头目胀痛，眩晕耳鸣，面红目赤；肝肾亏虚，肝阳亢盛，肝失柔和，故急躁易怒，口苦咽干；舌红少津，脉弦或弦细数，为肝肾阴亏，肝阳上亢之象。

（七）肝风内动证

肝风内动证是指因阳亢、火热、阴虚、血亏等所致，出现以眩晕、麻木、抽搐、震颤等"动摇"症状为主要表现的一类证候，属内风证。

根据病因病机、临床表现的不同，临床常见有肝阳化风证、热极生风证、阴虚动风证、血虚生风证。

1. 肝阳化风证　指阴虚阳亢，肝阳升发无制，引动肝风所表现的证候。

【证候表现】眩晕欲仆，头摇而痛，肢体麻木，手足震颤，言语謇涩，步履不正，舌红苔腻，脉弦；猝然昏倒，不省人事，口眼歪斜，半身不遂，喉中痰鸣，则为中风证。

【证候分析】多因肝阳亢逆化风，导致肝风内动。阴虚阳亢，肝阳亢逆化风，气血随风阳上逆，故眩晕欲仆，头摇而痛，步履不正；肝肾阴亏，筋脉失养而挛急，故肢体麻木，手足震颤；肝风夹痰，阻滞络脉，经气不利，则口眼歪斜，半身不遂，舌强语謇；风阳暴升，气血逆乱，肝风夹痰，上蒙清窍，则突然昏倒，喉中痰鸣，舌强不语；舌红苔腻，脉弦有力，为肝风夹痰之征。

2. 热极生风证　指邪热亢盛，燔灼筋脉，引动肝风所表现的证候。

【证候表现】高热神昏，躁动谵语，颈项强直，四肢抽搐，角弓反张，牙关紧闭，舌质红绛，苔黄燥，脉弦数。

【证候分析】多因外感温热病邪，邪热亢盛，燔灼筋脉，热闭心神，引动肝风所致。阳热炽盛，蒸腾内外，故高热不退；热扰神明，心神不安，故躁动不安；热入心包，热闭神志，则神昏谵语；邪热内炽，燔灼肝经，筋脉挛急，故见抽搐项强、角弓反张等风动症状；舌质红绛，苔黄燥，脉弦数，为肝经热盛之象。

3. 阴虚动风证　指肝阴亏虚，筋脉失养，虚风内动所表现的证候。

【证候表现】手足震颤或蠕动，眩晕耳鸣，两目干涩，视物模糊，五心烦热，潮热盗汗，舌红少苔，脉弦细数。

【证候分析】多因肝阴虚证进一步发展，或外感热病后耗伤阴液，或久病伤阴，以致阴液亏虚，筋脉失养，导致虚风内动。肝阴亏虚，筋脉失养，虚风内动而拘挛，故见手足颤动或蠕动；阴虚头目失养，故眩晕耳鸣，两目干涩，视物模糊；阴虚则生内热，故见潮热盗汗，五心烦热；舌红少苔，脉弦细数，皆属肝阴不足，虚热内生之征。

4. 血虚生风证 指血液亏虚，筋脉失养，虚风内动所表现的证候。

【证候表现】手足震颤，肌肉瞤动，关节不利，肢体麻木，头晕目眩，夜盲，失眠多梦，皮肤瘙痒，爪甲不荣，面唇淡白，舌淡苔白，脉细或弱。

【证候分析】多由肝血不足，不能濡养筋脉，筋脉挛急，导致虚风内动。血虚不能养筋，筋脉挛急，故见手足震颤，肌肉瞤动；肝血亏少，筋脉、爪甲、面唇失养，故肢体麻木，爪甲不荣，面唇淡白；肝血亏少，头目失养，故见头晕目眩，夜盲；肝血不足，则神魂不安，故失眠多梦；舌淡白，脉细，为血虚之象。

（八）胆郁痰扰证

胆郁痰扰证是指痰热内扰，胆气不宁所表现的证候。

【证候表现】惊悸失眠，胆怯易惊，烦躁不安，犹豫不决，口苦呕恶，胸胁闷胀，眩晕耳鸣，舌红苔黄腻，脉弦数。

【证候分析】多由情志不遂，气郁生痰，蕴久化热，以致痰热内扰，胆气不宁而成。痰热内扰，胆气不宁，失于决断，故惊悸失眠，胆怯易惊，烦躁不安，处事犹豫不决；胆热犯胃，气逆于上，则口苦呕恶；胆失疏泄，气机不利，则胸胁闷胀；痰阻清阳，火扰清窍，故眩晕耳鸣；舌红苔黄腻，脉弦数，为痰热内盛之征。

五、肾与膀胱病辨证

肾病的常见证型以虚证为多，多因先天不足，或年幼精气未充，或老年精气亏损，或房事不节，或其他脏病久及肾等导致肾的阴、阳、精、气亏损，常见肾阳虚证、肾气不固证、肾虚水泛证、肾不纳气证、肾精不足证、肾阴虚证等。膀胱病的常见证型为膀胱湿热证。

（一）肾阳虚证

肾阳虚证是指肾阳亏虚，机体失其温煦所表现的证候。

【证候表现】腰膝酸软冷痛，畏寒肢冷，下肢尤甚，头晕耳鸣，神疲乏力；男子阳痿、滑精、早泄，女子宫寒不孕、白带清稀量多，或见性欲冷淡；或尿频清长，夜尿多，舌淡苔白，脉沉细无力，尺部尤甚。

【证候分析】多因素体阳虚，或年高肾亏、久病伤阳，或房劳过度等所致。肾主骨，腰为肾之府，肾阳虚衰，温煦失职，不能温养筋骨、腰膝，故腰膝酸软冷痛；元阳不足，失于温煦，则畏寒肢冷，下肢尤甚；若肾阳衰惫，阴寒内盛，则本脏之色外现而面色黧黑；阳虚不能鼓动精神，则神疲乏力；肾阳虚弱，故性欲冷淡，男子阳痿，女子宫寒不孕；肾阳虚弱，固摄失司，则男子滑精、早泄，女子白带清稀量多，尿频清长，夜尿多；舌淡苔白，脉沉细无力，尺部尤甚，为肾阳不足之象。

（二）肾气不固证

肾气不固证是指肾气亏虚，失于封藏、固摄所表现的证候。

【证候表现】腰膝酸软，神疲乏力，耳鸣耳聋；小便频数清长，夜尿频多，或遗尿，或尿后余沥不尽，或尿失禁；男子滑精、早泄，女子月经淋漓不尽，带下清稀量多，或胎动易滑；舌质淡，舌苔白，脉弱。

【证候分析】多因年幼肾气未充，或年高肾气亏虚，或房劳过度或久病伤肾所致。腰为肾之府，肾主骨生髓，开窍于耳，肾气亏虚，骨髓、耳窍失养，故腰膝酸软，耳鸣耳聋；气不充身，则神疲乏力；肾气亏虚，固摄无权，膀胱失约，则小便频数，尿后余沥不尽，遗尿，夜尿多，甚则尿失禁；肾气虚精关不固，男子滑精、早泄；带脉失固，女子带下量多清稀；肾气不足，冲任失约，则女子月经淋漓不尽，胎元不固则易滑胎；舌淡苔白，脉弱，为肾气虚弱之象。

（三）肾虚水泛证

肾虚水泛证是指肾的阳气亏虚，气化无权，水液泛溢所表现的证候。

【证候表现】全身浮肿，腰以下为甚，按之没指，腹部胀满，小便短少，腰膝酸软冷痛，畏寒肢冷，或心悸气短，咳喘痰鸣，舌淡胖苔白滑，脉沉迟无力。

【证候分析】多因素体虚弱，久病及肾，或房劳伤肾，肾阳亏耗所致。肾主水，肾阳不足，气化失司，水邪泛溢肌肤，则全身浮肿，小便短少，此为阴水，水性下趋，故腰以下肿甚，按之没指；水气犯脾，脾失健运，气机阻滞，则腹部胀满；肾阳虚，失其温煦，故腰膝酸软冷痛，畏寒肢冷；水气上逆凌心则见心悸气短，射肺则见咳喘痰鸣；舌淡胖苔白滑，脉沉迟无力，均为肾阳亏虚、水湿内停之征。

（四）肾不纳气证

肾不纳气证是指肾气亏虚，纳气无权所表现的证候，又称肺肾气虚证。

【证候表现】久病咳喘，呼多吸少，气不接续，动则喘甚，或自汗神疲，声音低怯，腰膝酸软，舌淡苔白，脉沉弱。

【证候分析】多因久病咳喘，肺病及肾；或年老肾亏，劳伤太过，致肾气不足，不能纳气所致。肺为气之主，司宣发肃降，肾为气之根，主摄纳肺吸入之清气，保证体内外气体的正常交换。咳喘久延不愈，累及于肾，致肺肾气虚，则肾不纳气，气不归元，故呼多吸少，气不得续，动则喘息益甚；气虚机能减退，则神疲乏力，宗气不足则声音低怯，卫气不固则自汗；肾气不足，失其充养，则腰膝酸软乏力；舌淡苔白，脉沉弱，皆为气虚之象。

（五）肾精不足证

肾精不足证是指肾精亏损，脑与骨、髓失充所表现的证候。

【证候表现】男子精少不育，女子经闭不孕，性功能减退；小儿发育迟缓，体型矮小，囟门迟闭，智力低下，骨骼痿软；成人见早衰，发脱齿摇，耳聋，耳鸣如蝉，腰膝酸软，足痿无力，健忘恍惚，神情呆钝，动作迟钝；舌淡苔白，脉弱。

【证候分析】多因先天禀赋不足，或后天失于调养，久病伤肾，或房劳过度，耗伤肾精所致。肾精主生殖，肾精亏虚，生殖无源，不能兴动阳事，故性欲减退，生育机能低下，男子表现为精少不育，女子表现为经闭不孕；肾精主生长、发育，小儿肾精不充，不能化气生血，不能主骨生髓充脑，则发育迟缓，体型矮小，囟门迟闭，骨骼痿软，智力低下；成人肾精亏损，无以充髓实脑，则健忘恍惚，神情呆钝；精亏不足，则发脱齿摇；脑为髓海，精少髓亏，耳窍失养，则耳鸣，耳聋；肾精不养腰府，则腰膝酸软；精亏骨失充养，则两足痿软，动作迟钝；舌淡苔白，脉弱，亦为精血亏虚，脉道失充之象。

（六）肾阴虚证

肾阴虚证是指肾阴亏损，失于滋养，虚热内扰所表现的证候。

【证候表现】眩晕耳鸣，失眠多梦，咽干颧红，腰膝酸软而痛，形体消瘦，五心烦热，潮热盗汗，男子阳强易举，遗精早泄，女子经少经闭，或见崩漏，舌红少苔或无苔，脉细数。

【证候分析】多因久病及肾，或温热病后期伤阴，或过服温燥劫阴之品，或房室不节，耗伤肾阴所致。肾水亏虚，不能上承于心，水火失济，心火偏亢，致心神不宁，则见失眠多梦；肾阴不足，腰膝、脑、骨、耳窍失养，故腰膝酸软而痛，眩晕耳鸣；肾阴亏虚，阴不制阳，虚火内生，故见形体消瘦，潮热盗汗，五心烦热，咽干颧红；肾阴不足，相火妄动，则男子阳强易举；精室被扰则遗精早泄；女子以血为用，阴亏则经血来源不足，故经少或经闭；阴虚火旺，迫血妄行，则见崩漏；舌红少苔或无苔，脉细数，为阴虚内热之象。

（七）膀胱湿热证

膀胱湿热证是指湿热侵袭、蕴结膀胱所表现的证候。

【证候表现】尿频，尿急，尿道灼痛，小便短黄或混浊，或尿血，或尿中见砂石，或腰、腹掣痛，小腹胀痛，或伴发热，舌红苔黄腻，脉滑数。

【证候分析】多因外感湿热，蕴结膀胱；或饮食不节，湿热内生，下注膀胱所致。湿热蕴结膀胱，气化不利，下迫尿道，则尿频，尿急，尿道灼痛；湿热熏灼津液，则小便短黄或混浊；湿热灼伤血络，则尿血；湿热久郁，煎熬尿中杂质成砂石，则尿中可见砂石；若累及肾脏，可见腰、腹掣痛；膀胱湿热，气机不利，故小腹胀痛；若湿热外蒸，可见发热；舌红苔黄腻，脉滑数，乃湿热内蕴之象。

第四节　其他辨证方法

中医学的辨证方法，尚有卫气营血辨证、三焦辨证、六经辨证、经络辨证等。这些辨证方法是在中医学长期的临床实践中，随着中医学术的发展逐渐形成的，它们从不同角度对疾病的本质进行了分析探讨和概括，是中医辨证理论体系中的重要组成部分。这些辨证的思维方式也是中医在治疗护理疾病时非常重要的一个方面，能够帮助医护人员更好地理解患者的病情，并制定更加针对性的治护方案，提高治疗的准确性和个体化程度。

一、卫气营血辨证

卫气营血辨证，是清代医家叶天士创立的一种辨证诊治外感温热病的辨证方法，是将外感温热病发展过程中，不同病理阶段所反映的证候，分为卫分证、气分证、营分证和血分证，用以说明病位的浅深、病情的轻重和传变的规律，并指导临床治疗和护理。温热病邪从口鼻而入，首先犯肺，由卫及气，由气入营，由营入血，病邪步步深入，病情逐渐深重。卫分证主表，邪在肺与皮毛，为外感温热病的初起阶段；气分证主里，病在胸、膈、胃、肠、胆等脏腑，为邪正斗争的亢盛期；营分证为邪入营分，热灼营阴，扰神窜络，病情深重；血分证为邪热深入血分，血热亢盛，耗血动血，瘀热内阻，为病变的后期，病情更为严重。

卫气营血辨证是在六经辨证的基础上发展起来的，是外感温热病的辨证纲领，它弥补了六经辨证的不足，完善并丰富了中医学对外感病的辨证方法和内容。

（一）卫分证

卫分证是指温热病邪侵袭肌表，卫气功能失常，肺失宣降所表现的证候。

【证候表现】 发热，微恶风寒，少汗，头痛，全身不适，口干微渴，或伴有咳嗽，咽喉肿痛，舌边尖红，苔薄黄，脉浮数。

【证候分析】 卫分证是温热病的初起阶段。温热病邪侵袭肌表，卫气被邪热郁遏，故发热，微恶风寒；温热之邪上扰清窍，则头痛；温热病初起，伤津不甚，故口干微渴；温邪犯肺，肺气失宣，则咳嗽；温热上灼咽喉，气血壅滞，故咽喉红肿疼痛；温热在表，故舌边尖红，脉浮数。

（二）气分证

气分证是指温热病邪内传脏腑，正盛邪炽，阳热亢盛所表现的里实热证。凡温热病不在卫分，又不及营分、血分的一切证候，都属于气分证。

【证候表现】 发热，不恶寒，反恶热，汗出，口渴，尿黄，舌红苔黄，脉数有力。或见咳喘，胸痛，咳痰黄稠；或见心中烦懊，坐卧不安；或见日晡潮热，便秘腹胀，痛而拒按，甚或谵语、狂乱，苔黄干燥甚则焦黑起刺，脉沉实；或见口苦咽干，胸胁满痛，心烦，干呕，脉弦数。

【证候分析】 多因卫分之邪不解，传入气分，或因温邪直入气分，或气分伏热外发，或邪热由营分转出气分所致。温热病邪，入于气分，正邪剧争阳热亢盛，故必发热；热邪从内蒸发，外灼皮肤，故不恶寒反恶热；热甚蒸腾，迫津外泄则汗出；津亏不能上承，故口渴；热扰心神，则心烦；里热炽盛，故舌红苔黄，脉数有力。

（三）营分证

营分证是指温热病邪内陷，营阴受损，心神被扰所表现的证候。

【证候表现】 身热夜甚，口不甚渴或不渴，心烦不寐，甚或神昏谵语，斑疹隐隐，舌质红绛无苔，脉细数。

【证候分析】 营分证是温热病发展过程中较为深重的阶段。多因气分邪热传入营分而成，或由卫分证直接传入营分而成，称为"逆传心包"；亦有营阴素亏，初感温热之邪盛，来势凶猛，发病急骤，起病即见营分证者。温邪入营，灼伤营阴，阴虚阳亢，则身热夜甚；邪热蒸腾营阴之气上潮于口，故口不甚渴或不渴；营行脉中，内通于心，心神被扰，故心烦不寐，甚则神昏谵语；邪入营分，热窜血络，则斑疹隐现。营分有热，热势蒸腾，故舌质红绛，脉细数，为热劫营阴之象。

（四）血分证

血分证是指温病邪热深入阴血，导致动血、动风、耗阴所表现的一类证候。血分证是温热病发展过程中最为深重的阶段。血分证病变主要累及心、肝、肾三脏，根据病理改变及受损脏腑的不同，可分为血分实热证和血分虚热证。

【证候表现】 身热夜甚，烦热躁扰，甚则昏狂、谵妄，斑疹显露，色紫或黑，吐血、便血、尿血，舌质深绛，脉细数。或兼抽搐，颈项强直，角弓反张，目睛上视，牙关紧闭等；或见持续低热，暮热早凉，五心烦热，口干咽燥；神倦，耳聋，形瘦；或见手足蠕动，瘛疭等。

【证候分析】本证由营分证病邪不解，传入血分，或气分邪热直入血分，或因温邪久羁，劫烁肝肾之阴而成。血分热盛，阴血受损，故见身热夜甚；血热扰心，心神不宁，则烦热躁扰；心神失守，则见昏狂谵妄；热盛迫血妄行，故见出血诸症；血分热炽，故舌质深绛或紫；血热伤阴耗血，故脉细数。

二、六经辨证

六经辨证最早见于《伤寒论》，是东汉医家张仲景在《素问·热论》基础上，结合伤寒病证的传变规律和特点所创立的外感病的辨证方法。它以六经（太阳经、阳明经、少阳经、太阴经、少阴经、厥阴经）为纲，将外感病演变过程中所表现的与经络、脏腑相关的各种证候，总结归纳为三阳病（太阳病、阳明病、少阳病）和三阴病（太阴病、少阴病、厥阴病）六类，分别从邪正盛衰、病变部位、病势进退及其相互传变等方面阐述外感病各阶段的病变特点。凡是抗病能力强、病势亢盛、以六腑病变为基础的病证称为三阳病；抗病力衰减、病势虚弱、以五脏病变为基础的病证称为三阴病。六经辨证的应用，不局限于外感病诊治，对内伤杂病也具有指导意义。

三、三焦辨证

三焦辨证，是外感温热病辨证纲领之一，为清代医家吴鞠通所倡导，主要是在《黄帝内经》关于三焦部位划分理论的基础上对疾病进行辨证分型。三焦辨证是根据温病发生、发展的一般规律及症状变化的特点，以上焦、中焦、下焦为纲，对温病过程中的各种临床表现进行综合分析和概括，以区分病程阶段、识别病情传变、明确病变部位、归纳证候类型、分析病机特点、确立治疗原则并推测预后转归的辨证方法。

上述辨证方法是历代医家通过长期临床实践而总结、概括的结果，它们各有特点和侧重，其中八纲辨证是基础，脏腑辨证与气血津液辨证主要用于杂病，六经、卫气营血和三焦辨证主要用于外感病，在临床应用时应相互联系、互相补充。

本章小结

思考题
1. 表证与里证的主要鉴别点有哪些？
2. 何谓寒证、热证？临床上如何鉴别？
3. 气虚类证包括的类型有哪些？试分别加以说明。

更多练习

（林　玲）

第五章 方药基本知识

教学课件

学习目标

1. 素质目标

激发学生学习方药学知识的兴趣，感受方药配伍中的七情和合、君臣佐使等人文内涵，树立运用中医药知识服务社会的责任意识。

2. 知识目标

(1) 掌握：中药的性能和用法；方剂的组方原则。

(2) 熟悉：中药的分类和常用中药的功效、主治；方剂组成的变化和方剂分类。

(3) 了解：方剂的剂型和常用方剂。

3. 能力目标

根据患者的辨证诊断，选择合适的中药类别和常用中药；运用所学方药知识，指导患者安全用药；结合本章知识，指导患者日常药食养生。

案例

【案例导入】

患者，女性，40 岁，职员。患者排便困难 3 年余，常一周一解，便时艰涩，形如羊屎，量少伴左下腹疼痛，小便短赤，口干苦，舌红苔黄，脉细数。诊断为便秘（热秘）。

【请思考】

按照中医理论，请分析医师应该给患者开哪类方剂？请写出代表方的药物组成。

【案例分析】

　　中药，是指在中医药理论指导下认识和应用的药物。中药经过加工炮制，在辨证审因、确定治法后，按照一定的组方结构，妥善配伍，制成合适的剂型即为方剂。中药和方剂，是中医药学的重要组成部分，也是中医防病治病的重要手段。因此，护理人员必须掌握方药基础知识。

第一节　中药基本知识

　　本节主要介绍中药的基础知识，包括中药的四气五味、升降沉浮、归经等药性理论以及中药的配伍、用药禁忌及剂量等内容。

一、中药的性能

　　中药的性能是指中药的性质和作用，简称药性。中药的性能是历代医家在长期医疗实践的基础上，从大量药物在临床治疗中的效果概括总结而出。中药的性能主要包括四气五味、升降浮沉、归经及毒性等。

（一）四气五味

　　1. 四气　是指药物具有寒、热、温、凉四种不同的药性，又称四性，最早由《神农本草经》提出。寒凉与温热是两类不同的属性，寒凉属阴，温热属阳，而寒与凉、热与温仅是程度上的不同。寒凉之性的药物有清热、泻火、解毒等作用，如黄连、栀子、金银花等，主要用于热性病证；温热之性的药物有散寒、助阳的作用，如生姜、附子、半夏等，主要用于寒性病证。

　　此外，还有一类寒热性质不明显的平性药。平性药在实际使用中仍有微温、微凉之不同，未超出四气的范围，故仍称四气或四性，如麦芽、山药、天麻等。

　　2. 五味　即酸、苦、甘、辛、咸五种味。药味的产生最初是依据药物的真实滋味，如黄连、黄柏之苦，甘草、饴糖之甘甜，桂枝、川芎之辛，乌梅、五味子之酸，食盐、芒硝之咸。随着用药实践的发展，人们逐渐认识到依据功效推断其"味"的方法，如葛根无辛味，但具有解表散邪的功效；磁石不咸，但能入肾纳气平喘、聪耳明目。因此，五味的实际意义更主要在于反映药物功效在补、泄、散、敛等方面的作用特征。《内经》最早归纳了五味的基本作用，即辛散、甘缓、酸收、苦坚、咸软。此外中药还有"淡"味药和"涩"味药。

　　（1）辛：能散，能行，具有发散、行气、行血、开窍、化湿等作用。常用于表证及气滞、血瘀、湿阻等证。常用药物有麻黄、生姜、木香、香附、红花、藿香等。

　　（2）甘：能补，能缓，能和，具有补益、缓急止痛、调和药性、和中、解毒的作用。常用于正气虚弱、脾胃不和、调和药性等。如人参、党参、甘草、饴糖、熟地黄、绿豆等。

　　（3）酸：能收，能涩，具有收敛固涩作用。常用于体虚多汗、久泻、遗精、滑精、带下、遗尿等证。常用药物有山茱萸、五味子、五倍子、乌梅、牡蛎等。

　　（4）苦：能泄，能燥，能坚，具有清热泻火、降逆止呕、通泻大便、燥湿祛湿、泻火存阴等作用。常用于实热证、热结便秘、寒湿证等诸证。常用药物有杏仁、栀子、大黄、黄连、苍术、厚朴等。

（5）咸：能软，能下，具有软坚散结和泻下通便的作用。常用于瘰疬、热结便秘、痰核、瘰疬、癥瘕等病证。常用药物有海藻、昆布、鳖甲、鹿茸、芒硝等。

（6）淡：能渗、能利。渗即渗湿，利即利水。常用于治疗水肿、小便不利等证。常用药物有茯苓、薏苡仁、猪苓、通草等。

（7）涩：能涩能止。涩即收涩，止即固止，涩味与酸味作用相似。常用药物有龙骨、牡蛎、赤石脂、乌贼骨等。

由于中药的性和味从两个不同角度说明药物的性能，因此对药物性能的准确认识必须把药物的性和味结合起来，才能比较全面地认识药物的功效与作用。例如，紫苏、辛夷性味均为辛温，都能发散风寒，然紫苏发散力较强，又能行气和中；辛夷发散力弱，而长于通鼻窍。又如，生地黄、黄芪都是甘味，都能补益正气，然生地黄甘寒，能养阴清热凉血；黄芪甘温，能补中益气。

（二）升降浮沉

升降浮沉是指药物对机体有向上、向下、向外、向内四种不同的作用趋向。药物升降浮沉的不同作用趋向可以因势利导，驱邪外出，或调整气机，恢复机体的正常功能，达到治疗疾病的目的。"升"是指药物具有上升、升提的功效，主要治疗病势向下的疾病。"降"是指药物具有下降、降逆的作用，主要治疗病势向上的疾病。"浮"是指药物具有上浮、发散的作用，主要治疗病位在表的病证。"沉"是指药物具有沉降、下行的作用，主要治疗病位在里的病证。

药物升降浮沉作用趋向的运用，与病位、病势关系密切。就病位而言，病位在上、在表者，宜升浮而不宜沉降，如外感风寒，用麻黄、桂枝发表；病位在下、在里者，宜沉降而不宜升浮，如里实便秘之证，用大黄、芒硝攻下。就病势而言，病势上逆者，宜降而不宜升，如肝阳上亢之头痛，宜用牡蛎、石决明沉降；病势下陷者，宜升而不宜降，如久泻、脱肛，宜用人参、黄芪、升麻等药益气升阳。

药物升降浮沉的作用趋向，与药物的性味、质地、作用有着密切的关系。一般来讲，性属温热，味属辛、甘、淡的药物大多升浮；花、叶、皮、枝等质地较轻的药物大多升浮；具有升阳发表、驱散风邪、涌吐开窍等作用的药物，药性大多升浮。性属寒凉，味属苦、酸、咸的药物大多沉降；种子、果实、矿物、贝壳等质地较重的药物大多沉降；具有清热泻下、重镇安神、利尿渗湿、消食导滞、息风潜阳、止咳平喘、降逆收敛的药物，药性大多沉降。此外，炮制加工也可以改变药物的升降浮沉，如酒制则升、姜炒则散、醋炒收敛、盐炒下行。

（三）归经

归经表示药物的作用部位，就是指药物对于机体某部分的选择性作用，是以脏腑经络为基础的药物作用的定位，即主要对某一经（脏腑及其经络）或某几经发生明显的作用，而对其他经则作用较小，甚至没有作用。例如，羌活善治太阳经（项部）头痛，葛根、白芷善治阳明经（前额）头痛，柴胡善治少阳经（两颞）头痛，吴茱萸善治厥阴经（颠顶）头痛。同一归经的药物，因其性味或升降沉浮不同而功效不同；而有相同功效的药物，因其归经不同，作用的病位也不同。

（四）毒性

毒性是指药物对机体的损害性。西汉以前，以"毒药"作为一切药物的总称；《神农本草经》首次提出了"有毒、无毒"的区分。此时的"毒"，强调的是药物的偏性。随着医学的发展，人们对药物的认识逐渐深化。为了区别药物的治疗作用和它对人体正气的损伤，渐渐地"毒"就不再指药物的偏性。药物的性味下所标"有毒""小毒""大毒""剧毒"等，是指这些药物有大小不等的毒性或副作用，用之不当，可导致中毒。

认识药物有无毒性及其毒性的强弱，在治疗中具有重要的指导意义，特别是帮助理解药物作用的峻利或缓和，可能给人体带来的危害，以便适当选用药物和确定用量。例如，细辛、乌头、甘遂等有毒药物，在病情需要时可适当选用，但由于其毒性大，非特殊需要，一般用量宜轻。在特殊情况下，还可采用"以毒攻毒"的方法，治疗某些恶疮肿毒、疥癣、麻风、癌肿、癥瘕等病证，如用砒霜治疗白血病。

二、中药的用法

中药的用法包括药物配伍、用药禁忌、剂量等。掌握这些知识和方法，按照病情和治疗要求正确应用药物，对于充分发挥药效和确保用药安全，采取正确的护理措施具有十分重要的意义。

（一）配伍

配伍是根据病情需要和药物性能，有目的地将两种或两种以上的药物配合应用。配伍是组成方剂的基础，也是中医用药治病的主要形式。药物的功效在配伍之后会发生复杂的变化，有的药效增强，有的药效降低，有的能产生毒性和不良反应，有的能抑制和消除毒副作用等。

《神农本草经》曾把应用药物治疗疾病可能出现的这些情况总结为七个方面，称为药物的"七情"，即单行、相须、相使、相畏、相杀、相恶、相反，现将"七情"配伍关系分述如下。

1. 单行　指用单味药治疗疾病。例如，独参汤治疗气虚欲脱证，马齿苋治疗痢疾，独行散治产后血晕。

2. 相须　指性能功效相类似的药物配合使用，可以增强其原有的疗效。例如，大黄配芒硝，能增强攻下泻火的作用；全蝎、蜈蚣同用，能显著增强止痉作用。

3. 相使　指性能功效有某些共性，或性能功效虽不相同，但是治疗目的一致的药物配合使用。常以一种药物为主，另外一种或几种为辅，以提高主药的疗效。例如，黄芪与茯苓相配，茯苓能提高黄芪补气利水的治疗效果。

4. 相畏　指一种药物的毒性或副作用，能被另一种药物减轻或消除。例如，生半夏、生南星的毒性能被生姜减轻或消除，即生半夏、生南星畏生姜。

5. 相杀　指一种药物能减轻或消除另一种药物的毒性或副作用。例如，绿豆杀巴豆毒，防风杀砒霜之毒。

6. 相恶　指两种药物合用，一种药物能使另一种药物原有功效降低，甚至丧失。例如，人参与莱菔子同用，莱菔子能削弱人参的补气作用。

7. **相反**　两种药物合用，能产生或增强毒性或副作用。例如，甘草反甘遂、乌头反贝母等。

临床运用药物治疗疾病时，应尽量使用"相须""相使"的配伍，这样可以充分利用其协同作用和增效作用，以提高治疗疾病的效果；在运用有毒性的药物或具有副作用的药物时，应尽量使用"相畏""相杀"的配伍，以制约其毒副作用。另外，药物配伍时尽量避免同时使用"相恶"的药物，防止药物功效的降低甚至丧失；亦应避免同时使用"相反"的药物，防止产生毒副作用。

（二）用药禁忌

中医用药禁忌主要包括配伍禁忌、妊娠禁忌、证候禁异和服药禁忌等方面。

1. **配伍禁忌**　是指药物配伍使用会产生或增强药物的毒性，或降低药物的疗效。七情中的相反、相恶是复方配伍禁忌中应遵循的原则，此外还有"十八反"和"十九畏"。

（1）十八反：甘草反甘遂、大戟、海藻、芫花，乌头反贝母、瓜蒌、半夏、白蔹、白及，藜芦反人参、沙参、丹参、玄参、细辛、芍药。

（2）十九畏：硫黄畏朴硝，水银畏砒霜，狼毒畏密陀僧，巴豆畏牵牛，丁香畏郁金，川乌、草乌畏犀角，芒硝畏三棱，官桂畏石脂，人参畏五灵脂。

2. **妊娠禁忌**　凡易对母体、胎儿产生损害的药物，均为妊娠用药的禁忌。妊娠禁忌药分为慎用药与禁用药两大类。慎用药主要是活血祛瘀药、行气药、攻下药、大辛大热之品中的部分药物，如桃仁、红花、乳香、没药、王不留行、大黄、枳实、附子、干姜、肉桂、天南星等。禁用药大多系剧毒药或药性作用峻猛，以及堕胎作用较强的药物，如巴豆、牵牛、斑蝥、麝香、虻虫、水蛭、三棱、莪术、芫花、大戟、甘遂、商陆、轻粉、雄黄、砒霜等。

凡禁用药一般都不能使用，慎用药应根据孕妇病情，斟酌使用。如孕妇患病非用不可，应掌握安全、有效的原则，把握好剂量、炮制和配伍等环节，尽量减轻药物对胎儿及孕妇的危害。

3. **证候禁忌**　由于药物具有四气、五味及归经等性能，因而一种药物只适用于某种或某几种特定的证候，而对其他证候无效，甚或出现不良的作用。这种药物不适用于某种病证治疗或使用后反而有害的情况，称禁忌证。例如，麻黄辛温发散，解表发汗力强，适用于外感风寒表实无汗证，而表虚自汗者应禁用；黄精质润甘平，滋阴补肺，适用于肺虚燥咳及肾虚精亏者，脾虚湿盛、中寒便溏者则忌用。

4. **服药禁忌**　指服药期间对某些食物的禁忌，又称食忌、忌口。一般在服药期间，应忌食生冷、油腻、腥膻和有刺激性的食物。此外，病情不同，饮食禁忌亦有差别，如热性病患者忌食辛辣、油腻、煎炸类食物；寒性病患者忌食生冷；疮疡及皮肤病患者忌食鱼、虾、蟹等腥膻发物及辛辣刺激性食物；失眠烦躁的患者，不宜饮酒和茶等；胸痹患者忌食肥肉、动物内脏及饮酒；肝阳上亢、头晕目眩、烦躁易怒者忌食胡椒、辣椒、大蒜、酒等辛热助阳之品；脾胃虚弱者忌食油炸黏腻、寒冷固硬、难消化的食物。

（三）用药剂量

中药的用药剂量即用量，是指临床用药的分量。通常所说的用量，大多是指每味药物的用量，主要指每味药的成人一日量。药物剂量的大小，对其效用有一定的影响。确定中药的用药剂量，要从安全、有效的原则出发，一般地讲，应根据以下几方面因素来考虑。

1. 药物性质性能与剂量 质优力强者，用量宜小；质次力不足者，用量宜大。剧毒药或作用峻烈的药物，用量宜小；质松量轻的药物如花、叶、皮、枝或干品药材等用量宜小。质坚体重的药物如矿物、介壳类用量宜大；鲜药含水分较多，用量宜大。气味平淡、作用和缓的药物，用量宜重；气味浓厚、作用峻猛的药物，用量宜轻。

2. 药物配伍与剂量 单味药使用时剂量宜大；复方中，君药（主药）比臣药（辅药）剂量要大，入汤剂要比入丸、散剂量大。

3. 个体情况与剂量 一般来说，老年、小儿、妇女产后及体质虚弱者用量宜小；成人及体质壮实者用量宜大。病情轻、病势缓、病程长者用量宜小；病情重、病势急、病程短者用量宜大。

4. 季节地域与剂量 例如，发汗解表药夏季用量宜小，冬季用量宜大；苦寒泻火药夏季用量宜大，冬季用量宜小。解表药在严寒冬天的北方，用量宜大；在炎热夏天的南方，用量宜小。

中药的剂量，大多以重量单位计算，个别的药物也有以数量、容量计算的。重量的计算是以公制克为单位。

三、中药的分类

根据药物的功效和主治，中药一般可分为解表药、清热药、祛风湿药、化湿药、利水渗湿药、泻下药、化痰止咳平喘药、温里药、理气药、消食药、驱虫药、止血药、活血化瘀药、安神药、平肝息风药、开窍药、收涩药、补虚药等。

1. 解表药 凡以发散表邪，解除表证为主要功效，用于治疗外感表证的药物称解表药，又名发表药。本类药多味辛质轻，入肺、膀胱经，偏行肌表，能促进机体发汗，从而驱除表邪。根据解表药的药性及功效主治的不同，可分为辛温解表药和辛凉解表药两大类。

2. 清热药 凡以清泄里热为主要作用，治疗里热证的药物，称清热药。清热药性属寒凉，寒能清热，沉降入里，主要适用于里热实证，部分药物也适用于虚热证。根据清热药的功效及主治证的不同，又将其分为清热泻火药、清热燥湿药、清热凉血药、清热解毒药、清虚热药五类，主要用于治疗气分实热证、湿热证、血分实热证、热毒证及虚热证。清热药物大多药性苦寒，过用易伤脾胃，故脾胃虚弱者慎用。

3. 祛风湿药 凡以祛除风寒湿邪，解除痹痛为主要作用，常用于治疗风湿痹证的药物，称为祛风湿药。本类药物味多辛苦，性温。辛能祛除风湿，苦能燥湿除邪。肝主筋、肾主骨、脾主肌肉，祛风湿药能祛除留着于肌肉、经络、筋骨的风湿之邪，有的还兼有止痹痛、通经络、强筋骨等作用。主要用于风湿痹痛、关节不利、半身不遂、筋脉拘挛、腰膝酸软、下肢痿弱等病症。

4. 化湿药 凡以化湿运脾为主要功效，用于治疗湿阻中焦证的药物，称为化湿药，亦称芳香化湿药。适用于湿浊内阻、脾为湿困、运化失常所致的脘腹痞满、呕吐泛酸、大便溏薄、食少体倦、舌苔白腻等。部分药物亦有解暑、行气、止呕、止泻之功，故湿温、暑湿、中焦气滞、呕吐、泄泻等证亦可选用。化湿药气味芳香，入汤剂宜后下，不应久煎，以免挥发油逸失而降低疗效。本类药物多辛温香燥，易耗气伤阴，故阴虚血燥及气虚患者慎用。

5. 利水渗湿药 凡能通利水道、渗泄水湿，用以治疗水湿内停病证的药物，称为利水渗湿药。本类药物味多甘淡，性平或寒凉，归膀胱、肾及小肠经，作用趋于下行，主要用于小便不利、水肿、泄泻、痰饮、淋证、黄疸、湿疮、带下、湿温等病证。本类药易耗伤津液，对阴亏津少、肾虚遗精遗尿者，须慎用或忌用。某些药物有较强的通利作用，孕妇应慎用。根据药物性能特点及临床应用之不同，本类药可分为利水消肿药、利尿通淋药和利湿退黄药三类。

6. 泻下药　凡以泻下通便为主要功效，用于治疗里实积滞证的药物，称为泻下药。本类药为沉降之品，主归大肠经。除了泻下通便的作用以外，部分药还兼有解毒、活血祛瘀等作用，可用于疮痈肿毒及瘀血证。泻下药根据作用强弱及适应证的不同，可分为攻下药、润下药及峻下逐水药三类。其中攻下药、峻下逐水药作用峻猛，易伤正气及脾胃，故年老体虚、脾胃虚弱者当慎用；妇女胎前产后及月经期忌用。同时应注意中病即止，切勿过剂，以免损伤胃气。而对于有毒性的泻下药，一定要严格掌握炮制法度，控制用量，确保用药安全。

7. 化痰止咳平喘药　凡能祛痰或消痰，治疗痰证的药物，称为化痰药；凡能制止或减轻咳嗽、喘息，用于治疗咳喘证的药物，称止咳平喘药。痰、咳、喘三者相互兼杂，一般咳喘多夹痰，痰多易致咳喘，故治疗上化痰药常与止咳平喘药配伍使用。根据药物的性能特点及临床应用的不同，可分为温化寒痰药、清化热痰药及止咳平喘药三类。

8. 温里药　凡以温里祛寒为主要功效，治疗里寒证的药物，称温里药。本类药物均味辛而性温热，辛能行、能散，温能通，善走脏腑而能温里祛寒，温经止痛，故可用于治疗里寒证，尤以里实寒证为佳。本类药物多辛热燥烈，易动火伤阴，故凡实热证、阴虚火旺、津血亏虚者忌用；孕妇慎用。有毒药须注意炮制、用法及剂量，避免中毒。

9. 理气药　凡以疏通气机、行气解郁为主要功效，治疗气滞证或气逆证的药物，称理气药。本类药物多辛香苦温，辛香行散，味苦降泄，性温通行，归脾、胃、肝、肺经。主要适用于脾胃气滞所致的脘腹胀满、恶心呕吐、嗳腐吞酸、便秘或腹泻；肝气郁结所致的胁肋胀痛、疝气疼痛、月经不调、乳房胀痛；肺气壅塞所致的胸闷不畅、咳嗽气喘等病症。本类药物大多辛温香燥，易耗气伤阴，故气虚、阴虚者慎用。因含挥发油，入汤剂时不宜久煎。

10. 消食药　凡以消除胃肠积滞，促进消化为主要功效，用于治疗饮食积滞的药物，称消食药。本类药物性味多甘平，归脾、胃经，具有消食导滞、健运脾胃的作用。主要适用于因饮食积滞导致的脘腹胀满、恶心呕吐、嗳腐吞酸、不思饮食、大便失常，以及脾胃虚弱之消化不良等证。本类药物虽作用和缓，但仍有耗气之弊，故气虚而无积滞者慎用。

11. 驱虫药　凡以驱除或杀灭人体寄生虫为主要功效，用于治疗虫证为主的药物，称为驱虫药。本类药物入脾、胃、大肠经，多具一定的毒性，对人体内的寄生虫，尤其是肠道寄生虫有杀灭或麻痹作用，促进其排出体外。故临床多用于治疗蛔虫病、蛲虫病、绦虫病、钩虫病、姜片虫病等。应用驱虫药时，应根据寄生虫的种类及患者体质强弱、症情缓急，选用适宜的驱虫药物，并视患者的不同兼症进行相须用药及恰当配伍。驱虫药物对人体正气多有损伤，故要控制剂量，防止用量过大以致中毒或损伤正气；素体虚弱、年老体衰者及孕妇应慎用。

12. 止血药　凡以制止体内外出血为主要功效，治疗各种出血证的药物，称止血药。主要用于咯血、咳血、衄血、吐血、便血、尿血、崩漏、紫癜以及外伤出血等出血病证。止血药均入血分，因心主血、肝藏血、脾统血，多归心、肝、脾经。根据药性的寒、温、散、敛之异，可分为凉血止血药、温经止血药、化瘀止血药和收敛止血药四类。

13. 活血化瘀药 凡以疏通血脉、促进血行、消散瘀血为主要功效，用于治疗瘀血证的药物，称活血化瘀药，或活血祛瘀药。本类药味多辛苦，性多偏温，部分动物药具有咸味，主归心、肝经。其主治广泛，涉及临床内、外、妇、儿各科病证，如产后腹痛、痈肿、胸痹、跌打损伤等。本类药行散力强，易耗血动血，不宜用于妇女月经过多以及其他出血证无瘀血现象者；对于孕妇尤当慎用或忌用。

14. 安神药 凡以安定神志为主要功效，治疗心神不宁病证的药物，称安神药。主要用于治疗心神不宁的心悸怔忡、失眠多梦、健忘等；亦可作为惊风、癫狂等病证的辅助药物。部分安神药还可用于热毒疮肿、肝阳眩晕、自汗盗汗、肠燥便秘、痰多咳喘等症。本类药物多属对症治标之品，特别是矿石类重镇安神药及有毒药物，只宜暂用，不可久服，应中病即止。矿石类安神药，入汤剂时须打碎先煎、久煎；作丸散剂时须配伍健脾养胃之品，以免伤胃耗气。根据药物功效及临床应用不同，可分为重镇安神药及养心安神药两类。

15. 平肝息风药 凡以平肝潜阳、息风止痉为主要功效，治疗肝阳上亢或肝风内动病证的药物，称平肝息风药。本类药物主要适用于肝阳上亢所致头晕目眩、烦躁易怒、惊悸失眠以及肝风内动所致痉挛抽搐等病症。使用时应根据引起肝阳上亢及肝风内动的病因及兼症作适当配伍。本类药物有性偏寒凉或性偏温燥之不同，故当注意使用。脾虚慢惊者，不宜用寒凉之品；阴虚血亏者，当忌温燥之品。平肝息风药可分为以平肝阳为主要作用的平抑肝阳药和以息肝风、止痉为主要作用的息风止痉药两类。

16. 开窍药 凡能辛香走窜，以开窍醒神为主要功效，治疗闭证神昏的药物，称为开窍药，亦称芳香开窍药。主要用于治疗温热病热陷心包、痰浊蒙蔽清窍之神昏谵语，以及惊风、癫痫、中风等猝然昏厥、痉挛抽搐等，又可用于气滞或气结证，以及寒湿、热毒、瘀血等有形或无形之邪痹阻经脉、四肢关节或上中下三焦所致的风湿痹痛、疮痈肿毒、胸痹、癥瘕积聚等病证。开窍药辛香走窜，为治标、救急之品，且易耗气、伤阴，故只可暂服，不宜久用。因本类药物气味辛香，所含有效成分易于挥发，故内服多不宜入煎剂，只入丸剂、散剂服用。

17. 收涩药 凡以收敛固涩为主要功效，治疗各种滑脱病证的药物，称为收涩药，亦称固涩药。本类药物味多酸涩，性温或平，归肺、脾、肾、大肠经，具有固表敛汗、涩肠止泻、固精缩尿、止血止带、敛肺止咳、固崩止带等作用。本类药根据性味及作用特点的不同，可分为固表止汗药、敛肺涩肠药、固精缩尿止带药三类。

18. 补虚药 凡以补虚扶弱，纠正人体气血阴阳之不足为主要功效，治疗各种虚证的药物，称为补虚药，亦称补益药。根据各种药物功效及主要适应证的不同，可分为补气药、补血药、补阴药及补阳药四类。补虚药药性滋腻，不易消化，甚则影响脾胃运化功能，故可适当配伍健脾消食药顾护脾胃；补气同时还应辅以行气、除湿化痰；补血还应辅以行血。此外，补虚药如作汤剂，一般宜适当久煎，使药味尽出。虚弱证一般病程较长，补虚药宜采用蜜丸、煎膏（膏滋）、片剂、口服液、酒剂等便于保存、服用并可增效的剂型。

四、常用中药

常用中药的分类、代表药物、性味、功效及主治详见表 5 - 1。

表 5-1　常用中药介绍

分类		代表药物	性味	功效	主治
解表药	辛温解表	麻黄、羌活、防风、细辛、生姜、荆芥	辛，温	发散风寒，宣肺平喘	风寒感冒，咳嗽气喘，胃寒呕吐
	辛凉解表	桑叶、菊花、薄荷、升麻、柴胡、葛根	辛，凉	发散风热	风热感冒，咽喉肿痛
清热药	清热泻火	石膏、知母、栀子、芦根	辛、甘、苦，寒	清热泻火、清热利湿、除烦止渴	气分实热证
	清热燥湿	黄芩、黄连、黄柏、龙胆草	苦，寒	清热燥湿、泻火解毒	湿热证、火热证
	清热解毒	金银花、连翘、板蓝根、野菊花	苦、甘，寒	清热解毒、消痈散结	火热毒邪所致病证及痈肿疮疡
	清热凉血	赤芍、生地黄、玄参、牡丹皮	苦、甘，寒	清热凉血、活血散瘀	营分实热证、血分实热证
	清虚热	青蒿、地骨皮、白薇、银柴胡	苦、甘，寒	清虚热、退骨蒸、解暑、凉血	阴虚内热、骨蒸潮热
祛风湿药		独活、桑寄生、防己、威灵仙、木瓜、蕲蛇	辛，温	祛风止痛、散寒除湿	风寒湿痹
化湿药		藿香、苍术、厚朴、砂仁、佩兰、草果	辛，温	化湿健脾、燥湿散寒	湿犯中焦、暑湿证及湿温证初起
利水渗湿药		茯苓、猪苓、泽泻、薏苡仁、滑石、茵陈、木通、通草	甘、淡，寒	利水渗湿、通利水道	水肿、淋证
泻下药	攻下药	大黄、芒硝、番泻叶	苦，寒	攻积导滞	实热便秘、清热泻火
	润下药	火麻仁、郁李仁	甘，平	润肠通便	肠燥便秘
	峻下逐水药	甘遂、巴豆、大戟、芫花	苦，寒	泻水逐饮	胸腹积水、热结便秘
化痰止咳平喘药	温化寒痰	半夏、天南星、白前、旋覆花	辛、甘，温	燥湿化痰	寒痰咳喘、风痰眩晕
	清化热痰	桔梗、贝母、前胡、瓜蒌、竹茹、枇杷叶	苦、甘，寒	清肺化痰	肺热咳嗽、肠燥便秘
	止咳平喘	杏仁、百部、紫菀、款冬花、苏子、桑白皮	苦、甘，温	止咳平喘	咳嗽气喘诸证
温里药		附子、肉桂、干姜、川乌、草乌、吴茱萸、丁香、小茴香	辛，温、热	温中祛寒、温肾回阳	亡阳厥逆、脾肾阳虚

续 表

分类		代表药物	性味	功效	主治
理气药		枳实、陈皮、青皮、木香、香附、延胡索、乌药、川楝子	辛、苦，温	疏理气机、行气止痛	气滞、湿滞证
消食药		山楂、神曲、麦芽、鸡内金、谷芽、莱菔子	甘，平	消积导滞	宿食积滞、腹胀
驱虫药		槟榔、使君子、贯众、苦楝皮、榧子、南瓜子	辛、甘、苦，温	杀虫消积	各种肠道寄生虫
止血药		白及、仙鹤草、三七、白茅根、大蓟、棕榈炭、茜草、苎麻根	苦、涩，凉	收敛凉血、化瘀温经	出血证
活血化瘀药		川芎、丹参、桃仁、红花、牛膝、乳香、益母草	辛、苦，温	活血祛瘀、消肿定痛	跌打损伤、瘀血阻滞
安神药		朱砂、远志、磁石、合欢皮、龙骨、酸枣仁	甘、酸，平	宁心安神	失眠健忘、心神不宁
平肝息风药		天麻、钩藤、石决明、僵蚕、赭石、地龙、刺蒺藜	咸、甘，寒	平肝潜阳 息风止痉	肝阳上亢、肝风内动、惊风抽搐
开窍药		麝香、石菖蒲、冰片、苏合香	辛，温	开窍醒神	闭证神昏、中风痰厥
收涩药		乌梅、五味子、莲子、益智仁、诃子、桑螵蛸、芡实、肉豆蔻	甘、酸、涩，温	涩汗止泻 缩尿止带	汗证咳喘、遗精遗尿
补虚药	补气药	人参、黄芪、白术、党参、山药、大枣	甘、平，温	补中益气 养血安神	肺脾气虚诸证
	补血药	当归、熟地黄、首乌、阿胶	甘，温	补益血虚 调经止痛	心肝血虚诸证
	补阴药	麦冬、北沙参、龟甲、枸杞子、百合	甘，微寒	养阴清热 润燥生津	肝肾阴虚、失眠多梦
	补阳药	鹿茸、补骨脂、杜仲、肉苁蓉、冬虫夏草、淫羊藿、菟丝子	咸、甘，温	补肾壮阳 强筋健骨	肾阳虚、肝肾两虚

知识拓展

中药的产地、采集、炮制和贮存

中药的产地、采集、炮制和贮存等因素，均影响中药的质量。

天然药材的分布和生产离不开所处的自然环境条件，同一种药物产地不同，其质量优劣不一。"道地药材"是指历史悠久、品种优良、栽培或养殖加工合理、产量宏丰、疗效显著、具有地域特色且质量优于其他产地的中药材，其中尤以临床疗效作为认定道地药材的主标准。

中药材的采收季节、时间和方法与药材中有效成分的含量密切相关，一般来说应在有效成分含量最高的时节采集，同时还要考虑药材的产量及有毒成分的含量。

中药的炮制，是按照中医药理论，根据药物自身性质、调剂制剂及临床应用的需要而对药材进行加工处理的一项制药技术，一般可分为修制、水制、火制、水火共制及其他制法。

中药的贮存一般以保证药材质量、防止变质为前提。

第二节　方剂基本知识

方剂是在辨证审因确定治法之后，选择适宜的药物，酌定用量，按照组方结构的要求，妥善配伍而成的，是中医临床治疗病证的重要手段。药物组成方剂后，能使药物之间相互协调，加强药效，减轻某些药物的毒副作用，从而更好地发挥药物的整合治疗作用。要组成一首有效方剂，必须重视两个重要环节：一是严密的组方基本结构；二是熟练的药物配伍技巧。

一、方剂的组成

方剂的组成不是药物的简单堆砌，而应遵循"君、臣、佐、使"的组方原则，在辨证立法的基础上，选择适当的药物妥善配伍，以发挥重点突出、扬长避短、全面兼顾、提高疗效的优势。

（一）方剂组成的原则

方剂一般由君药、臣药、佐药和使药四个部分组成。

1. 君药　是针对主病或主证起主要治疗作用的药物，又称主药。金人张元素有"力大者为君"之说，一般而言君药药力居全方之首，且不可或缺。

2. 臣药　又称辅药。臣药的作用可分为两类：一是辅助君药加强对主病或主证的治疗作用；二是针对重要的兼病或兼证起主要治疗作用。臣药的药力次于君药。

3. 佐药　佐药的作用可分为三类：一是协助君、臣药加强治疗作用或直接治疗次要的兼症，称为佐助药；二是用以消除或减弱君、臣药的毒性与烈性，称为佐制药；三是在病重邪盛时，为避免药病格拒，使用与君药性味相反而又能在治疗中发挥相成作用的药物，称为反佐药。

4. 使药　使药的作用可分为两类：一是能引领方中诸药直达病所，称为引经药；二是调和诸药，协调药性，称为调和药。

例如，《伤寒论》中的麻黄汤由麻黄、桂枝、杏仁、甘草四味药组成，主治外感风寒表实证，症见恶寒发热、头身疼痛、无汗而喘、脉浮紧、舌苔薄白等。麻黄辛温，既能发汗解表以散风寒，又能宣肺平喘，为君药；桂枝辛甘温，温经通阳，发汗解肌，助麻黄发汗解表，并可温煦四肢，以解头身疼痛，为臣药；杏仁苦温，下气降逆，协麻黄止咳平喘，为佐助药；炙甘草甘温，调和诸药为使药。四药相配，能使汗出表解，诸症自除。

（二）方剂组成的变化

方剂的组成既有严格的原则性，又有较大的灵活性。临床辨证组方时应根据具体病情而灵活变化。药物的选择、配伍的安排、药量的轻重及剂型、服法等，都与体质、年龄、四时、地域等因素密切相关。方剂的组成变化主要有以下三种。

1. 药味加减的变化　在临床实践中为了适应变化的病情，对方剂中的药味"随证加减"，即在原方基础上稍加变动，以适应新病情的需要，做到"师其法而不泥其方，师其方而不泥其药"。例如，若在桂枝汤证的基础上，兼有宿疾喘息，则可加入厚朴下气除满，加入杏仁降逆平喘。

2. 药量增减的变化　药物的用量直接决定药力的大小，有时用量的变化还会改变方剂的配伍关系，从而可能改变方剂的功效。在临床实践中为适应病情需要，必须改变药物的用量。例如，小承气汤与厚朴三物汤，均由大黄、枳实、厚朴三味药组成，但两方厚朴用量差异显著，故其功用和主治均不同。

3. 剂型配制的变化　随着主症轻重缓急的变化，在方剂组成药物不变的基础上，通过配制不同的剂型，可以改变功用快慢与药力峻缓，达到治愈病证的目的。例如，患者服用汤剂后诸症好转，为巩固疗效，可改汤剂为丸剂，以便长期服用。又如，桂枝茯苓丸可用于瘀阻胞宫证，以活血祛瘀、缓消癥块，而桂枝茯苓汤又名催生汤，适用于产妇临产，见腹痛、腰痛而胞浆已下时服。

二、方剂的剂型

剂型是根据不同的药性和治疗目的，将药物制备成特定的应用形式。方剂的剂型历史悠久，《黄帝内经》中载有汤、丸、散、膏、酒、丹等多种剂型，明代《本草纲目》所载剂型已达40余种。中华人民共和国成立后，随着制药工业的发展，又研制出许多新剂型，如片剂、胶囊、注射剂、气雾剂等。现将几种常用剂型的制备方法与特点介绍如下。

1. 汤剂　将药物配齐后用水或酒等浸透后，煎煮一定时间，去渣取汁而制成的液体剂型。汤剂主要为内服，如小青龙汤、大承气汤等，亦可外用作洗浴、熏蒸或含漱。内服汤剂的特点是吸收快、疗效迅速、便于随证加减、能全面灵活地照顾各种病证的特殊性。汤剂是目前临床使用最广泛的一种剂型。

2. 散剂　将药物研碎、均匀混合成干燥粉末状制剂。散剂分内服、外用两种，内服一般以温水冲服，量小者可直接吞服，如七厘散；亦可制成粗末，水煎取汁服，称为煮散，如银翘散。外用如金黄散、生肌散外敷，还有冰硼散，可作吹喉用。散剂的特点是制作简便、方便携带、吸收较快、节省药材、不易变质。

3. 丸剂　将药物研成细末或药材提取物，用蜜、水或米糊、面糊、酒、醋、药汁等作为赋形剂制成球形的固体剂型。丸剂大多用于内服，临床常用的丸剂有蜜丸、水丸、糊丸、浓缩丸等几种。丸剂的特点是吸收缓慢、药力持久、服用携带贮存比较方便，适用于慢性、虚弱性疾病，如六味地黄丸。但也有丸剂药性较为峻猛，如安宫牛黄丸、舟车丸。

4. 膏剂　将药物用水或植物油煎熬浓缩去渣而成的一种制剂。膏剂有内服和外用两种，内服膏剂有流浸膏、浸膏、煎膏三种，如鹿胎膏、八珍益母膏；外用膏剂又分为软膏和硬膏，如狗皮膏、暖脐膏。膏剂的特点是服用简单、贮存方便、便于携带。

5. 酒剂　将药物放入白酒或黄酒中浸泡，或加温隔水炖煮，去渣取液而制成的剂型。酒剂古称"酒醴"，俗称"药酒"，供内服和外用。酒剂的特点是活血通络、易于发散、增强药效，故常在祛风通络和补益剂中使用，如风湿药酒、五加皮酒、参茸药酒。外用酒剂可祛风活血、消肿止痛。

6. 丹剂　有内服与外用两种。外用丹剂亦称丹药，是将某些矿物类药经高温烧炼制成的不同结晶形状的制品，常用于治疗痈疽疮疡，如五五丹、九一丹。内服丹剂没有固定剂型，可为散、丸剂。因其用贵重药品制成，所以不称丸而称丹，如至宝丹、活络丹。丹剂的特点是药力持久、服用携带贮存方便。

7. 茶剂　将药物经粉碎加工而制成的粗末状制品，或加入适宜黏合剂制成的方块状制剂。使用时以沸水泡汁代茶饮，不定时饮用，可用于治疗感冒、食积、腹泻，如午时茶、刺五加茶。茶剂的特点是制法简单、服用方便、患者易于接受。

8. 露剂　又称药露，多为新鲜富含挥发性成分的药物，用蒸馏法制成的气味芳香的澄清水溶液。一般可作为饮品及清凉解暑剂，如金银花露、青蒿露等。露剂的特点是气味清淡、便于口服、可当饮料使用。

9. 锭剂　将药物研成细末，或加入适当的赋形剂制成不同形状的固体制剂。锭剂外用、内服均可，内服大多取末调服或磨汁服用；外用大多磨汁涂患处，如紫金锭、万应锭。锭剂的特点是携带方便、使用简单、便于贮存。

10. 条剂　将药物细粉用桑白皮纸黏药后捻成细条，或将桑白皮纸捻成细条后再黏附上药物而制成的一种外用制剂。条剂的特点是直接外用、使用方便，如可将条剂插入不同形状的疮口或瘘管内，以发挥药效。

11. 线剂　将丝线或棉线浸泡于药液中或与药液同煮，经干燥制成的一种外用制剂。线剂的特点是直接外用、使用方便，常用于结扎瘘管、痔疮或赘生物，使其自行萎缩脱落。

12. 栓剂　将药物细粉与基质混合制成一定形状的固体制剂，纳入管腔融化或溶解释放药力的一种外用制剂，古称塞药，有杀虫止痒、润滑、收敛等作用。栓剂的特点是直接外用、减少药毒、使用方便，如消痔栓、小儿解热栓。

13. 糖浆剂　将药物煎煮去渣浓缩后，加入适量蔗糖溶解制成的浓蔗糖水溶液。糖浆剂的特点是味甜量小、服用方便、吸收较快、适宜儿童服用，如止咳糖浆、桂皮糖浆。

14. 片剂　将药物加工提炼后与辅料混合压制成圆片状剂型。味苦或有恶臭的药物可包糖衣，需在肠道吸收的药物可包肠溶衣。片剂的特点是用量准确、体积小、易于服用，如穿心莲片、银翘解毒片等。

15. 冲剂　将药物细粉或药材提取物，加适量赋形剂制成的干燥颗粒状内服制剂。冲剂分为可溶性和混悬性两种，服时以开水冲服。冲剂的特点是作用迅速、体积小、口感好、服用方便、易于携带，如板蓝根冲剂、感冒退热冲剂。

16. 针剂　将中药制成灭菌溶液，可供皮下、肌内、静脉注射使用的一种制剂，亦称注射剂。针剂的特点是剂量准确、作用迅速、给药方便，如复方丹参注射剂、柴胡注射液、清开灵注射液。

17. 气雾剂　将药物水溶液装入带有阀门的耐压容器内，借助容器内抛射剂的压力，以雾状形态喷射而出，直达病灶或由黏膜吸收而发挥疗效的一种制剂。临床上常用于心绞痛、哮喘等急症的治疗，如定喘雾化剂、云南白药雾化剂等。气雾剂具有剂量小、分布均匀、奏效快、使用方便等特点，吸入时可减少胃肠道副作用，外用则避免对创面的刺激，并可用定量阀门控制剂量，有速效的定位作用。

以上剂型各有特点，临床使用时应根据病情和剂型特点灵活选择。此外，尚有胶囊剂、灸剂、熨剂、灌肠剂、搽剂等，临床亦广泛使用，而且在不断研发创新，以提高临床疗效。

三、方剂的分类

根据方剂的功用和主治，方剂一般可分为解表剂、清热剂、泻下剂、和解剂、温里剂、补益剂、固涩剂、安神剂、开窍剂、理气剂、理血剂、治风剂、治燥剂、祛湿剂、祛痰剂、消食剂、驱虫剂等。

1. 解表剂　凡以解表药为主组成，具有发汗、解肌、透疹等功效，主治表证的方剂称解表剂。属于"八法"中的"汗法"。根据外邪寒热、体质虚实的不同，解表剂可分为辛温解表剂、辛凉解表剂、扶正解表剂三类。解表剂不宜久煎，一般宜温服，取汗以遍身微微出汗为佳；服药期间应禁食生冷、油腻之品，以免影响药物发挥治疗作用。

2. 清热剂　凡以清热药为主组成，具有清热、泻火、凉血、解毒的功效，主治里热证的方剂称为清热剂。属于"八法"中的"清法"。根据里热证的类型不同，清热剂可分为清热泻火剂、清热燥湿剂、清热解毒剂、清热凉血剂、清虚热剂五类。清热剂多用寒凉药物，使用时应避免寒凉败胃，必要时配伍护胃之品。

3. 泻下剂　凡以泻下药为主组成，具有通便、泻热、攻积、逐水的功效，主治里实证的方剂称泻下剂。属于"八法"中的"下法"。根据病因病机、证候表现及体质不同，泻下剂可分为寒下剂、温下剂、润下剂、逐水剂、攻补兼施剂五类。泻下剂多药力迅猛，使用时应中病即止，对于年老体虚、伤津亡血、孕产妇及经期女性均应慎用或禁用。同时服药期间忌食油腻及不易消化的食物，以免重伤胃气。

4. 和解剂　凡以寒热药、补泻药或疏敛药等并用为主组成，具有和解少阳、调和肝脾、调和寒热的功效，主治少阳证、肝脾不和证、寒热错杂证的方剂称和解剂。属"八法"中的"和法"。根据适应证不同，和解剂可分为和解少阳剂、调和肝脾剂、调和寒热剂三类。凡劳倦内伤，饮食失调，气血两虚而症见寒热者，或邪在肌表或邪已入里之证，皆不宜使用本类方剂。

5. 温里剂　凡以温里药为主组成，具有温中祛寒、回阳救逆、温经通脉等功效，主治里寒证的方剂称温里剂。属于"八法"中的"温法"。根据脏腑经络病位、病势轻重缓急不同，温里剂可分为温中祛寒剂、回阳救逆剂、温经散寒剂三类。温里剂多用辛温燥热药物，阴虚、血虚、血热者宜慎用，并应辨别寒热真假，如是真热假寒者，不可使用。

6. **补益剂** 凡以补益药为主组成，具有补益人体气、血、阴、阳的功效，主治虚证的方剂称补益剂。属于"八法"中的"补法"。补益剂可分为补气、补血、气血双补、补阴、补阳、阴阳双补六类。补益剂宜文火久煎，使药味尽出；因补益剂多滋腻之品，易碍胃滞气，影响脾胃运化功能，可酌加健脾、理气、消导之品。对虚不受补者，应先调理脾胃，使之补而不滞。

7. **固涩剂** 凡以收涩药为主组成，具有收敛固涩的功效，主治气、血、精、津耗散滑脱病证的方剂称固涩剂。根据病因、病位不同，固涩剂可分为固表止汗剂、敛肺止咳剂、涩肠固脱剂、涩精止遗剂、固崩止带剂五类。耗散滑脱之证，皆由正气亏虚而致，使用固涩剂宜配伍补益药；外邪未去者，不宜过早使用固涩剂，以免闭门留寇。

8. **安神剂** 凡以安神药为主组成，具有安神定志的功效，主治神志不安病证的方剂称安神剂。根据病证虚实不同，安神剂可分为重镇安神剂和养心安神剂两类。重镇安神剂多有金石重坠之品，易伤胃气，只宜暂用；某些安神药如朱砂有一定毒性，不宜过服、久服。

9. **开窍剂** 凡以开窍药为主组成，具有开窍醒神的功效，主治闭证神昏的方剂称开窍剂。根据热闭证、寒闭证不同，开窍剂可分为凉开剂和温开剂两类。开窍剂为治标之剂，药多芳香走窜，用于急救，不可久服，一般不入汤剂而多制成丸剂、散剂；脱证禁用，孕妇慎用或禁用。

10. **理气剂** 凡以理气药为主组成，具有行气、降气的功效，主治气滞证、气逆证的方剂称理气剂。属于"八法"中的"消法"。根据病证不同，理气剂可分为行气剂和降气剂两类。理气剂用药多辛温香燥，易耗气伤津、助热动血，不可过量；年老体弱、阴血不足、气郁、气逆者及孕妇，应酌情减量，并兼顾正气。

11. **理血剂** 凡以活血化瘀药或止血药为主组成，具有活血化瘀或止血的功效，主治血瘀证或出血证的方剂称理血剂。属于"八法"中的"消法"。根据病机不同，理血剂可分为活血祛瘀剂和止血剂两类。活血祛瘀剂性多破泄，易于动血伤胎，妇女经期、月经过多及孕妇应慎用或禁用；使用止血剂时应防其止血留瘀之弊，宜适当配伍活血化瘀之品。

12. **治风剂** 凡以辛散祛风药或息风止痉药为主组成，具有疏散外风或平息内风的功效，主治风证的方剂称治风剂。根据风邪有外风、内风不同，治风剂可分为疏散外风剂和平息内风剂两类。治风剂药性多温燥，津液不足、阴虚有热者慎用。

13. **治燥剂** 凡以轻宣辛散药或甘凉滋润药为主组成，具有轻宣外燥或滋阴润燥等功效，主治燥证的方剂称治燥剂。根据外燥证、内燥证不同，治燥剂可分为轻宣外燥剂、滋润内燥剂两类。疏散外燥易伤津，药量宜轻；滋润内燥易影响脾胃运化，宜酌情配伍辛开药物。

14. **祛湿剂** 凡以祛湿药为主组成，具有化湿利水、通淋泄浊的功效，主治湿证的方剂称祛湿剂。属于"八法"中的"消法"。根据湿邪有外湿内湿、属热属寒之分，其病位有表里上下不同，祛湿剂可分为燥湿和胃剂、清热利湿剂、利水渗湿剂、温化水湿剂、祛风胜湿剂五类。祛湿剂多含芳香温燥或甘淡渗利之品，易耗气伤津，素体阴血不足、病后体弱者及孕妇应慎用。

15. **祛痰剂** 凡以祛痰药为主组成，具有消除痰饮的功效，主治痰饮证的方剂称祛痰剂。属于"八法"中的"消法"。根据痰饮证有寒痰、热痰、湿痰、燥痰、风痰等不同类型，祛痰剂可分为燥湿化痰剂、清化热痰剂、润燥化痰剂、温化寒痰剂、治风化痰剂五类。因气滞则痰聚，脾虚易生痰湿，故祛痰剂中常配伍理气药、健脾祛湿药。祛痰药多伤津，祛痰应当兼顾阴津。

16. 消食剂 凡以消食药为主组成，具有消食运脾、化积导滞的功效，主治食积证的方剂称消食剂。属于"八法"中的"消法"。根据病因不同，消食剂可分为消食化滞剂和健脾消食剂两类。消食剂作用虽缓和，但仍属攻伐之剂，不宜久服；纯虚无积滞者禁用。

17. 驱虫剂 凡以驱虫药为主组成，具有驱虫杀虫的功效，主治人体寄生虫病的方剂称驱虫剂。属于"八法"中的"消法"。驱虫剂宜空腹服用，并忌油腻食物；某些有毒性的驱虫药须把握剂量，年老体弱者及孕妇应慎用或禁用。

四、常用方剂

常用方剂的分类、药物组成、功用及主治详见表5-2。

表5-2 常用方剂介绍

分类	代表方剂	药物组成	功用	主治
解表剂	麻黄汤	麻黄、桂枝、杏仁、甘草	发汗解表，宣肺平喘	外感风寒表实证
	桂枝汤	桂枝、芍药、甘草、生姜、大枣	解肌发表，调和营卫	外感风寒表虚证
	银翘散	连翘、金银花、苦桔梗、薄荷、竹叶、生甘草、荆芥穗、淡豆豉、牛蒡子	辛凉透表，清热解毒	温病初起
	败毒散	柴胡、前胡、川芎、枳壳、羌活、独活、茯苓、桔梗、人参、甘草	散寒祛湿，益气解表	气虚，外感风寒湿表证
清热剂	白虎汤	石膏、知母、甘草、粳米	清热生津	气分热盛证
	清营汤	犀角（水牛角代）、生地黄、玄参、竹叶、麦冬、丹参、黄连、金银花、连翘	清营解毒，透热养阴	热入营分证
	黄连解毒汤	黄连、黄芩、黄柏、栀子	泻火解毒	三焦火毒证
	龙胆泻肝汤	龙胆草、黄芩、栀子、车前子、泽泻、川木通、当归、地黄、柴胡、炙甘草	清肝胆，利湿热	肝胆实火上炎证，肝经湿热下注证
	青蒿鳖甲汤	青蒿、鳖甲、细生地、知母、牡丹皮	养阴透热	温病后期，邪伏阴分证
泻下剂	大承气汤	大黄、厚朴、枳实、芒硝	峻下热结	阳明腑实证；热结旁流证
	温脾汤	大黄、当归、干姜、附子、人参、芒硝、甘草	攻下冷积，温补脾阳	阳虚寒积证
	麻子仁丸	麻子仁、白芍、枳实、大黄、厚朴、杏仁	润肠泻热，行气通便	胃肠燥热，脾约便秘证
	十枣汤	芫花、甘遂、大戟、大枣	攻逐水饮	悬饮，水肿
和解剂	小柴胡汤	柴胡、黄芩、人参、甘草、半夏、生姜、大枣	和解少阳	伤寒少阳证，热入血室证等
	逍遥散	柴胡、当归、白芍、白术、茯苓、炙甘草、生姜、薄荷	疏肝解郁，养血健脾	肝郁血虚证
	半夏泻心汤	半夏、黄芩、干姜、人参、黄连、大枣、甘草	寒热平调，消痞散结	寒热错杂之痞证

续　表

分类	代表方剂	药物组成	功用	主治
温里剂	理中丸	人参、干姜、甘草、白术	温中祛寒，补气健脾	脾胃虚寒证，阳虚失血证等
	四逆汤	甘草、干姜、附子	回阳救逆	心肾阳衰寒厥证
	当归四逆汤	当归、桂枝、白芍、细辛、甘草、通草、大枣	温经散寒，养血通脉	血虚寒厥证
补益剂	四君子汤	人参、白术、茯苓、甘草	益气健脾	脾胃气虚证
	四物汤	当归、川芎、白芍、地黄	补血调血	营血虚滞证
	六味地黄丸	熟地黄、山茱萸、山药、泽泻、牡丹皮、茯苓	滋补肝肾	肝肾阴虚证
	肾气丸	干地黄、山药、山茱萸、泽泻、茯苓、牡丹皮、桂枝、附子	补肾助阳	肾阳不足证
固涩剂	牡蛎散	黄芪、麻黄根、牡蛎、浮小麦	敛阴止汗，益气固表	体虚自汗、盗汗证
	真人养脏汤	人参、当归、白术、肉豆蔻、肉桂、白芍、木香、诃子、炙甘草、罂粟壳	涩肠固脱，温补脾肾	久泻久痢，脾肾虚寒证
	桑螵蛸散	桑螵蛸、远志、石菖蒲、龙骨、人参、茯神、当归、龟甲	调补心肾，涩精止遗	心肾两虚证，遗尿、遗精等
	固冲汤	白术、生黄芪、龙骨、牡蛎、山茱萸、生杭芍、海螵蛸、茜草、棕边炭、五倍子	固冲摄血，益气健脾	脾肾亏虚，冲脉不固证
安神剂	朱砂安神丸	朱砂、黄连、炙甘草、生地黄、当归	镇心安神，清热养血	心火亢盛，阴血不足证
	酸枣仁汤	酸枣仁、甘草、知母、茯苓、川芎	养血安神，清热除烦	肝血不足，虚热内扰证
开窍剂	安宫牛黄丸	牛黄、郁金、犀角（水牛角代）、黄连、朱砂、冰片、麝香、珍珠、栀子、雄黄、黄芩	清热解毒，开窍醒神	邪热内陷心包证
	苏合香丸	苏合香、冰片、麝香、白术、安息香、青木香、白檀香、诃子、沉香、丁香、荜茇、犀角（水牛角代）、乳香、朱砂	芳香开窍，行气止痛	寒闭证
理气剂	越鞠丸	香附、川芎、苍术、栀子、神曲	行气解郁	六郁病
	苏子降气汤	紫苏子、半夏、当归、甘草、前胡、厚朴、姜汁、肉桂、生姜、大枣	降气平喘，祛痰止咳	上实下虚喘咳证
理血剂	血府逐瘀汤	桃仁、红花、当归、生地黄、川芎、赤芍、牛膝、桔梗、柴胡、枳壳、甘草	活血祛瘀，行气止痛	胸中血瘀证
	十灰散	大蓟、小蓟、荷叶、侧柏叶、茅根、茜根、栀子、大黄、牡丹皮、棕榈皮	凉血止血	血热妄行之上部出血证
治风剂	川芎茶调散	薄荷、川芎、荆芥、细辛、防风、白芷、羌活、甘草	疏风止痛	外感风邪头痛
	羚角钩藤汤	羚角片（山羊角代）、霜桑叶、川贝母、生地黄、钩藤、滁菊花、茯神、白芍、甘草、淡竹茹	凉肝息风，增液舒筋	热盛动风证

续　表

分类	代表方剂	药物组成	功用	主治
治燥剂	杏苏散	苏叶、半夏、茯苓、前胡、苦桔梗、枳壳、甘草、大枣、杏仁、陈皮、生姜	轻宣凉燥，理肺化痰	外感凉燥证
	增液汤	玄参、麦冬、生地黄	增液润燥	阳明温病，津亏便秘证
祛湿剂	平胃散	苍术、厚朴、陈皮、甘草、生姜、大枣	燥湿运脾，行气和胃	湿滞脾胃证
	茵陈蒿汤	茵陈、栀子、大黄	清热，利湿，退黄	湿热黄疸
	五苓散	猪苓、泽泻、白术、茯苓、桂枝	利水渗湿，温阳化气	膀胱气化不利之蓄水证
	苓桂术甘汤	茯苓、桂枝、白术、甘草	温阳化饮，健脾利湿	中阳不足之痰饮
	羌活胜湿汤	羌活、独活、藁本、防风、甘草、蔓荆子、川芎	祛风，胜湿，止痛	风湿在表之痹病
祛痰剂	二陈汤	半夏、橘红、白茯苓、甘草、生姜、乌梅	燥湿化痰，理气和中	湿痰证
	清气化痰丸	陈皮、杏仁、枳实、黄芩、瓜蒌、茯苓、胆南星、半夏	清热化痰，理气止咳	痰热咳嗽
	贝母瓜蒌散	贝母、瓜蒌、天花粉、茯苓、橘红、桔梗	润肺清热，理气化痰	燥痰咳嗽
	苓甘五味姜辛汤	茯苓、甘草、干姜、细辛、五味子	温肺化饮	寒饮咳嗽
	半夏白术天麻汤	半夏、天麻、茯苓、橘红、白术、甘草、生姜、大枣	化痰息风，健脾祛湿	风痰上扰证
消食剂	保和丸	山楂、神曲、半夏、茯苓、陈皮、连翘、莱菔子	消食和胃	食滞胃脘证
	健脾丸	白术、木香、黄连、甘草、白茯苓、人参、神曲、陈皮、砂仁、麦芽、山楂、山药、肉豆蔻	健脾和胃，消食止泻	脾虚食积证
驱虫剂	乌梅丸	乌梅、细辛、干姜、黄连、当归、附子、蜀椒、桂枝、人参、黄柏	温脏安蛔	脏寒蛔厥证

本章小结

思考题

1. 中药的性能包括哪些方面？
2. 方剂的组成原则是什么？
3. 方剂常用的剂型有哪些？

更多练习

（施　慧）

第六章　经络腧穴基本知识

教学课件

学习目标

1. 素质目标

运用经络、腧穴相关知识为患者提供恰当的健康指导。

2. 知识目标

（1）掌握：经络的概念和经络系统的组成；十二经脉的走向、交接和分布规律；十四经穴中常用腧穴的定位和主治。

（2）熟悉：腧穴的分类、作用和常用定位方法。

（3）了解：奇经八脉的组成和作用。

3. 能力目标

能够应用经络腧穴的知识和技能解决临床护理问题。

案例

【案例导入】

患者，女性，42岁，教师。患者胃脘部隐痛已4年余，进食后为甚，泛吐清水，喜温喜按，神疲纳差。脘腹胀满，大便溏薄，形寒怕冷，舌淡苔薄白，脉迟缓。查晨空腹胃液色黄，胃镜检查为浅表性胃炎。

【请思考】

患者所患为何病何证型？请为患者选取合适的腧穴进行护治。

【案例分析】

经络与腧穴是古代医家经过长期的医疗实践，不断总结和完善而逐步形成的产物。《灵枢·经脉》云"经脉者，所以能决死生，处百病，调虚实，不可不通"，表明了经脉在疾病的诊断、治疗与护理中起着重要作用。腧穴是人体脏腑经络之气血输注于体表的特殊部位，

是针灸、推拿、刮痧、拔罐等治疗的施术部位。经络腧穴知识在中医护理中具有重要地位。

第一节　经络基本知识

经络是人体组织结构的重要组成部分，经络学说是研究人体经络的循行分布、生理功能、病理变化及其与脏腑相互关系的学说，是针灸、拔罐等中医护理技术的理论基础。

一、概述

经络是经脉和络脉的总称，是人体运行气血、联络脏腑肢节、沟通上下内外、感应传导信息的通路。"经"指经脉，有路径的含义，经脉贯穿上下，沟通内外，是经络系统的主干，较大，纵行于人体的深部；"络"指络脉，有网络的含义，为经脉别出的分支，较经脉细小，纵横交错，遍布于人体的浅部。

经络内属于脏腑，外络于肢节，沟通脏腑与体表间的联系，将人体的脏腑、器官、孔窍及皮肉筋骨等组织紧密地联结成一个有机的整体，是人体借以运行气血、营养全身的路径。经络使人体各部的功能得以保持相对的平衡和协调。

（一）经络系统的组成

经络系统由经脉和络脉组成，内连脏腑，外连筋肉、肢节和皮肤。经脉包括十二经脉、奇经八脉以及附属于十二经脉的十二经别、十二经筋和十二皮部；络脉包括十五络脉、浮络和孙络（图6-1）。

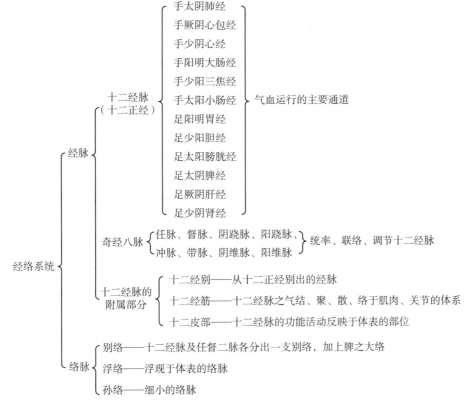

图6-1　经络系统的组成

经脉有正经和奇经两类。正经有十二条，即手太阴肺经、手阳明大肠经、足阳明胃经、足太阴脾经、手少阴心经、手太阳小肠经、足太阳膀胱经、足少阴肾经、手厥阴心包经、手少阳三焦经、足少阳胆经、足厥阴肝经，合称"十二经脉"，是气血运行的主要通道，其有一定的起止、循行部位和交接顺序，在肢体的分布和走向上也有一定的规律，与脏腑有直接的络属关系，其"内属于脏腑，外络于肢节"，将人体内外连贯起来，成为一个有机的整体。奇经有八条，包括督脉、任脉、冲脉、带脉、阴跷脉、阳跷脉、阴维脉、阳维脉，合称为"奇经八脉"，有统率、联络和调节十二经脉的作用。

十二经脉的附属部分包括十二经别、十二经筋和十二皮部。十二经别，是十二正经离、入、出、合的别行部分，是正经别行深入体腔的支脉，能沟通脏腑，加强表里经的联系。十二经筋是十二经脉之气结、聚、散、络于筋肉关节的体系，是附属于十二经脉的筋肉系统。十二皮部是十二经脉功能活动反映于体表的部位，也是经络之气在皮肤所散布的部位。

络脉有别络、浮络和孙络之分。别络是指较大的和主要的络脉，是十二经脉在四肢部以及躯干前、后、侧三部的重要支脉，共十五条，其中十二经脉与督脉、任脉各有一条别络，再加上脾之大络，合为"十五别络"。别络的主要功能是沟通表里和渗灌气血。浮络是浮现于体表的络脉，孙络是最细小的络脉，二者遍布全身，难以计数。

（二）经络的生理功能

1. 联络脏腑，沟通表里　《灵枢·海论》曰："夫十二经脉者，内属于府藏，外络于肢节。"人体是由五脏六腑、四肢百骸、五官九窍构成的复杂机体，其各部位均有不同的生理功能，但又共同维持着有序的整体活动，而彼此间的联系配合，均有赖于经络系统的联系、沟通。由于十二经脉及其分支的纵横交叉，入里出表、通上达下，其固定的络属关系，循行流注的规律，将人体的脏腑组织器官有机地联结起来，使人体形成了一个内外、表里、左右、上下彼此能紧密协调统一的整体。

2. 运行气血，濡养周身　《灵枢·本脏》提出"经脉者，所以行血气而营阴阳，濡筋骨，利关节者也"，明确指出人体的气血须通过经络的传输，才能布散全身，维持机体的生命活动。十二经脉是人体经络系统的核心，气血通过以十二经脉为核心的经络系统，周流不息，渗透灌注于脏腑组织，以发挥营养濡润脏腑器官之功用。

3. 抗御外邪，保卫机体　经络能行气血而营阴阳，营气行于脉中，卫气行于脉外，使营卫之气密布周身。外邪由表及里侵犯人体，先从皮毛开始。若卫气充实于络脉，络脉散布于全身、密布于皮部，当外邪侵犯机体时，卫气首先发挥其抗御外邪、保卫机体的屏障作用。

4. 感应传导，调节功能　肌表受到刺激沿经脉传于体内有关脏腑，使该脏腑功能发生变化，而达到疏通气血和调整脏腑功能的目的。脏腑功能活动变化亦可通过经络而反映于体表。针刺治疗时的所谓"得气"，即经络感传现象的体现，患者有酸麻胀感或沿一定部位传导，医者针下有徐和或沉紧感。

（三）经络学说的临床应用

经络学说在阐释病理，指导疾病的诊断、治疗及预防保健中有重要意义。

1. 阐释病理变化　在疾病的情况下，经络具有传注病邪、反映病候的功能。病邪可以通过经络由表达里，或由里达表。脏腑之病可沿着经络的通路反映到体表。五官九窍与内脏的关系以经络为路径，一旦经络受病，则该经络所过或所主的器官也可能发生病变。四肢筋骨皮肉皆须依靠经气为养，所以经络受病，其所过的四肢部位的筋、骨、皮、肉也可能出现病变。

2. 指导疾病诊断 由于经络有一定的循行部位和脏腑络属，可以反映所属脏腑的病证，因而在临床上可用于疾病的诊断。例如，可根据经脉在头部的循行分布而辨别头痛，其痛在前额者多与阳明经有关，痛在两侧者多与少阳经有关，痛在颈项者多与太阳经有关，痛在颠顶者多与督脉、厥阴经有关。

3. 指导临床治疗 经络学说还用以指导临床各科的治疗，特别是针灸、推拿和药物治疗。针灸治病主要是通过针刺与艾灸等刺激体表腧穴，以疏通经气，恢复、调节人体脏腑气血的功能，从而达到治疗疾病的目的。针灸选穴，一般是在明确辨证的基础上，除选用局部腧穴外，通常以循经取穴为主，即某一经络或脏腑有病，便选用该经或该脏腑的所属经络或相应经脉的远部腧穴来治疗。《四总穴歌》所说"肚腹三里留，腰背委中求，头项寻列缺，面口合谷收"就是循经取穴的典范，临床应用非常广泛，如胃痛循经远取足三里、梁丘，胁痛循经远取阳陵泉、太冲等。

4. 指导预防保健 可以用调理经络的方法来预防疾病。例如，保健灸法是自古以来的防病治病之术，古今把足三里作为防病治病的保健强壮穴等。

二、十二经脉

十二经脉即手三阴经（肺、心包、心）、手三阳经（大肠、三焦、小肠）、足三阳经（胃、胆、膀胱）、足三阴经（脾、肝、肾）的总称。它们是经络系统的主体，所以又称十二正经。

（一）十二经脉的命名

十二经脉的命名，是根据脏腑、手足、阴阳而定。各经都以其所属脏腑的名称，依据脏为阴、腑为阳，内侧为阴、外侧为阳的阴阳学说理论。膈肌以上的脏及相表里的腑，其经脉行于上肢称为手经；膈肌以下的脏及相表里的腑，其经脉行于下肢称为足经，如循行于手的手太阴肺经、手阳明大肠经，循行于足的足太阴脾经、足阳明胃经等。

（二）十二经脉的走向与交接规律

1. 走向规律 十二经脉沿着一定方向循行，相互衔接，彼此沟通。其循行走向：手三阴经从胸走手，手三阳经从手走头，足三阳经从头走足，足三阴经从足走胸腹（图6-2）。

2. 交接规律 表里经交接在四肢末端；同名的阳经交接在头面部（阳明经相接于鼻旁，太阳经相接在目内眦，少阳经相接于目外眦）；阴经与阴经（指手足三阴经）在胸腹部交接，分别交接于心胸肺中（图6-2）。

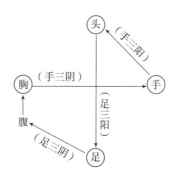

图6-2 十二经脉走向与交接规律

（三）十二经脉的分布规律

十二经脉对称地分布于人体的头面、躯干和四肢，在体表有一定的分布规律。六条阴经分布于四肢的内侧和胸腹，即手三阴经分布在上肢的内侧，足三阴经分布在下肢的内侧。六条阳经分布于四肢的外侧和头面、躯干，即手三阳经分布在上肢的外侧，足三阳经分布在下肢的外侧。

手足三阳经在四肢的排列次序为阳明在前、少阳在中、太阳在后。手足三阴经在四肢的排列次序为太阴在前、厥阴在中、少阴在后。但足三阴经在内踝上 8 寸以下的排列是厥阴在前、太阴在中、少阴在后。归纳为内侧前中后，太阴厥少阴；外侧前中后，阳明少太阳。

（四）十二经脉的表里关系

十二经脉内属于脏腑，阳经属腑，阴经属脏，脏与腑有表里络属的关系，阴经与阳经有表里相合的关系。互为表里的阴经与阳经在体内有络属关系，在体表通过络脉沟通加强联系，因此在生理上互相配合，病理上互相影响（表 6 – 1）。

表 6 – 1　十二经脉表里关系

	经脉					
表	手阳明 大肠经	手少阳 三焦经	手太阳 小肠经	足阳明 胃经	足少阳 胆经	足太阳 膀胱经
里	手太阴 肺经	手厥阴 心包经	手少阴 心经	足太阴 脾经	足厥阴 肝经	足少阴 肾经

（五）十二经脉的流注次序

经络是气血运行的通道，气血在十二经脉中流动不息，循环灌注，构成了十二经脉的气血流注。经脉中的气血运行，从手太阴肺经开始，依次传至足厥阴肝经，再传至手太阴肺经，首尾相贯，如环无端。其流注次序如图 6 – 3 所示。

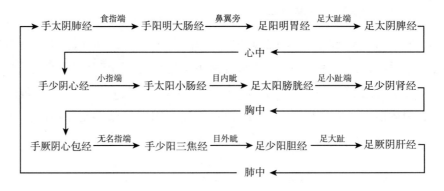

图 6 – 3　十二经脉的流注次序

三、奇经八脉

奇经八脉是督脉、任脉、冲脉、带脉、阴维脉、阳维脉、阴跷脉、阳跷脉的总称。奇经八脉与十二正经不同，既不直属脏腑，又无表里相合关系，"别道奇行"，故称"奇经"。八脉中的督、任、冲脉皆起于胞中，同出会阴，称为"一源三歧"。其中督脉行于腰背正中，上至头面，能总督一身阳经，故称"阳脉之海"。任脉行于胸腹正中，上抵颏部，能总任一身阴经，故称"阴脉之海"。冲脉与足少阴肾经相并上行，环绕口唇，十二经脉均来汇聚，故称为"十二经脉之海"，亦称"血海"。因任、督二脉各有其循行的部位和所属腧穴，故与十二经相提并论，合称为十四经。

带脉起于胁下，环行腰间一周。阴维脉起于小腿内侧，沿腿股内侧上行，至咽喉与任脉会合，主一身之里。阳维脉起于足跗外侧，沿腿膝外侧上行，至项后与督脉会合，主一身之表。阴跷脉起于足跟内侧，随足少阴等经上行，至目内眦与阳跷脉会合。阳跷脉起于足跟外侧，伴足太阳等经上行，至目内眦与阴跷脉会合，沿足太阳经上额，于项后会合于足少阳经。

奇经八脉纵横交叉于十二经之间，其主要作用是沟通十二经脉之间的联系，将部位相近、功能相似的经脉联系起来，达到统摄有关经脉气血、协调阴阳的作用。此外，奇经八脉对十二经脉气血有着蓄积和渗灌的调节作用。当十二经脉及脏腑气血旺盛时，奇经八脉能加以蓄积；当人体功能活动需要时，奇经八脉又能渗灌供应。奇经与肝、肾等脏及女子胞、脑、髓等奇恒之腑的关系较为密切，相互之间在生理与病理上均有一定的联系。

第二节　腧穴基本知识

"腧"意为转输、输注；"穴"意为孔隙，是经气所居之处。《黄帝内经》称之为"节""会""气穴""气府"等；《针灸甲乙经》中则称之为"孔穴"；《铜人腧穴针灸图经》通称为"腧穴"。

一、概述

腧穴是脏腑经络之气血输注于人体表面的特殊部位。腧穴通过经络，内连脏腑，外连肌肉、皮肤。脏腑的病变可通过经络反映到体表的腧穴上，也可通过对体表腧穴的刺激，调节人体的脏腑、经络、气血，从而达到防病治病的目的。

（一）腧穴的分类

1. 十四经穴　简称经穴，是指分布于十二经脉和任、督二脉循行路线上的腧穴，共有362个。经穴既有具体的名称，又有固定的位置，不仅反映本经经脉及其所属脏腑的病证，也反映本经经脉所联系的其他经脉、脏腑之病证。

2. 经外奇穴　简称奇穴，是指虽有具体的名称和固定的位置，但不归属于十四经穴的经验效穴。这类腧穴主治范围相对比较单一，常常对某些病证有着特殊的疗效。

3. 阿是穴　是指以压痛点为穴，即所谓"以痛为腧"，又称"天应穴"或"不定穴"。这类腧穴既无具体的名称，又无固定的部位，多在病变部位附近，但也可在距离病变部位较远的位置。

（二）腧穴的作用

1. 诊断作用　人体的腧穴通过经络与五脏六腑、四肢百骸紧密地联系在一起。当人体的内部发生病理改变时，可以通过经络在体表的某些腧穴上有所反映，如可在有胃肠不适者的足三里、上巨虚等穴处找到敏感的压痛点，也可在肺脏疾病患者的中府、肺俞等穴处发现压痛点和/或皮下结节。因此在临床上可通过判断腧穴及其周围部位是否有压痛、肿胀、结节、皮肤脱屑、丘疹及瘀点等病理反应来协助诊断。

2. 治疗作用

（1）近治作用：是所有腧穴的共同特点，即指腧穴都能治疗其所在部位及邻近组织、器官、脏腑、经络的病证，又称为"局部作用"。例如，眼部及其周围的睛明、攒竹、承泣、四白等腧穴皆能治疗眼病，耳部周围的耳门、听会、听宫、翳风等穴都可用来治疗耳病，而胃脘部的中脘、建里、梁门等穴则均能治疗胃部不适。

（2）远治作用：是指经穴，尤其是位于四肢肘膝关节以下的十二正经腧穴，不仅能够治疗其所在局部的病证，而且还能治疗本经循行所及的远隔部位组织、器官的病证，有的甚至具有影响全身的作用，又称为"循经作用"。例如，合谷穴不仅能治疗手部及上肢的病证，而且还能治疗头面部的病变；足临泣穴则既能治疗足部及下肢的疾病，又能治疗肝胆部及头部的病证。

（3）特殊作用：腧穴的特殊作用包括腧穴的双向良性调整作用和腧穴治疗作用的相对特异性两个方面。临床实践证明，针刺某些腧穴，对于机体所处的不同病理状态具有双向良性调整作用。例如，便秘时，针刺天枢穴可以通便；泄泻时，针刺天枢穴则又可止泻。腧穴治疗作用的相对特异性是指某些腧穴对于某种病症具有相对特异性的治疗作用，如针刺水沟穴可以开窍醒神、艾灸至阴穴可矫正胎位等。

（三）腧穴的定位方法

1. 体表解剖标志定位法　又称自然标志定位法，是根据人体表面的自然解剖标志来取穴的方法。

（1）固定标志定位法：是指利用五官、爪甲、毛发、乳头、肚脐、骨节的凸起及凹陷等不受人体活动的影响，位置固定不移的体表解剖标志来取穴的方法，如在鼻尖处取素髎穴、肚脐正中取神阙穴、两眉中间取印堂穴、两乳中间取膻中穴、腓骨小头下缘取阳陵泉穴等。

（2）活动标志定位法：是指利用皮肤、肌肉、关节随活动而出现的皱纹、凹陷及空隙等活动体表解剖标志来取穴的方法，如张口取耳门、听会和听宫穴，闭口取下关穴，利用屈肘时出现的肘横纹头来取曲池穴，上臂外展时在肩峰外侧缘呈现的两个凹陷处取肩髃和肩髎穴、拇指翘起时在拇长和拇短伸肌腱之间的凹陷处取阳溪穴等。

2. 骨度折量定位法　是指以骨节为主要标志来测量周身各部的长短、大小，并依其尺寸按比例折算作为定穴标准的取穴方法，古称"骨度法"。全身各部主要骨度分寸见表6-2及图6-4。

表6-2　全身各部主要骨度分寸表

部位	起止点	折量寸	度量法	说明
头部	前发际正中至后发际正中	12	直寸	用于确定头部腧穴的纵向距离
	眉间（印堂）至前发际正中	3	直寸	用于确定前或后发际及头部腧穴的纵向距离
	两额角发际（头维）之间	9	横寸	用于确定头前部腧穴的横向距离
	耳后两乳突（完骨）之间	9	横寸	用于确定头后部腧穴的横向距离

续　表

部位	起止点	折量寸	度量法	说明
胸部	胸骨上窝（天突）至剑胸结合中点（歧骨）	9	直寸	用于确定胸部任脉腧穴的纵向距离
	剑胸结合中点（歧骨）至脐中	8	直寸	用于确定上腹部腧穴的纵向距离
	脐中至耻骨联合（曲骨）上缘	5	直寸	用于确定下腹部腧穴的纵向距离
	两乳头之间	8	横寸	用于确定胸腹部腧穴的横向距离
腰背部	肩胛骨内侧缘至后正中线	3	横寸	用于确定背腰部腧穴的横向距离
上肢部	腋前、后纹头至肘横纹（平尺骨鹰嘴）	9	直寸	用于确定上臂部腧穴的纵向距离
	肘横纹（平尺骨鹰嘴）至腕掌（背）侧远端横纹	12	直寸	用于确定前臂部腧穴的纵向距离
下肢部	耻骨联合上缘至髌底	18	直寸	用于确定大腿部腧穴的纵向距离
	胫骨内侧髁下缘至内踝尖	13	直寸	用于确定小腿内侧部腧穴的纵向距离
	股骨大转子至腘横纹（平髌尖）	19	直寸	用于确定大腿前外侧部腧穴的纵向距离
	臀沟至腘横纹	14	直寸	用于确定大腿后部腧穴的纵向距离
	腘横纹（平髌尖）至外踝尖	16	直寸	用于确定小腿外侧部腧穴的纵向距离

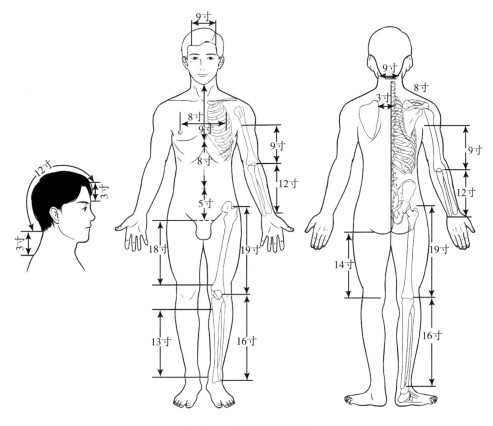

图 6-4　骨度折量定位法

3. 指寸定位法　是指以被取穴者本人手指所规定的分寸来量取腧穴的方法。常用的有以下三种（图 6-5）。

（1）中指同身寸：是指当被取穴者拇指与中指屈曲成环形时，以中指中节两横纹之间的距离作为 1 寸。

（2）拇指同身寸：是以被取穴者拇指指间关节的宽度作为 1 寸。

（3）横指同身寸：是指当被取穴者食指、中指、无名指和小指并拢时，以中指近端指间关节横纹水平的四指宽度作为 3 寸，又称"一夫法"。

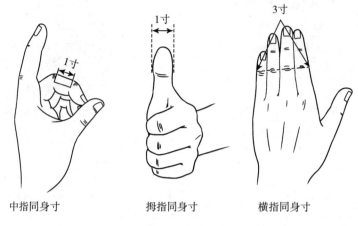

中指同身寸　　　　拇指同身寸　　　　横指同身寸

图 6 - 5　指寸定位法

4. 简便取穴法　临床上有些穴位可以采用一些简便取穴的方法。例如，让被取穴者两手的虎口交叉，置上位手食指于另一手桡骨茎突之上，食指尖端的凹陷处即为列缺穴；人体直立，双手自然下垂，中指指尖处为风市穴；折耳郭向前，两耳尖连线的中点是百会穴；沉肩屈肘，于平肘尖处取章门穴等。这些方法皆是长期临床实践经验的积累和总结。

二、常用腧穴

（一）十四经穴

1. 手太阴肺经　本经从胸走手，起于中府，止于少商。本经腧穴共 11 穴（图 6 - 6），主要分布于胸部外侧，上肢掌面桡侧，以及手掌和拇指的桡侧，主治咽喉、胸肺部疾病及经脉循行部位的其他病证。本经常用腧穴的定位、主治病症及操作说明见表 6 - 3。

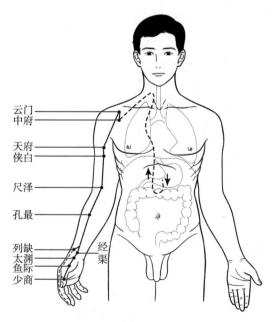

图 6 - 6　手太阴肺经腧穴

表6-3 手太阴肺经常用腧穴的定位、主治病症及操作说明

穴位名称	定位	主治病症	操作说明
中府（募穴）	胸前壁外上方，前正中线旁开6寸，平第一肋间隙处	咳嗽，气喘，胸痛，肩背痛	向外斜刺或平刺0.5~0.8寸，不可向内深刺，以免伤及肺脏
尺泽（合穴）	在肘区，肘横纹上，肱二头肌腱桡侧凹陷中	咳喘，咯血，胸中胀满，咽喉肿痛，急性腹痛吐泻，小儿惊风，肘臂挛痛	直刺0.8~1.2寸，或点刺出血，可灸
孔最（郄穴）	尺泽穴与太渊穴连线上，腕横纹上7寸	咯血，衄血，咽喉肿痛，肘臂挛痛，痔疮便血	直刺0.5~1.0寸
列缺（络穴，八脉交会穴通任脉）	在前臂，腕掌侧远端横纹上1.5寸，拇短伸肌腱与拇长展肌腱之间，拇长展肌腱沟的凹陷中	咳喘，咽喉肿痛，偏正头痛，项强，口歪，牙痛，手腕痛	向肘部斜刺0.3~0.5寸，可灸
少商（井穴）	拇指桡侧指甲角旁0.1寸	咽喉肿痛，咳嗽，鼻衄，发热，昏迷，癫狂	浅刺0.1寸或点刺出血

2. 手阳明大肠经 本经从手走头，起于商阳，止于迎香。本经腧穴共20穴（图6-7），主要分布在上肢背面桡侧、肩颈及面部，主治头面五官疾病、胃肠病、皮肤病、热病、神志病及经脉循行部位的其他病证。本经常用腧穴的定位、主治病症及操作说明见表6-4。

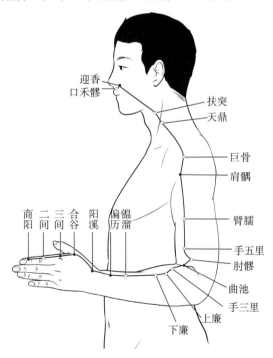

图6-7 手阳明大肠经腧穴

表6-4 手阳明大肠经常用腧穴的定位、主治病症及操作说明

穴位名称	定位	主治病症	操作说明
商阳（井穴）	食指桡侧端，距指甲角0.1寸	咽喉肿痛，热病，中风，昏迷，鼻衄，耳鸣，耳聋，齿痛	浅刺0.1寸或点刺出血

续　表

穴位名称	定位	主治病症	操作说明
合谷（原穴）	在手背，第1、2掌骨之间，约平第2掌骨中点处	头痛，目痛，齿痛，咽喉肿痛，鼻衄，耳聋，痄腮，牙关紧闭，口歪，热病，无汗，多汗，腹痛，便秘，经闭，滞产，上肢不遂、疼痛	直刺0.5～1.0寸，可灸
曲池（合穴）	在肘区，尺泽与肱骨外上髁连线的中点处	热病，瘾疹，瘰疬，头痛，目痛，齿痛，咽喉肿痛，腹痛，吐泻，月经不调，上肢不遂，手臂肿痛	直刺1.0～1.5寸，可灸
肩髃	在三角肌区，肩峰外侧缘前端与肱骨大结节两骨间凹陷中。肩平举时，肩部出现两个凹陷，前方的凹陷即是本穴	肩臂挛痛不遂，瘾疹，瘰疬	直刺或向下斜刺0.8～1.5寸
迎香	在面部，鼻翼外缘中点旁，鼻唇沟中	鼻塞，鼻衄，口歪，面痒，胆道蛔虫病	斜刺或平刺0.3～0.5寸

3. 足阳明胃经　本经从头走足，起于承泣，止于厉兑。本经腧穴共45穴（图6-8），主要分布在头面部、颈侧部、胸腹部、下肢前外侧面及足背部，主治胃肠疾病、头面及五官疾病、神志病、热病及经脉循行部位的其他病证。本经常用腧穴的定位、主治病症及操作说明见表6-5。

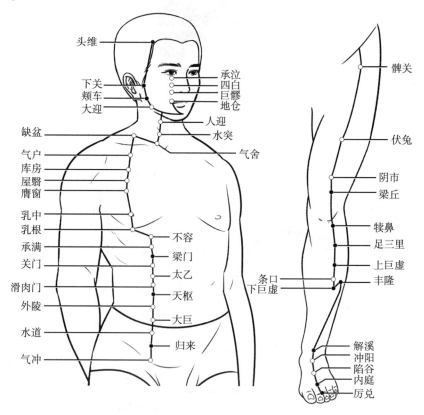

图6-8　足阳明胃经腧穴

表6-5　足阳明胃经常用腧穴的定位、主治病症及操作说明

穴位名称	定位	主治病症	操作说明
承泣	目正视，瞳孔直下，当眼眶与眼球之间	目赤肿痛，流泪，夜盲，口眼歪斜	左手拇指向上轻推眼球，紧靠眶缘缓慢直刺0.5~1.0寸，不宜提插，以防损伤血管引起血肿
四白	在面部，眶下孔处	目赤肿痛，眼睑瞤动，近视，口歪，面痛，胆道蛔虫病，头痛，眩晕	直刺或向上斜刺0.3~0.5寸
地仓	口角旁0.4寸	口歪，流涎，三叉神经痛	斜刺或平刺0.5~0.8寸
颊车	下颌角前上方一横指，咀嚼时咬肌隆起的最高点处	口眼歪斜，齿痛，颊肿，口噤不语	直刺0.3~0.5寸，或向地仓方向平刺
下关	在面部，颧弓下缘与下颌切迹之间的凹陷中	牙关不利，齿痛，面痛，口歪，耳鸣，耳聋	直刺或斜刺0.5~1.0寸
天枢（大肠募）	在腹部，横平脐中，前正中线旁开2寸	腹胀，腹痛，便秘，泄泻，痢疾，月经不调，痛经	直刺1.0~1.5寸，可灸
犊鼻	在膝前区，髌韧带外侧凹陷中	膝关节肿痛	屈膝位，向后内斜刺1.0~1.5寸，可灸
足三里（合穴，胃下合穴）	在小腿外侧，犊鼻下3寸，犊鼻与解溪连线上	胃痛，消化不良，腹胀，腹痛，泄泻，便秘，气喘，痰多，失眠，膝痛，下肢痿痹，虚劳诸证	直刺1.0~2.0寸，可灸
上巨虚（大肠下合穴）	在犊鼻下6寸，犊鼻与解溪连线上	肠中切痛、肠痈、泄泻、便秘、下肢痿痹	直刺1.0~2.0寸，可灸
下巨虚（小肠下合穴）	在犊鼻下9寸，犊鼻与解溪连线上	小腹痛，泄泻，痢疾，下肢痿痹，乳痈	直刺1.0~1.5寸，可灸
丰隆（络穴）	在小腿外侧，外踝尖上8寸，胫骨前嵴外二横指（中指）处	咳嗽，哮喘，痰多，头痛，眩晕，癫狂痫，下肢痿痹	直刺1.0~1.5寸，可灸
内庭（荥穴）	在足背，第2、3趾间，趾蹼缘后方赤白肉际处	咽喉肿痛，齿痛，鼻衄，口歪，热病，腹胀，腹痛，便秘，痢疾，足背肿痛	直刺或斜刺0.5~0.8寸，可灸
厉兑（井穴）	第二趾外侧指甲角旁0.1寸	鼻衄，齿痛，咽喉肿痛，腹胀，热病，失眠，癫狂	浅刺0.1寸或点刺出血

　　4. 足太阴脾经　本经从足走腹，起于隐白，止于大包。本经腧穴共21穴（图6-9），主要分布于足大趾内侧、下肢内侧及胸腹部外侧，主治脾胃疾病、妇科病、前阴病变及经脉循行部位的其他病证。本经常用腧穴的定位、主治病症及操作说明见表6-6。

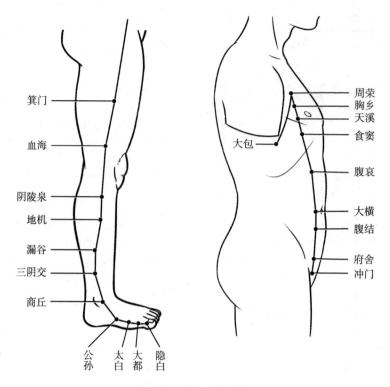

图 6 - 9　足太阴脾经腧穴

表 6 - 6　足太阴脾经常用腧穴的定位、主治病症及操作说明

穴位名称	定位	主治病症	操作说明
隐白（井穴）	足大趾内侧，趾甲角旁约 0.1 寸	腹胀，便血，尿血，月经过多，崩漏，癫狂，多梦，惊风	浅刺 0.1 寸或点刺出血
三阴交	在小腿内侧，内踝尖上 3 寸，胫骨内侧缘后际	月经不调，崩漏，经闭，带下，不孕，滞产，遗精，阳痿，小便不利，遗尿，腹胀，肠鸣，泄泻，便秘，眩晕，失眠，下肢痿痹，脚气	直刺 1.0～1.5 寸，可灸
阴陵泉（合穴）	在小腿内侧，胫骨内侧髁下缘与胫骨内侧缘之间的凹陷中	腹胀，泄泻，黄疸，水肿，小便不利或失禁，遗精，阴茎痛，妇人阴痛，带下，膝痛	直刺 1.0～2.0 寸，可灸
血海	在股前区，髌底内侧端上 2 寸，股内侧肌隆起处。简便取穴法：患者屈膝，医者以左手掌心按于患者右膝髌骨上缘，二至五指向上伸直，拇指成 45° 斜置，拇指指尖下是穴	月经不调，经闭，崩漏，痛经，瘾疹，湿疹，丹毒	直刺 1.0～1.5 寸，可灸
大包（脾之大络）	腋中线上，第六肋间隙	气喘，胸胁痛，全身疼痛，四肢无力	斜刺或向后平刺 0.5～0.8 寸

5. 手少阴心经　本经从胸走手，起于极泉，止于少冲。本经腧穴共 9 穴（图 6 - 10），主要分布在腋窝、上肢掌面尺侧及小指桡侧，主治心胸疾病、神志病以及经脉循行部位的其他病证。本经常用腧穴的定位、主治病症及操作说明见表 6 - 7。

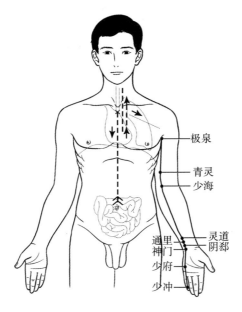

图 6 - 10　手少阴心经腧穴

表 6 - 7　手少阴心经常用腧穴的定位、主治病症及操作说明

穴位名称	定位	主治病症	操作说明
极泉	腋窝正中，腋动脉搏动处	胁痛，心痛，上臂内侧痛	避开动脉，直刺或斜刺 0.3～0.5 寸
少海（合穴）	在肘前区，横平肘横纹，肱骨内上髁前缘	心痛，痫证，腋胁疼痛，肘臂挛痛麻木，手颤，瘰疬	直刺 0.5～1.0 寸，可灸
通里（络穴）	在前臂前区，腕掌侧远端横纹上 1 寸，尺侧腕屈肌腱的桡侧缘	心悸，怔忡，舌强，暴喑，腕臂痛	直刺 0.3～0.5 寸，可灸
神门（输穴，原穴）	在腕前区，腕掌侧远端横纹尺侧端，尺侧腕屈肌腱的桡侧缘	失眠，健忘，痴呆，癫狂，痫证，心烦，心痛，心悸，怔忡	直刺 0.3～0.5 寸，可灸

6. 手太阳小肠经　本经从手走头，起于少泽，止于听宫。本经腧穴共 19 穴（图 6 - 11），主要分布在小指、手掌及上肢背面的尺侧，肩胛、颈部及面部，主治头面五官疾病、神志病、热病及经脉循行部位的其他病证。本经常用腧穴的定位、主治病症及操作说明见表 6 - 8。

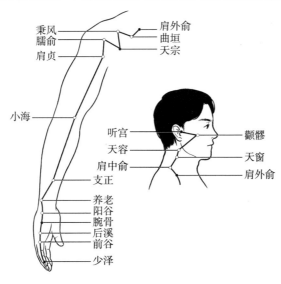

图 6 - 11　手太阳小肠经腧穴

表6-8　手太阳小肠经常用腧穴的定位、主治病症及操作说明

穴位名称	定位	主治病症	操作说明
少泽（井穴）	小指尺侧指甲角旁约0.1寸	头痛，咽喉肿痛，乳痈，乳汁少，热病，昏迷	浅刺0.1寸或点刺出血
后溪（输穴，八脉交会穴通督脉）	在手内侧，第5掌指关节尺侧近端赤白肉际凹陷中	头项强痛，急性腰扭伤，目赤，耳聋，咽喉肿痛，盗汗，疟疾，热病，癫狂痫	直刺0.5~1.0寸，或向合谷穴透刺，可灸
小海（合穴）	在肘后区，尺骨鹰嘴与肱骨内上髁之间的凹陷中	肘臂疼痛，癫狂痫	直刺0.3~0.5寸，可灸
听宫	在面部，耳屏正中与下颌骨髁突之间的凹陷中	耳鸣，耳聋，聤耳，齿痛，癫狂痫	张口，直刺1.0~1.5寸

7. 足太阳膀胱经　本经从头走足，起于睛明，止于至阴。本经腧穴共67穴（图6-12），主要分布在面部、头项部、背腰部及下肢后外侧部，主治脏腑病变、神志病、头项背腰部疾病及经脉循行部位的其他病证。本经常用腧穴的定位、主治病症及操作说明见表6-9。

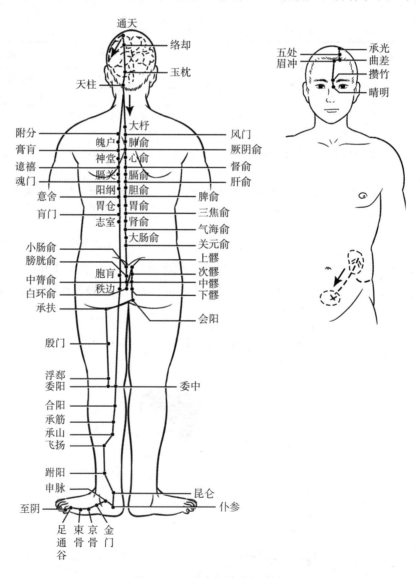

图6-12　足太阳膀胱经腧穴

表6-9 足太阳膀胱经常用腧穴的定位、主治病症及操作说明

穴位名称	定位	主治病症	操作说明
睛明	在面部，目内眦内上方眶内侧壁凹陷中	目赤肿痛，迎风流泪，夜盲，色盲，近视，急性腰痛	嘱患者闭目，操作者一手将眼球向外侧轻推并固定，另一手持针沿眼眶边缘缓慢直刺0.5~1.0寸，不宜大幅度提插捻转，禁灸
攒竹	在面部，眉头凹陷中，额切迹处	头痛，眉棱骨痛，眼睑瞤动，目赤肿痛，口歪，面痛，呃逆	向下斜刺0.3~0.5寸，或向鱼腰穴方向透刺
肺俞（背俞穴）	在脊柱区，第3胸椎棘突下，后正中线旁开1.5寸	咳喘，咯血，潮热，盗汗，瘾疹，皮肤瘙痒	斜刺0.5~0.8寸
心俞（背俞穴）	在脊柱区，第5胸椎棘突下，后正中线旁开1.5寸	失眠，健忘，梦遗，心悸，心痛，心烦，咳嗽，吐血，盗汗，癫狂痫	斜刺0.5~0.8寸
膈俞（八会穴之血会）	在脊柱区，第7胸椎棘突下，后正中线旁开1.5寸	咳嗽，气喘，呕吐，呃逆，血虚、血瘀、血热等证，瘾疹，风疹，皮肤瘙痒	斜刺0.5~0.8寸
肝俞（背俞穴）	在脊柱区，第9胸椎棘突下，后正中线旁开1.5寸	胁痛，黄疸，目赤，夜盲，眩晕，癫狂，痫证，脊背痛	斜刺0.5~0.8寸
脾俞（背俞穴）	在脊柱区，第11胸椎棘突下，后正中线旁开1.5寸	腹胀，纳呆，呕吐，泄泻，痢疾，便血，水肿，黄疸，背痛	斜刺0.5~0.8寸
肾俞（背俞穴）	在脊柱区，第2腰椎棘突下，后正中线旁开1.5寸	水肿，小便不利，遗尿，月经不调，带下，遗精，阳痿，耳鸣，耳聋，气喘，腰痛	直刺0.5~1.0寸
委中（合穴，膀胱下合穴）	在膝后区，腘横纹中点	腰痛，下肢痿痹，遗尿，小便不利，腹痛，吐泻，瘾疹，丹毒，皮肤瘙痒	直刺1.0~1.5寸，或用三棱针点刺出血，可灸
承山	在小腿后区，腓肠肌两肌腹与肌腱交角处	便秘，痔疾，腰腿疼痛，脚气	直刺1.0~2.0寸，可灸
昆仑（经穴）	在踝区，外踝尖与跟腱之间的凹陷中	头痛，项强，腰背疼痛，目眩，癫痫，难产	直刺0.5~0.8寸，可灸
申脉（八脉交会穴通阳跷）	在踝区，外踝尖直下凹陷中	失眠，嗜睡，头痛，眩晕，项强，目赤痛，眼睑下垂，癫狂痫，腰腿疼痛	直刺0.3~0.5寸，可灸
至阴（井穴）	足小趾外侧趾甲角旁约0.1寸	头痛，目痛，鼻塞，鼻衄，胎位不正，难产	浅刺0.1寸，胎位不正用灸法

8. **足少阴肾经** 本经从足走腹，起于涌泉，止于俞府。本经腧穴共27穴（图6-13），主要分布在足心、下肢内侧后缘及腹胸部，主治泌尿生殖疾病、肺病、咽喉疾病及经脉循行部位的其他病证。本经常用腧穴的定位、主治病症及操作说明见表6-10。

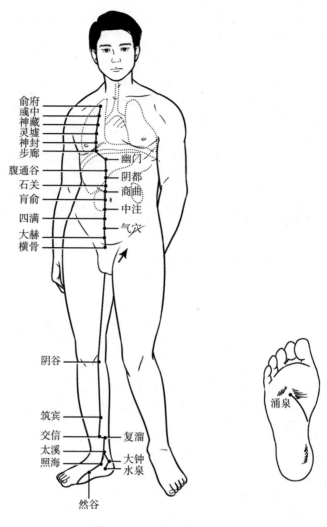

图 6 – 13   足少阴肾经腧穴

表 6 – 10   足少阴肾经常用腧穴的定位、主治病症及操作说明

穴位名称	定位	主治病症	操作说明
涌泉（井穴）	在足底，屈足蜷趾时足心最凹陷处	眩晕，失眠，癫狂，昏厥，小儿惊风，小便不利，便秘，舌干，失声，咽喉肿痛，足心热	直刺0.5～1.0寸，可灸
太溪（输穴，原穴）	在足踝区，内踝尖与跟腱之间的凹陷中	遗精，阳痿，月经不调，小便频数，腰痛，泄泻，消渴，头痛，眩晕，耳鸣，耳聋，齿痛，咽喉肿痛，失眠，健忘，咳喘，咯血	直刺0.5～1.0寸，可灸
照海（八脉交会穴通阴跷）	在足内侧，内踝尖下方凹陷处	小便频数，癃闭，痛经，月经不调，带下，阴痒，阴挺，目赤肿痛，咽喉干痛，失眠，痫证	直刺0.5～0.8寸，可灸
复溜（经穴）	太溪穴上2寸	水肿，腹胀，泄泻，盗汗，热病汗不出，下肢痿痹	直刺0.5～1.0寸，

9. 手厥阴心包经   本经从胸走手，起于天池，止于中冲。本经腧穴共9穴（图6–14），主要分布在胸前部及上肢内侧中间，主治心胸疾病、胃部疾病、神志病及经脉循行部位的其他病证。本经常用腧穴的定位、主治病症及操作说明见表6–11。

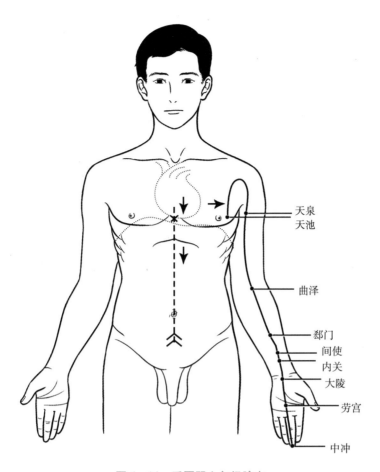

天泉
天池
曲泽
郄门
间使
内关
大陵
劳宫
中冲

图 6 - 14　手厥阴心包经腧穴

表 6 - 11　手厥阴心包经常用腧穴的定位、主治病症及操作说明

穴位名称	定位	主治病症	操作说明
曲泽（合穴）	在肘前区，肘横纹上，肱二头肌腱的尺侧缘凹陷中	心悸，心痛，热病，呕吐，泄泻，胃痛，肘臂痛	直刺 1.0～1.5 寸，或用三棱针点刺出血，可灸
内关（络穴，八脉交会穴通阴维）	在前臂前区，腕掌侧远端横纹上 2 寸，掌长肌腱与桡侧腕屈肌腱之间	胸闷，心悸，心痛，呕吐，呃逆，胃痛，头痛，眩晕，失眠，癫痫，肘臂挛痛	直刺 0.5～1.0 寸，可灸
大陵（输穴，原穴）	在腕前区，腕掌侧远端横纹中，掌长肌腱与桡侧腕屈肌腱之间	心悸，心痛，胸胁痛，胃痛，呕吐，手腕痛	直刺 0.3～0.5 寸，可灸
中冲（井穴）	中指尖端的中央	昏迷，热病，心痛，中暑，舌强不语，小儿夜啼	浅刺 0.1 寸或点刺出血

　　10. 手少阳三焦经　本经从手走头，起于关冲，止于丝竹空。本经腧穴共 23 穴（图 6 - 15），主要分布在上肢外侧中间、颈侧部、耳旁及侧头部，主治头面五官疾病、胸胁病变、热病及经脉循行部位的其他病证。本经常用腧穴的定位、主治病症及操作说明见表 6 - 12。

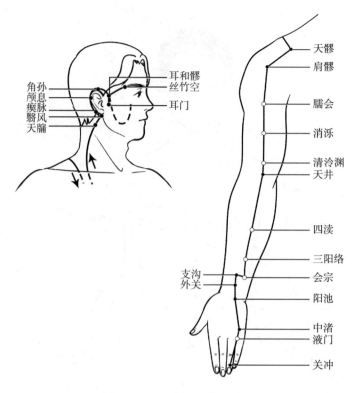

图 6 – 15　手少阳三焦经腧穴

表 6 – 12　手少阳三焦经常用腧穴的定位、主治病症及操作说明

穴位名称	定位	主治病症	操作说明
关冲（井穴）	无名指尺侧端，距指甲角约 0.1 寸	发热，头痛，目赤，耳聋，喉痹，昏厥	浅刺 0.1 寸，或点刺出血
中渚（输穴）	握拳，第 4、5 掌骨小头后缘之凹陷	头痛，目赤，耳鸣，耳聋，咽喉肿痛，热病，手指不能屈伸	直刺 0.3 ~ 0.5 寸，可灸
外关（络穴，八脉交会穴通阳维）	在前臂后区，腕背侧远端横纹上 2 寸，尺骨与桡骨间隙中点	头痛，目赤，耳鸣，耳聋，热病，胸胁疼痛，上肢痿痹	直刺 0.5 ~ 1.0 寸，可灸
支沟（经穴）	在前臂后区，腕背侧远端横纹上 3 寸，尺骨与桡骨间隙中点	便秘，耳鸣，耳聋，落枕，胁肋疼痛，热病	直刺 0.5 ~ 1.0 寸，可灸
翳风	在颈部，耳垂后方，乳突下端前方凹陷中	口眼歪斜，齿痛，耳鸣，耳聋，颊肿，呃逆，瘰疬	直刺 0.5 ~ 1.0 寸，可灸
耳门	耳屏上切迹与下颌骨髁突之间的凹陷中	耳鸣，耳聋，齿痛，牙关紧闭	张口，直刺 0.5 ~ 1.0 寸
丝竹空	眉梢凹陷中	头痛，面瘫，斜视，目赤肿痛	平刺 0.3 ~ 0.5 寸

11. 足少阳胆经　本经从头走足，起于瞳子髎，止于足窍阴。本经腧穴共 44 穴（图 6 – 16），主要分布在头面部、项部、肩部、胸腹侧面、下肢外侧面及足背外侧，主治头面五官疾病、肝胆病变、神志病、热病及经脉循行部位的其他病证。本经常用腧穴的定位、主治病症及操作说明见表 6 – 13。

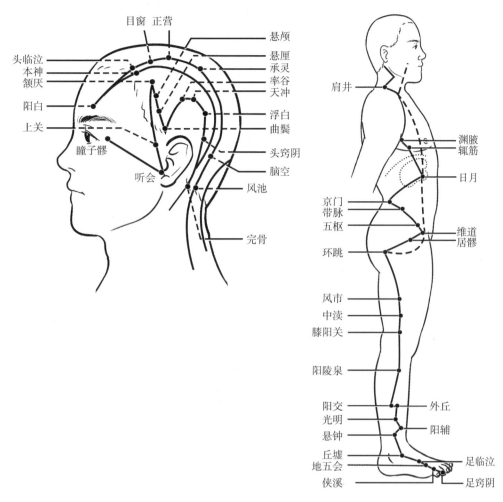

图 6 – 16 足少阳胆经腧穴

表 6 – 13 足少阳胆经常用腧穴的定位、主治病症及操作说明

穴位名称	定位	主治病症	操作说明
瞳子髎	目外眦旁 0.5 寸，眶骨外缘凹陷中	头痛，目赤肿痛，青盲	平刺 0.3 ~ 0.5 寸，或点刺出血
听会	在面部，耳屏间切迹与下颌骨髁突之间的凹陷中	耳鸣，耳聋，齿痛，口歪	张口，直刺 0.5 ~ 0.8 寸，可灸
风池	在颈后区，枕骨之下，胸锁乳突肌上端与斜方肌上端之间的凹陷中	头痛，目赤肿痛，目视不明，耳鸣，耳聋，鼻塞，鼻衄，鼻渊，咽喉肿痛，眩晕，中风，失眠，健忘，热病，感冒	向鼻尖方向斜刺 0.8 ~ 1.2 寸
肩井	在肩胛区，第 7 颈椎棘突与肩峰最外侧点连线的中点	颈项、肩背疼痛，上肢不遂，乳痛，乳少，难产，瘰疬	直刺 0.3 ~ 0.5 寸，忌深刺
环跳	臀区，股骨大转子最凸点与骶管裂孔连线的外 1/3 与内 2/3 交点	腰腿痛，下肢痿痹，半身不遂	直刺 2.0 ~ 3.0 寸，可灸

续　表

穴位名称	定位	主治病症	操作说明
阳陵泉（合穴，下合穴，八会穴之筋会）	在小腿外侧，腓骨头前下方凹陷中	胁肋疼痛，口苦，呕吐，黄疸，下肢痿痹，膝髌肿痛，肩颈疼痛，小儿惊风	直刺 1.0～1.5 寸，可灸
光明（络穴）	在小腿外侧，外踝尖上 5 寸，腓骨前缘	夜盲，目视不明，目痛，乳少，乳房胀痛，下肢痿痹	直刺 1.0～1.5 寸，可灸
足临泣（输穴，八脉交会穴通带脉）	第 4、5 跖骨结合部前方，第 5 趾长伸肌腱外侧的凹陷中	目赤肿痛，胁肋疼痛，月经不调，耳聋，足跗疼痛	直刺 0.3～0.5 寸
足窍阴（井穴）	第四趾外侧，趾甲角旁约 0.1 寸	头痛，目赤肿痛，耳聋，咽喉肿痛，胁痛，热病	浅刺 0.1 寸或点刺出血

12. 足厥阴肝经　本经从足走腹，起于大敦，止于期门。本经腧穴共 14 穴（图 6 – 17），主要分布在下肢内侧、侧腹部及胸部，主治肝胆疾病、脾胃病、妇科病、前阴病变及经脉循行部位的其他病证。本经常用腧穴的定位、主治病症及操作说明见表 6 – 14。

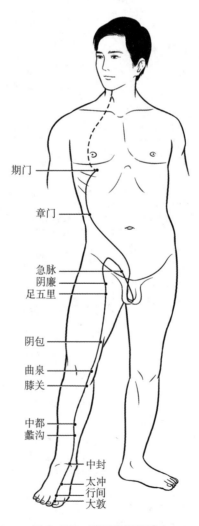

图 6 – 17　足厥阴肝经腧穴

表 6 – 14　足厥阴肝经常用腧穴的定位、主治病症及操作说明

穴位名称	定位	主治病症	操作说明
大敦（井穴）	足大趾外侧趾甲角旁约 0.1 寸	疝气，遗尿，经闭，崩漏，癫痫	浅刺 0.1 寸，或点刺出血
行间（荥穴）	在足背，第 1、2 趾之间，趾蹼缘的后方赤白肉际处	头痛，眩晕，目赤肿痛，青盲，痛经，月经不调，经闭，崩漏，带下，小便不利，癃闭，遗尿，疝气，中风，癫痫，黄疸，胁肋痛	直刺 0.5 ~ 0.8 寸，可灸
太冲（输穴，原穴）	在足背，第 1、2 跖骨之间，跖骨底结合部前方凹陷中，或触及动脉搏动	眩晕，头痛，耳鸣，耳聋，目赤肿痛，青盲，咽喉痛，口歪，中风，癫痫，小儿惊风，痛经，月经不调，经闭，崩漏，带下，遗尿，癃闭，黄疸，胁肋痛，胃脘痛，呃逆，泄泻，下肢痿痹，足跗肿痛	直刺 0.5 ~ 1.0 寸，可灸
中都（郄穴）	在小腿内侧，内踝尖上 7 寸，胫骨内侧面的中央	腹痛，疝气，崩漏，恶露不尽，泄泻	平刺 0.5 ~ 0.8 寸，可灸
期门（肝募）	乳头直下，第 6 肋间隙	胸胁胀痛，腹胀，呕吐，乳痛	斜刺或平刺 0.5 ~ 0.8 寸

13. 督脉　本经起于长强，止于龈交。本经腧穴共 29 穴（图 6 – 18），主要分布在躯干后正中线及头面部正中线上，主治神志病、热病、头项腰背病证及相应的内脏病变。本经常用腧穴的定位、主治病症及操作说明见表 6 – 15。

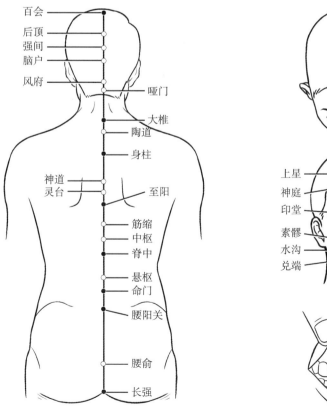
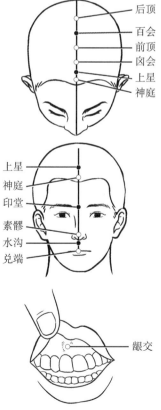

图 6 – 18　督脉腧穴

表 6-15　督脉常用腧穴的定位、主治病症及操作说明

穴位名称	定位	主治病症	操作说明
长强	尾骨尖下 0.5 寸，约当尾骨尖端与肛门的中点	泄泻，便血，便秘，痔疾，脱肛，癫狂痫	紧靠尾骨前面斜刺 0.8~1.0 寸
命门	在脊柱区，第 2 腰椎棘突下凹陷中，后正中线上	尿频，遗尿，阳痿，早泄，遗精，月经不调，赤白带下，泄泻，腰痛，下肢痿痹	直刺 0.5~1.0 寸，可灸
大椎	在脊柱区，第 7 颈椎棘突下凹陷中，后正中线上	热病，骨蒸潮热，疟疾，感冒，咳喘，癫痫，小儿惊风，风疹，痤疮，脊强，头项痛	斜刺 0.5~1.0 寸，或用三棱针点刺放血
风府	在颈后区，枕外隆凸直下，两侧斜方肌之间凹陷中	眩晕，头痛，项强，中风，癫狂痫，目痛，鼻衄，咽喉肿痛	伏案正坐位，头微前倾，向下颌方向缓慢针刺 0.5~1.0 寸
百会	在头部，前发际正中直上 5 寸	眩晕，头痛，癫狂痫，中风，失眠，健忘，久泄，脱肛，阴挺	平刺 0.5~1.0 寸，可灸
水沟	在面部，人中沟的上 1/3 与中 1/3 交点处	昏迷，晕厥，中风，抽搐，癫狂痫，鼻塞，鼻衄，口歪，牙关紧闭，齿痛，唇肿，闪挫腰痛，脊膂强痛	向上斜刺 0.3~0.5 寸，或用指掐
印堂	两眉毛内侧端中间的凹陷中	头痛，眩晕，失眠，鼻渊，鼻衄，小儿惊风	提捏进针，从上向下平刺，或向左、右透刺攒竹、睛明等，深 0.5~1.0 寸

　　14. 任脉　本经起于会阴，止于承浆。本经腧穴共 24 穴（图 6-19），主要分布在躯干前正中线及颜面部，主治头面、颈、胸、腹部的局部病证及相应的内脏病变。本经常用腧穴的定位、主治病症及操作说明见表 6-16。

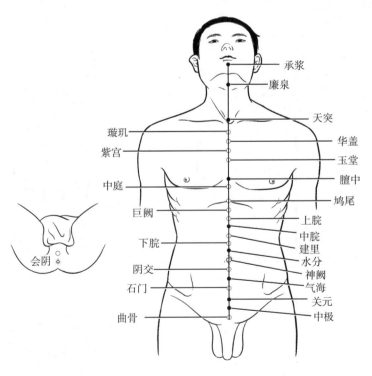

图 6-19　任脉腧穴

表 6－16　任脉常用腧穴的定位、主治病症及操作说明

穴位名称	定位	主治病症	操作说明
会阴	男性在阴囊根部与肛门中间，女性在大阴唇后联合与肛门中间	阴痒，小便不利，痔疾，遗精，遗尿，月经不调，癫狂	直刺 0.5～1.0 寸，可灸
关元	在下腹部，脐中下 3 寸，前正中线上	眩晕，中风脱证，虚劳羸瘦，小便频数，遗尿，癃闭，痛经，闭经，月经不调，崩漏，带下，不孕，阳痿，遗精，疝气，腹痛，泄泻	直刺 1.0～1.5 寸，可灸
气海	在下腹部，脐中下 1.5 寸，前正中线上	中风脱证，虚劳羸瘦，遗尿，小便不利，水肿，遗精，阳痿，痛经，闭经，崩漏，带下，阴挺，疝气，腹痛，泄泻，便秘	直刺 1.0～1.5 寸，可灸
神阙	在脐区，脐中央	虚脱，水肿，腹痛，久泄，痢疾，脱肛	宜灸，禁刺
中脘	在上腹部，脐中上 4 寸，前正中线上	呕吐，吞酸，呃逆，胃脘痛，腹胀，泄泻，癫痫，黄疸，失眠，心悸，怔忡	直刺 1.0～1.5 寸，可灸
膻中	在胸部，横平第 4 肋间隙，前正中线上	心悸，胸痛，胸闷，咳喘，气短，乳痛，乳少，呕吐，呃逆	平刺 0.3～0.5 寸
承浆	颏唇沟的中点	口疮，齿龈肿痛，流涎，暴喑，癫狂	斜刺 0.3～0.5 寸，可灸

（二）经外奇穴

经外奇穴的分布虽然较为分散，主治范围相对比较单纯，但因其对某些病证有奇佳的疗效，故在腧穴中占有同样重要的位置，在临床上也被广泛应用。临床常用的经外奇穴见表 6－17 及图 6－20 至图 6－24。

表 6－17　临床常用的经外奇穴

穴位名称	定位	主治功效	操作说明
四神聪	在头部，百会前后左右旁开各 1 寸，共 4 穴	眩晕，头痛，失眠，健忘，癫狂痫	平刺 0.5～0.8 寸，可灸
太阳	在头部，眉梢与目外眦之间，向后约一横指的凹陷中	头痛，目疾，面痛，齿痛	直刺或斜刺 0.3～0.5 寸，或点刺出血
定喘	在脊柱区，横平第 7 颈椎棘突下，后正中线旁开 0.5 寸	哮喘，咳嗽，落枕，肩背痛，上肢疼痛不举	直刺，或偏向内侧，0.5～1.0 寸
夹脊	在脊柱区，第 1 胸椎至第 5 腰椎棘突下两侧，后正中线旁开 0.5 寸，一侧 17 穴，左右共 34 穴	胸 1～5 夹脊穴可治疗肺、心、胸部及上肢疾病，胸 6～12 夹脊穴可治疗脾、胃、肝、胆疾病，腰 1～5 夹脊穴可治疗腰骶、盆腔及下肢病变	直刺或向内斜刺 0.5～1.0 寸
八邪	在手背，第 1～5 指间，指蹼缘后方赤白肉际处，左右共 8 穴	手背肿痛，手指麻木，毒蛇咬伤，烦热，目痛	斜刺 0.5～0.8 寸或点刺出血

续　表

穴位名称	定位	主治功效	操作说明
四缝	在手指，第2~5指掌面的近端指间关节横纹的中央	小儿疳积，百日咳	直刺0.1~0.2寸，出少量黄白黏液或出血
十宣	在手指，十指尖端，距指甲游离缘0.1寸（指寸），左右共10穴	高热，中暑，昏迷，晕厥，癫痫，咽喉肿痛，指端麻木	直刺0.1~0.2寸或点刺出血
胆囊	在小腿外侧，腓骨小头直下2寸	胆囊炎，胆石症，胆绞痛，胆道蛔虫病	直刺1.0~1.5寸，可灸
阑尾	在小腿外侧，犊鼻下5寸，胫骨前嵴外一横指（中指）	急、慢性阑尾炎	直刺1.0~1.5寸，可灸

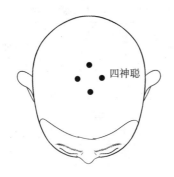

图6-20　四神聪

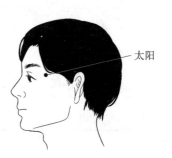

图6-21　太阳

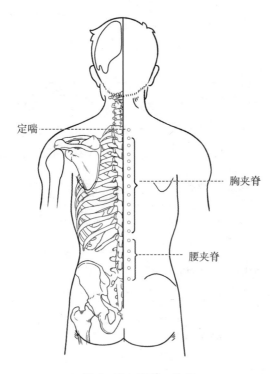

图6-22　定喘、夹脊

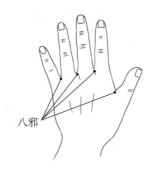

图6-23　八邪

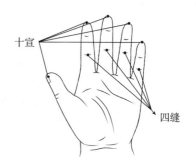

图6-24　四缝、十宣

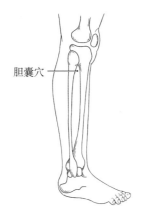

图 6-25 胆囊穴

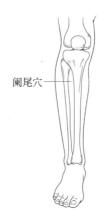

图 6-26 阑尾穴

 知识拓展

腧穴的命名

古人常采用取类比象的方法对腧穴进行命名,其命名大体上包括以下几种情形。

1. 从天象地理的角度来命名,如上星、璇玑、太白、太乙等是以日月星辰来命名,承山、合谷、梁丘、大陵等以山谷、丘陵来命名,而后溪、曲池、经渠、太渊等则是以河流来命名。

2. 从人事物象的角度来命名,如鸠尾、伏兔、攒竹等是以动植物的名称来命名,玉堂、巨阙、紫宫等是以建筑居处的名称来命名,而天鼎、悬钟、人迎和归来等则是以生活用具及人事活动的名称来命名的。

3. 从形态功能的角度来命名,如大椎、腕骨和完骨等是以解剖部位来命名,魂门、意舍、志室等是以脏腑的功能来命名,而听会、迎香、光明等则是以穴位的作用来命名。

本章小结

思考题

1. 试述十二经脉循行走向及流注次序。

2. 试述腧穴的基本概念及分类。

更多练习

(勇入琳)

第七章 中医护理基本知识

学习目标

1. 素质目标

树立以患者为中心的护理理念，在实施临床护理中尊重和关怀患者。

2. 知识目标

（1）掌握：起居护理、饮食护理及情志护理的原则和方法。

（2）熟悉：食物的性味、功效及饮食宜忌；情志与健康的关系及预防七情致病的方法；中医用药八法护理要点及中药汤剂煎煮法；病情观察的方法及内容。

（3）了解：体质的类型并掌握体质调护的方法。

3. 能力目标

结合临床案例制定生活起居、饮食及情志的调护方法；运用中医护理基本知识，指导患者进行日常养生保健。

案例

【案例导入】

患者，男性，65岁，退休。患者自诉周身乏力半月余，面色无华，不思饮食，食后满闷不舒，大便溏稀，小便清长，手足不温，喜热饮，舌质淡，苔薄白，脉细弱。

【请思考】

根据中医护理基本知识，作为责任护士该如何辨证施护？

【案例分析】

中医护理基本知识是辨证施护的重要内容，也是开展临床护理的基础，其实施恰当与否，直接影响疾病的转归和预后。

第一节　起居护理

起居护理是指患者在患病期间，护理人员根据其个体情况，在生活起居方面给予专业的指导和精心合理的照护，其目的是保养和恢复患者的正气，调整体内阴阳平衡，增强机体抗御外邪的能力，促进疾病的治疗和康复。起居护理的基本原则包括起居有常、劳逸适度和环境适宜。

一、起居有常

《灵枢·本神》指出："智者之养生也，必顺四时而适寒暑。"起居有常，即起居作息、日常生活要有规律，这是强身健体、延年益寿的重要原则。反之，"起居无节，故半百而衰也"。在起居护理中，人体要顺应四时的变化，遵循"春夏养阳，秋冬养阴""虚邪贼风，避之有时"的原则。

（一）顺应四时，平衡阴阳

中医学认为，人与自然界是一个有机的整体。《黄帝内经》指出："人以天地之气生，四时之法成""人与天地相应"。自然界有春、夏、秋、冬四季变化，其气候规律一般为春风、夏热、长夏湿、秋燥、冬寒。《素问·脏气法时论》记载："肝主春""心主夏""脾主长夏""肺主秋""肾主冬"。伴随着季节性的脏腑气血盛衰，五脏所患疾病的发展趋势也有一定的季节规律，故应遵循"春养肝，夏养心，长夏养脾，秋养肺，冬养肾"，以适应自然规律，保持机体内外环境的协调平衡，祛病延年。若不顺应其变化，则可导致疾病的发生或加重病情。

1. 春季起居护理　阳春三月，春归大地，万物萌动，人体阳气生发。春应五脏之肝，属木，春季亦是肝气条达之际，起居应顺应生发之气，晚睡早起，宽衣松带，形体舒缓，广步于庭，使心情舒畅，顺应肝气的疏泄条达。天人相应，春季阳气刚升而未盛，乍暖还寒，皮肤腠理开始变得疏松，对寒邪的抵抗能力有所减弱，不宜过早脱衣减被，需遵循"春捂"之则，保证阳气生发的体内环境。特别是年老体弱者以及有基础疾病的人群，不可骤减冬装。

2. 夏季起居护理　夏季气候炎热，应五脏之心，属火，是一年中阳气最盛的季节。此时人体新陈代谢旺盛，阳气最易外泄，引起各种虚证，故需注意养护阳气，五脏重在养心。起居应顺应自然界养长之势，晚睡早起，适当午休，以避炎热，消除疲劳，不宜贪凉，以免损伤阳气。居室宜阴凉、通风，但避免直吹风，空调温度不宜过低，保持空气新鲜。衣着宜选用麻纱、丝绸等易散热、透汗的面料。夏季还需防湿邪侵袭，湿邪与热邪相互纠缠，损伤人体脾胃之阳气，导致水液停留在体内，引发各种病变。

3. 秋季起居护理　秋季为"阳消阴长"的过渡阶段，气候干燥，燥邪伤人，易伤肺气，耗人阴津。秋应五脏之肺，属金，应顺应自然界收敛、肃降之势，"早睡早起，与鸡俱兴"，保持神志安宁，舒张收敛有序，从而减缓秋季肃杀之气伤人，同时维护肺脏的清肃功能。秋季衣着应遵循"秋冻"的原则，避免穿衣过多引起身热汗出，致阴津伤耗、阳气外泄。但某些特殊人群，如呼吸系统疾病、骨关节系统疾病、心脑血管疾病患者以及免疫力低下的人群，"秋冻"要适度，不可勉强挨冻，违背"秋冻"健身之本意。

4. 冬季起居护理　冬季气候寒冷，阴气盛极，阳气潜藏，人体新陈代谢相对缓慢。冬应五脏之肾，属水，起居应顺应自然界万物收藏之势，养精蓄锐，为来年生长做准备，早睡晚起，敛阳护阴；注意防寒保暖，使阴精闭藏不外泄，勿使皮肤腠理开泄耗伤阳气；不妄事操劳，应心平气和，安静自如，避免情志过激，影响阳气潜藏。冬天是一年四季中营养物质最易蓄积的时期，可在医师指导下适当进补。俗语有"寒从足下生"，提示要注意足部保暖。

（二）睡眠充足，适当锻炼

睡眠是人体的生理需要，也是调节阴阳平衡的重要手段，具有消除疲劳、增强免疫、促进生长等作用。人的一生中约1/3的时间是在睡眠中度过的，睡眠状态下，各组织器官大多处于休整状态，气血充分灌注于五脏，使机体得到补充和修复。采用合适的睡眠方法和措施，保证充足而高质量的睡眠，可帮助机体尽快消除疲劳，保持充沛的精力，从而达到防病健体、延年益寿的目的。子午觉，即在每天的子时、午时按时入睡，其主要原则是"子时大睡，午时小憩"。子时是晚11时至凌晨1时，是一天当中阴气最盛、阳气衰弱之时，中医认为"阳气尽则卧"，故应在晚11时之前就寝。午时是中午11时到下午1时，此时阳气最盛、阴气衰弱，"阴气尽则寐"，可午睡半小时左右为宜。

"服药千朝，不如独眠一宿"，睡眠不足，易耗伤正气。患者应有充足的休息和睡眠时间，护理人员应督促患者养成良好的作息习惯。重病患者应卧床休息，但要避免昼息夜作，阴阳颠倒。在病情允许的情况下，凡能下床活动的患者每天都应保持适度的活动与锻炼；不能下床者，可在床上进行被动运动，或习练床上八段锦。适度的活动能使气血流畅，筋骨坚实，提神爽志，增强抵御外邪的能力，有利于机体功能的恢复。睡眠时长应遵循个体差异，不能一概而论，以醒后自觉头脑清晰、精力充沛为宜。

（三）审时避邪，形神共养

患病之人正气虚弱，易于感受六淫和疫疬之气等外邪。在生活起居护理中应遵循"虚邪贼风，避之有时"的原则，指导患者根据四时气候的变化及时增减衣物；在反常气候或遇到传染病流行时，要注意避之有时，或采取其他方式提高机体抗病能力，避免外邪的侵袭。

在生活起居护理中，既要注意形的保养，更要注重神的调摄。"形"是"神"的物质基础，"神"是"形"的外在表现，二者密切相关，相辅相成。所谓养形，是指通过适当的休息和活动，提供良好的营养和环境条件，对人的五脏六腑、气血津液、四肢百骸、五官九窍等形体进行摄养；所谓养神，是指应用各种方式调节患者的情志活动，使其达到情绪稳定、心平气和的精神状态，以利于疾病的康复。

二、劳逸适度

古人认为劳和逸必须"中和"，有常有节，不偏不过。劳逸结合应遵循"动静结合""形劳而不倦"的原则，过度疲倦会损害人体，过度安逸亦可致病。《素问·宣明五气》篇指出："久视伤血，久卧伤气，久坐伤肉，久立伤骨，久行伤筋，是谓五劳所伤。"只有动静结合，劳逸适度，才能活动筋骨，通畅气血，强健体魄，健脑强神，保持旺盛的生命力。

（一）避免过劳

古人对"劳"的理解是非常全面的，包括神劳、形（体）劳和房劳。唐·孙思邈在

《备急千金要方》中指出："养性之道，常欲小劳，但莫大疲及强所不能堪耳。"适度的劳是有益的，但若过度劳倦则可影响内在脏腑器官的功能，降低机体抵抗力，诱发或加重疾病。

1. 避免久视 "久视伤血"，目受血而能视，若用目过度，会耗伤气血。上网、看书、看电视、看电影等时间过长，都有可能造成气血两虚，出现头晕目眩、乏力、两目干涩等症状。因此，在日常生活和工作中不宜长时间用眼，应每隔30～60分钟休息一次，眺望远景或闭目养神。

2. 避免久立 "久立伤骨，损于肾。"站立是人体最基本的体位之一，若站立时间过长，身体的重量则全部压在脊柱和下肢上，导致腰腿等承重部位的骨骼受伤，下肢血液回流不畅，气滞血瘀，从而诱发下肢静脉曲张、痔疮、两足水肿等，严重者还可引发肾劳症状，如腰酸腰疼、小腹坠胀等。若长期从事久站工作，可在站立时行甩腿动作、扭膝运动、睡前按摩双腿及温水泡脚等。

3. 避免久行 "久行伤筋，劳于肝"，人的行动是以气血为基础，还须调动肌肉、筋骨等的功能才能完成。肝主筋，筋的运动易消耗肝的精气。长时间行走奔跑，不仅耗伤气血，还会使肌肉、筋脉处于疲劳状态，并易伤肝气。故久行时应适当休息，按摩拍打下肢肌肉，促进气血流通。

4. 避免神劳 神劳即用脑过度，精神过度疲劳。中医学认为，心主血脉而藏神，脾在志为思，故思虑劳神过度，最易耗伤心血，损伤脾运。脑力劳动者要善于用脑，劳而不倦，保持大脑常用不衰，应注意与体力劳动相结合。用脑时间不宜过长，每天都应有一定时间的体力活动，如早操、体育锻炼、庭院劳动等，以消除精神疲劳。"思"要有节制，能为者则为之，不能为者即舍之，不必强求以免枉费心神。

（二）避免过逸

过逸是指过度的空闲，包括体力劳动和脑力劳动两个方面。中医学认为"逸则气滞"，一旦形体过度安逸，肌肉筋骨活动过少，容易使人体气血迟滞而不得流畅，脾胃消化功能减退，引起食欲减退，身体软弱无力，抵抗力下降。同时筋骨肌肉日久不用，必然会"用进废退"，导致肢体痿弱无力或肥胖臃肿，动则气喘、心悸。因此，在日常生活中要避免过度安逸。

1. 避免久卧 "久卧伤气"，肺主气，适当的躺卧可以使人身心放松，有助于消除疲劳，但久卧易伤肺气，导致气机升降失调，脏腑功能受损，出现乏力、消瘦等。研究显示，睡眠与休息并非越多越好，过于安逸同样可引起机体功能紊乱，适度的睡眠才能达到宁神养气、保持健康的目的。

2. 避免久坐 "久坐伤肉"，脾主肌肉，伤肉即伤脾。长时间处于坐位，不仅臀部皮肤毛囊易堵塞而生疖、毛囊炎等，还可引起脾胃积滞而使脏腑气机不畅，消化不良，气短乏力等。此外，久坐者还易患颈椎病、肩周炎和冠心病等。因此，脑力劳动者和老年人要避免久坐，需保持适当的户外活动，如散步、八段锦、五禽戏、太极拳等，以促进胃肠蠕动助消化，舒筋活络调气血。

三、环境适宜

整洁、安静的居室环境有利于疾病的康复，反之，也能影响患者的身心健康，故医护人员要尽力为患者创造舒适的休养环境。

（一）安排恰当

良好的环境有助于患者的治疗和康复。临床护理中，应根据患者的病证性质安置在合适的休养环境，如寒证、阳虚证者多畏寒怕风，应安置在向阳温暖的居室；热证、阴虚证者多恶热喜凉，可安置在背阳凉爽的居室。居室要保持安静，避免噪声，特别是心气虚的患者，应避免突然的声响而致其心悸不已。

（二）通风整洁

居室经常通风换气，保持空气新鲜，可使患者神清气爽，气血通畅，促进疾病康复，但应忌强风、对流风，以防感冒。居室的陈设应简单实用，保持地面和床、椅等用品的整洁，并定期消毒。厕所、浴室、水池应每日刷洗，定期消毒，便器应放在指定的位置，以免污浊气味逸入居室。

（三）温湿适宜

居室应保持适宜的温度，一般以 18～22℃ 为宜。室温过高，使患者感到燥热难受，又易感暑邪；室温过低，使患者感到寒冷，又易感寒邪。不同的病证应视病情做出相应的调整。居室相对湿度以 50%～60% 为宜，湿度过高，患者感到胸中满闷、困倦、乏力，特别是对于风寒湿痹、脾虚湿盛的患者，易加重病情；湿度过低，患者感到口干唇燥、咽喉干痛，特别是对于阴虚肺热的患者，会出现呛咳不止。

（四）光线适度

一般居室要求光线充足而柔和，使患者感到舒适而不刺眼，避免日光直射患者的面部。患者休息时，光线宜暗，应用窗帘遮挡。可根据不同病证适当调节光线，感受风寒、风湿、阳虚及里寒证的患者，室内光线宜充足；感受暑热之邪侵犯的热证患者、阴虚及肝阳上亢的患者、肝风内动的患者，室内光线应稍暗；痉证、癫狂症患者，强光可诱使其病情发作，应用黑窗帘遮挡。

第二节　饮食护理

饮食是维持人体生命活动必不可少的物质基础，是五脏六腑、四肢百骸得以濡养的源泉，也是人体气血津液的重要来源。饮食不当可使人体正气虚弱，抵抗力下降，导致多种疾病的发生。《黄帝内经》曰："谷盛气盛，谷虚气虚，此其常也。反此者，病。"饮食护理是指在中医学理论指导下，根据患者病情需要，给予适宜的饮食，以预防或治疗疾病的一种方法。

一、饮食护理的基本原则

食物有四气五味之别，疾病有阴阳表里之分、寒热虚实之辨，一种疾病可由于病因、体质、年龄、地域环境、天时气候等因素变化表现出不同的证。因此，应根据患者疾病的证候类型，遵循一定的原则，进行饮食调护，使饮食与治疗相配合，达到防病治病的目的。

（一）饮食有节，适时定量

1. 饮食要节制　即要控制食量，饥饱适度，不可过饥过饱，更不能暴饮暴食。过饥会造成机体营养来源不足，影响健康；过饱会加重胃肠功能负担，影响消化和吸收。

2. 饮食要有规律　即进食时间相对固定。若食无定时，与人体消化的正常规律相悖，则会导致脾胃功能失调，消化能力减弱，损害健康。

（二）合理膳食，不可偏嗜

食物有四气五味之别，各有归经，若饮食偏嗜可导致人体脏腑阴阳失调而发生多种疾病。例如，过食肥甘厚味可助湿生痰、化热，或生疮疡等；过食生冷会损伤脾胃之阳气，而致寒湿内生，发生腹痛泄泻等脾胃虚寒证；偏食辛辣，可使胃肠炽热而致大便干燥，或酿成痔疮下血之症等。因此患者的饮食应清淡、多样化，粗细相宜，荤素搭配，营养全面。三餐合理安排，忌肥甘厚味，嗜食偏好。

（三）重视脾胃，注意卫生

1. 脾胃为后天之本，气血生化之源，是人体消化饮食及生化气血的重要器官，脾胃功能的健全与否直接影响饮食的消化、吸收、输布。在饮食调护过程中，要重视脾胃功能的调理。

2. 新鲜干净的食物可补充机体所需营养，而进食腐烂变质的食物容易使人出现腹痛、腹泻、呕吐等中毒症状，严重者甚至可出现昏迷或死亡。护理工作中要指导患者饮食卫生，把住"病从口入"这一关。

（四）辨证施食，相因相宜

在饮食调护中应根据病证、病位、病性及人的年龄、体质、天时地理诸因素，结合食物的性味归经选择食物；遵循"寒者热之，热者寒之，虚则补之，实则泻之"的调护原则，注意不同疾病的饮食宜忌，做到因证施食、因时施食、因地施食和因人施食。例如，里热炽盛证患者，宜选西瓜、绿豆等清热生津的寒凉食物；里寒证者，宜选姜、葱、蒜等温中散寒的温热之品；食滞中焦者，选萝卜、山楂等消食导滞；脾胃虚弱者，选山药、薏苡仁等健脾补虚；体胖者多痰湿，饮食宜清淡，多食蔬菜、瓜果，忌食肥甘厚腻、助痰生痰之品；老年人脾胃功能虚弱，运化无力，宜食清淡、温热熟软之品，忌食生冷、黏硬、不易消化之品。

二、食物的性味和功效

食物和药物一样，具有寒、热、温、凉之四气，辛、甘、酸、苦、咸之五味以及升降浮沉等作用。不同性味的食物具有不同的特点和功效。临床工作中，应根据患者不同证候指导其选用合适的食物，促进患者早日康复。

（一）食物的性味

1. 四气　是指食物具有寒、热、温、凉四种属性，又称四性。加上不寒不热的平性，又可称为"五性"。食物的属性一般可以通过其功效来反映，如寒性和凉性的食物具有清热、泻火甚至解毒的作用，热性和温性的食物具有温里、祛寒、助阳的作用，平性食物作用比较缓和，无明显偏性。

（1）食物四气分类：见表7-1。

表 7-1　食物四气分类

四气	性味	功效	适应证	食物举例
寒	苦寒、甘寒	清热、泻火、解毒	实热证	苦瓜、冬瓜、茭白、海带、紫菜、西瓜、香蕉、甘蔗、蟹、藕、芦笋、柚
凉	甘凉	清热、养阴	虚热证	芹菜、丝瓜、黄瓜、茄子、萝卜、麻油、鸭蛋、枇杷、草莓、苹果、大麦
热	辛温、辛热	温中散寒、益火助阳	实寒证	辣椒、桂皮、胡椒
温	甘温	温中、补气、通阳、散寒	虚寒证或实寒证轻症	大蒜、大葱、韭菜、花椒、鳝鱼、鸡肉、狗肉、红糖、荔枝、樱桃、糯米

（2）平性食物：性味甘平，既没有寒凉之偏性，又没有温热之偏性，具有补益、和中的功效。常见平性食物有南瓜、红薯、胡萝卜、牛乳、猪肉、黄豆、鲫鱼、鲤鱼、山药、香菇、黑木耳等。

2. 五味　食物"五味"，是指食物具有辛、甘、酸、苦、咸五种味道。五味之外，还有淡味和涩味，但五味是其基本的五种滋味，故仍然称为五味。食物的五味不同，具有的功效也不相同，常见食物五味分类见表 7-2。

表 7-2　食物五味分类

五味	特点	功效	适应证	举例
辛	能散能行	行气、行血、发散	表证、气滞血瘀证	萝卜、洋葱行气，生姜散风寒
甘	能补能缓	补益和中、缓急止痛	虚证、痛证	糯米、红枣可治疗脾胃虚寒的胃痛
酸（涩）	能收能涩	收敛固涩	虚证多汗、泄泻、尿频、遗精	乌梅涩肠止泻
苦	能泄能燥	泻热、通泄、燥湿	热证、湿证、气逆	苦瓜清热、明目、解毒
咸	能下能软	软坚、散结、泻下	热结、痰核、瘰疬	海带软坚
淡	能渗能利	渗利水湿	湿盛、水肿、小便不利	薏苡仁、冬瓜利水渗湿

（二）食物的功效

食物的功效是对食物的预防、治疗和保健等作用与疗效的直接概括，是食物治疗疾病的主要依据。食物的功效是由它自身固有偏性（性能）如"性""味""归经""升降浮沉"等特性决定的。护理患者时可有针对性地选用具有不同功效的食物来祛除病邪。

三、食物的分类

食物的分类方法较多，生活中一般食物的分类：①粮食类，包括谷薯类、豆类。②蔬菜类，包括瓜茄类、根茎类、茎叶类。③野菜类，如鱼腥草、马齿苋等。④食用菌类。⑤果品类，包括鲜果类、干果类。⑥禽类。⑦畜类。⑧奶蛋类。⑨水产类。⑩调味品及其他原料。临床实践中，常按功效将食物分为补益正气类（具有营养保健作用）和祛除邪气类（具有治疗作用）两大类。本部分按食物的功效分类介绍部分常用食物。

（一）补益正气类（具有营养保健作用的食物）

1. 润肤养颜类 黄精、甲鱼、枸杞子、薏苡仁、银耳等。

2. 延年益寿类 人参、黄芪、甲鱼、鱼、芝麻、蜂王浆、茶等。

3. 美发乌发类 何首乌、当归、熟地黄、黑芝麻、黑豆等。

4. 强身健体类 小麦、糯米、排骨、瘦肉等。

5. 增强记忆力类 蛋黄、芝麻、核桃、甲鱼、大豆、牛奶、鱼等。

（二）祛除邪气类（具有治疗作用的食物）

1. 辛温解表类 生姜、大蒜、胡椒等。

2. 辛凉解表类 菊花、金银花、薄荷等。

3. 止咳化痰平喘类 梨、枇杷、百合、白萝卜、陈皮等。

4. 清热解毒类 西瓜、冬瓜、黄瓜、苦瓜、绿豆等。

5. 利水类 西瓜皮、冬瓜、绿豆、赤豆、玉米须、鲤鱼等。

6. 祛风湿类 薏苡仁、鳝鱼、樱桃等。

7. 润肠通便类 核桃仁、芝麻、松子、香蕉、蜂蜜等。

8. 消导类 山楂、白萝卜、麦芽等。

9. 行气类 佛手、玫瑰花等。

10. 活血类 山楂、茄子、酒等。

11. 安神类 莲子、百合、荔枝、龙眼等。

12. 涩肠止泻类 大蒜、马齿苋可用于热性泄泻；焦山楂、焦麦芽、焦谷芽、炒陈皮等用于伤食泻；薏苡仁、莲子、炒山药用于脾虚泄泻。

13. 补虚类 人参、枸杞、当归、阿胶等。

14. 降脂、降压类 海藻、紫菜、黑木耳、大蒜、洋葱、荞麦、玉米、冬瓜、丝瓜、茶叶、荷叶、莲心、芹菜、荸荠、海蜇、蜂蜜等。

15. 生乳类 鲫鱼、猪蹄、鱼头、生南瓜子等。

16. 降糖止渴类 绿豆、苦瓜、南瓜、山药、茭白、乌梅、马齿苋、新鲜绿叶蔬菜等。

17. 消炎类 大蒜、菠菜根、马齿苋、冬瓜子、油菜等。

18. 防癌抗癌类 玉米、薏苡仁、葡萄、山楂、无花果、猕猴桃、黄瓜、番茄、大蒜、百合、银耳、黑木耳、海参、海带、扇贝等。

四、常用食疗方

1. 食物治疗 又称食疗，是在中医学理论指导下利用食物的特性来调节机体功能，以达到防病治病、保健强身、延年益寿目的的一种治疗方法。

2. 食疗方举例

（1）补阳食疗方：冬虫夏草羊肉汤。

原料：冬虫夏草25g、羊肉500g、佐料适量。

制法：将羊肉洗净，加冷水煮沸，过滤血水。取砂锅，将羊肉、冬虫夏草以及其他佐料放入砂锅，加清水大火煮沸，再转小火慢炖，出锅前加盐调味即可。

功效：益精壮阳。

（2）补阴食疗方：百合粥。

原料：鲜百合50g或干百合30g、粳米100g、冰糖或白糖适量。

制法：粳米洗净放锅内，加水适量，先用武火煮沸，再用文火煮至半熟，将鲜百合洗净放入锅内同煮成粥，加糖即可。

功效：润肺、养阴、止咳。

（3）补气食疗方：黄芪炖鸡。

原料：生黄芪30g、母鸡1只、佐料适量。

制法：母鸡去毛及内脏，洗净，将黄芪放入母鸡腹中，置锅中加水及姜葱、大蒜、盐等佐料，炖煮至鸡烂熟即可。

功效：补肺益气，健脾养胃。

（4）补血食疗方：补血饭。

原料：黄芪10g、当归5g、红枣10个、龙眼肉10g、白扁豆20g、粳米100g、红糖适量。

制法：黄芪、当归先煎取汁，红枣洗净去核，龙眼肉、白扁豆洗净。先将白扁豆放入锅内，加水适量煮至半熟，加入粳米、红枣、龙眼肉、红糖，再加入黄芪、当归煎煮成的汁，拌匀，用文火煮至成粥。

功效：益气补血。

（5）除痰浊食疗方：白果炖鸡。

原料：乌骨雌鸡1只、白果仁15g、莲肉15g、江米15g、胡椒3g。

制法：将白果仁、莲肉、江米、胡椒末放入洗净的乌鸡腹中，用小火煮至鸡烂熟。

功效：益脾肺，除痰浊。

（6）健脾化湿食疗方：薏苡仁二豆粥。

原料：薏苡仁、赤小豆、绿豆各50g。

制法：将上三味洗净入锅，加适量水，小火煮成粥即可。

功效：健脾化湿。

五、饮食宜忌

《金匮要略》指出："所食之味，有与病相宜，有与身为害，若得宜则益体，害则成疾。"用相宜的食物治疗养病，谓之"食宜"；而不相宜食物则禁之，谓之"食忌"。因此，饮食调护中强调饮食宜忌是十分必要的。

（一）疾病饮食宜忌

疾病饮食宜忌是根据病证的寒热虚实、阴阳偏盛，结合食物的四气、五味、升降浮沉及归经等特性来确定的。食物的性味、功效等应与疾病的属性相适应，否则会影响治疗结果。例如，寒性体质或寒性病证宜用温热之品，忌寒凉生冷之物；热性体质或热性病证宜用寒凉之品，忌温燥之物；实性体质或实性病证宜泻，虚性体质或虚性病证宜补，勿犯虚虚实实之戒。常见病证的饮食宜忌如下。

1. 阳虚病证　阳虚证多元阳不足，宜食用性味甘温的温补之品，忌食生冷寒凉饮食，以免进一步损伤阳气。常用补阳食物有羊肉、狗肉、花椒、韭菜、冬虫夏草、胡桃仁等。常用温补食物有鸡肉、猪肚、糯米、洋葱、大蒜、生姜、酒、饴糖、大枣、栗子、樱桃、龙眼等。

2. 阴虚病证　阴虚证多真阴不足，宜滋阴与清热兼顾，选用填精、养血、滋阴的食物，兼顾理气健脾，忌油腻厚味、辛辣食物，以防燥热损伤阴液。常用补阴食物有猪肉、鸭蛋、鸭肉、龟甲胶、鳖甲胶、小麦、银耳、芝麻、桑葚、百合、玉竹、枸杞等。性平或偏凉的食物有小米、螃蟹、梨、柿子、西瓜、丝瓜、冬瓜、苦瓜、芹菜、茄子等。

3. 气虚病证　气虚证多与肺、脾、心、肾虚损有关，食疗应以分别补其脏虚为原则，因"气之根在肾"，补气时可酌情加枸杞子、桑葚、蜂蜜等益肾填精之品。补气类食品易致气机壅滞，影响食欲，可配伍少许行气之品如陈皮、砂仁等，忌寒湿、油腻、厚味食物。常用补气食物有鸡肉、猪肚、鹅肉、鹌鹑、牛肉、兔肉、鲈鱼、青鱼、泥鳅、粳米、扁豆、山药、无花果、马铃薯、大枣、栗子、冰糖等。

4. 血虚病证　血虚病证宜多食含铁食物，选择优质蛋白，摄入适量维生素，禁食油腻厚味及油炸香燥之物。常用补血食物有乌骨鸡、动物肝脏、猪心、猪蹄、鲍鱼、阿胶、菠菜、荔枝、龙眼肉、花生、红糖等。

5. 脾胃病证　脾胃病证包括胃脘痛、呕吐、泄泻、便秘等，系脾胃运化失常所致，日常饮食应以清淡、细软、易消化、富有营养的食物为主，宜进食蔬菜、瘦肉、鸡蛋、鱼类等，忌生冷、煎炸、硬固、刺激性食品，忌土豆、黄豆、白薯等易胀气食物。脾胃寒凉者宜食温性食品；胃热者忌辛辣；胃酸过多者应避免食用刺激胃液分泌的食物，如浓茶、咖啡、巧克力、辣椒等；胃酸缺乏者可于饭后食少许醋或山楂片；消化道出血者应进食无渣流质，如牛奶、米汤；腹泻者以少油半流质或软饭为宜，忌食生冷瓜果等寒凉滑润食物；呕吐剧者应暂禁食，好转后再进流质或半流质饮食，逐渐恢复软食、普食，切忌饱食。

6. 肝胆病证　肝胆病证包括黄疸、腹胀等病，常与肝的疏泄功能失常有关。饮食宜清淡、营养丰富，多食蛋、奶、鱼、瘦肉及豆制品，忌食油腻生冷、辛辣食物，少进动物脂肪。急性期以素食为宜，多食新鲜蔬菜水果，恢复期可进食荤食。肝硬化腹水者应予低盐或无盐饮食，肝性脑病患者应控制动物蛋白的食入量。

7. 肺系病证　肺脏病证包括咳嗽、喘证、肺痈、咯血、悬饮等，主要与肺失宣降有关。饮食宜清淡，多食水果，供给多种维生素、无机盐，以利于机体代谢功能的修复，补充咳嗽或发热所消耗的能量，忌食辛辣、油腻、甜黏类食物，禁烟酒及海腥发物。咳嗽痰黄者可选枇杷、梨、白萝卜等清热化痰之品；痰白清稀者避免食用生冷瓜果；痰中带血者宜食藕片、藕汁等以清热止血；久病肺阴虚者可选食百合、银耳、甲鱼等滋阴补肺之品；哮喘患者常与过敏有关，应禁食发物类。

8. 心脏病证　心脏病证包括心悸、心痛、眩晕、中风等，尤以心悸为主，与心主血脉、心主神明失常有关。饮食宜清淡、低盐，多食富含 B 族维生素、维生素 C 的食物及豆制品类食物；食盐应控制在每日 6g 之内；烹饪用油应以植物油为主，如玉米油、菜籽油；忌高脂高胆固醇类食物，如猪油、动物内脏，忌食烟酒、浓茶、咖啡及辛辣刺激之品。

9. 肾脏病证　肾脏病证包括水肿、消渴、淋浊、遗精等。饮食宜清淡，富于营养，可多食动物性补养类食物。水肿者应低盐或无盐饮食，可食用冬瓜、赤小豆、荸荠、鲤鱼等食物以利尿消肿。肾虚者可选用牛、羊、狗肉及蛋类等；若需补肾填精，可食用甲鱼、猪、牛、羊、筋类等；补肾壮阳可食用海参、虾等；消渴病患者需控制米饭等主食的摄入，可多食蔬菜、瘦肉等补充营养充饥。

10. 疮疡皮肤病证 宜清淡饮食，多食蔬菜水果，忌虾、蟹、猪头肉等荤腥发物。

（二）服药饮食宜忌

《调疾饮食辨》中说："患者饮食，藉以滋养胃气，宣行药力，故饮食得宜足为药饵之助，失宜则反与药饵为仇。"服药期间有些食物对所服之药有不良的影响，应忌服。

1. 一般忌食 服药期间，忌食生冷、黏腻、肉、酒、酪、腥臭等不易消化及有特殊刺激性的食物。

2. 特殊忌口 某些药物有特殊忌口，如半夏忌羊肉、人参忌萝卜等。

（三）食物搭配宜忌

1. 食物搭配适宜有利于健康 根据中医五行学说，有些食物相宜，可以搭配一起进食。例如，当归生姜羊肉汤中，温补气血的羊肉与补血止痛的当归、温中散寒的姜配伍，可增强补虚散寒止痛之功，同时还可以去掉羊肉的腥膻味；薏苡粥中添加红枣，可防止薏苡仁清热利湿的过偏之性。

2. 食物搭配不当削弱食疗效果 某些食物搭配不当会削弱食疗效果，要尽量避免。例如，若食用羊肉、狗肉等温补气血之类的食物，不应同时吃绿豆、鲜萝卜、西瓜等，否则会减弱前者的温补作用。

饮食宜忌不是绝对的，要针对具体病情具体分析，还要注意个体差异，有些饮食经调制或配制后是可以改变其性质而改变其宜忌的，应灵活掌握。

 知识拓展

发　物

发物是指能使咳嗽、哮喘、疮疡、风疹、癣疥等病情加重或引起其发作的某些食物，如虾、蟹、带鱼、羊肉、狗肉、酒、芫荽、韭菜、竹笋、鸡头、鹅肉等。这些食物多具有辛辣发散、温燥助阳的作用，食后容易动风、生痰、发疮、助痰生火，导致机体气血失调引起疾病发生变化。

第三节　情志护理

中医学认为，人有七情变化，即喜、怒、忧、思、悲、恐、惊。七情是人体对外界客观事物和现象所作出的不同情志反应。七情在正常情况下不会致病，但如果情志过极超出常度，就会引起脏腑气血功能紊乱，导致疾病的发生。情志护理是指在临床护理工作中，以中医学理论为指导，以良好的护患关系为桥梁，应用科学的护理方法，改善和消除患者的不良情绪状态，达到预防和治疗疾病目的的一种方法。

一、影响情志变化的因素

情志变化常受多种因素的影响，归纳起来有以下几方面。

（一）社会因素

社会因素对人精神上的影响十分复杂，如生活环境改变、社会地位变动、工作不顺利、感情纠葛、家庭生活不协调、亲友生离死别、社会动乱、突发公共卫生事件等，都可以引起人们情志的异常变化。

（二）环境因素

环境是人类生活密不可分的一部分，它的变化（如四时更迭、声音变化、气味变化等）可以影响情绪的变化。异常气候的剧烈变化更易对人的情绪产生明显的影响。

（三）病理因素

"血有余则怒，不足则恐"，说明五脏虚实不同，可导致不同的情志变化，而情志变化亦可引起脏腑功能失常。

（四）个体因素

不同的个体面对同样的情志刺激，会有不同的情绪变化。就体质而言，体质较强者，对情志刺激的耐受性较强，一般情况下不易为情志所伤；而体质较弱者，轻微的情志变化，就可能诱发或加重疾病。性格方面，开朗乐观之人，心胸开广，遇事心平气和，故不易为病；性格抑郁之人，心胸狭隘，遇事情绪激烈，易酿成疾病。年龄方面，儿童脏腑娇弱，气血未充，中枢神经系统发育尚不完善，多为惊、恐致病；成年人，气血方刚，又处在各种错综复杂的环境中，易为怒、思所伤；老年人，生活阅历丰富，一生历经坎坷，尤其是离退休者，从工作岗位上下来，感到精神失落，常易产生孤独感，易为忧郁、悲伤、思虑所致病。性别方面，男多属阳，以气为主，性多刚悍，不易受情志影响；女多属阴，以血为先，性多柔弱，较男性更易受情志影响，以悲忧、哀思致病多见。

二、情志护理的原则与方法

情志护理应根据患者个体情况，以促进患者的身心康复为目的，采取积极的护理措施，避免因情志而诱发或加重病情。

（一）情志护理的原则

1. 诚挚体贴，全面照顾　患者的情志状态和行为不同于常人，常常会产生各种过激的心理反应，如猜疑心加重、依赖性增强及焦虑、紧张、悲观、抑郁等情绪。护理人员应仔细了解患者的日常生活、对疾病的认识、情绪状况、社会关系、人际交往等情况，以和蔼、诚恳的态度，关怀备至的行为，协助患者适应新的社会角色，帮助患者树立战胜疾病的信心。

2. 因人施护，有的放矢　患者由于家庭、职业、性别、年龄、经济条件、知识经验、生活阅历、性格、所患疾病及病程长短的不同，其心理状态也不同。因此，在情志护理过程中，应特别强调根据患者特点因人施护。

3. 乐观豁达，怡情养性　修身养性，保持心情舒畅，能使机体神安气顺，心清形静，气血调和，脏腑功能平衡协调，从而有益于健康。对患者而言，乐观豁达的心情可促进疾病的康复。护理人员应向患者说明保持情绪稳定的重要性，积极向患者宣传心理养生知识，调动患者的积极性。

4. 避免刺激，稳定情绪　安静的环境能使患者心情愉快，身体舒适，睡眠充足，饮食增加，有利于疾病的康复。因此，护理人员需做好病室管理，做到"四轻"，严格落实陪护及探视制度，为患者创造舒适的休养环境。

（二）情志护理的方法

临床上可根据患者的具体情况选择合适的情志护理方法，以取得较好的效果。常用的情志护理方法有以下几个方面。

1. 说理开导　《灵枢·师传》中指出："人之情，莫不恶死而乐生，告之以其败，语之以其善，导之以其所便，开之以其所苦，虽有无道之人，恶有不听者乎？"护理人员应针对患者不同症结，以说理开导的方法，有的放矢，动之以情，晓之以理，喻之以例，明之以法，尽快消除患者的不良情志，帮助其从不正常的心态中解脱出来，促进患者康复。

2. 顺情从欲　护理人员应鼓励患者倾诉，充分宣泄内心深处的心理矛盾和痛苦，将压抑已久的不愉快情绪、欲望与冲突等全部发泄出来。对于患者心理上的欲望，应分析对待，若是合理的，在条件允许的情况下，应尽量满足；对那些胡思乱想、淫欲邪念、放纵无稽等错误的、不切实际的欲望，不能纵容迁就，应采用善意的、诚恳的说服教育方法处理。

3. 移情解惑　俗话说"病者多疑"，有些患者患病后，往往将注意力集中在疾病上，整天胡思乱想，陷入苦闷烦恼和忧愁之中。对于这类患者，医护人员要耐心向他们解释病情，宣传有关疾病的知识，解除患者不必要的疑虑，可采用言语诱导的方法，转移患者的注意力，解除思想顾虑，常有不药而愈的疗效。

4. 发泄解郁　古人云："神者，伸也，人神好伸而恶郁，郁者伤神，为害非浅。"常用的发泄解郁法有挥泪痛哭法、倾诉苦衷法、"模拟"发泄法等。对于确有悲郁之情的患者，应引导其向医护人员哭诉苦衷，使悲郁之情得以发泄舒展，使气机调畅。但哭泣不宜过久、过重，以免伤身。

5. 以情胜情　五行模式的以情胜情法，是中医学独特的情志治疗护理方法，为历代医家广为运用。常用的以情胜情法有激怒疗法、喜乐疗法、悲哀疗法、惊恐疗法、思虑疗法等。在运用"以情胜情"方法时，要掌握患者对情感刺激的敏感程度，选择适当的方法，避免太过。

6. 暗示法　暗示作用不仅影响人的心理与行为，且能影响人体的生理功能。例如，《三国演义》里"望梅止渴"的故事，即是暗示法的典型例证。暗示治疗时要特别注意以下几点：①施治前要取得患者充分的信任与合作。②患者的受暗示性是各不相同的，应区别对待。③每一次施治过程应尽量取得成功。如不成功，则会动摇患者的信心，影响患者对施治者的信任。

7. 药食法　选用适当的方药或食物，可调整五脏虚实，聪明益智，养心安神，疏肝理气，达到调节情志活动的目的。例如，逍遥散有疏肝解郁、调畅情志之功效；泻青丸有清泻肝火之功效，可缓解郁怒而致的肝火郁结等。

三、预防七情致病的方法

喜、怒、忧、思、悲、恐、惊七情概括了复杂情感过程的基本状态，是情绪、情感等心理活动的外在表现。要预防七情致病，就必须保持心情舒畅、精神乐观，避免七情过极。

（一）清静养神

我国历代医家认为神气清静，五脏安和，可健康长寿。神是生命活动的主宰，它统御精气，是生命存亡的根本和关键。而患病之人对于情志刺激尤为敏感，调摄精神就更为重要。只有将"静"融于人的日常生活中，做到精神内守，心平气和，精气才能日渐充实，形体亦可随之健壮，从而达到《黄帝内经》所说的"恬淡虚无，真气从之，精神内守，病安从来"的境界。清静养神的方法有很多，精神内守、意守为清净养神的主要方法。

（二）情志舒畅

《遵生八笺》说："安神宜悦乐。"各种情趣高雅、动静相参的娱乐活动，如音乐欣赏、书法绘画、读书赋诗、种花养鸟、弈棋垂钓以及外出旅游等，可以颐养性情，舒畅情怀，陶冶情操，从而达到远离疾病、延年益寿的目的。因此，遇到忧虑、烦恼之事，可退步思量、吐露交谈，听取别人的劝慰，以消除心中的烦恼。

（三）修身养性

古人把道德和性格修养作为养生的一项重要内容，认为养生和养德是密不可分的。养德可以养气、养神，有利于神定心静，气血调和，精神饱满，形体健壮，使"形与神俱"，从而健康长寿。道德和性格良好的人，待人宽厚，性格豁达，志向高远，对生活充满希望和乐趣。他们一般具有良好的心理素质和精神状态，能较好地控制和调节自己的情绪。反之，道德水平低下、个性狭隘者，则常常会用神不当。

（四）平和七情

稳定和谐的情绪一般不会致病，而且有利于人体的生理机能，情志只有在过激时才会成为致病因素。因此，调和情志、避免七情过激是护理人员预防和治疗患者七情内伤的重要方法之一。

1. 喜　是人对外界信息反应中良性的刺激，喜乐适度对于心的生理功能是有益的。但若喜乐太过或不及，则均可使心神受伤。喜乐太过，会使人心神涣散，神不守舍；喜乐不及，则使人情绪易悲，精神不振。

2. 怒　是人情绪激动时产生的一种情志变化，属于不良的情志刺激，当大怒或暴怒时，可使阳气升发太过，血随气逆则呕血，甚至猝然昏扑不知人事。

3. 悲和忧　属不良情绪变化，对人体的主要影响是使气不断地受到消耗，尤其易损伤肺气，出现气短胸闷、意志消沉、精神萎靡、倦怠乏力等症状。

4. 思　适度的思，能强心健脑，有益于健康；若思虑过度，所思不遂，则可影响气的正常运行，引起脾胃功能失调。

5. 惊与恐　属不良情志刺激，可导致机体心神受损，肾气不固，出现心神不定、手足无措、下焦胀满、遗尿等症状，甚则心惊猝死。

护理人员应鼓励患者表达自己的想法、观点和感受，还应以真诚、热情、友善的态度对待患者，尊重患者的权利和人格，引导患者发现自己的问题，鼓励患者进行自我指导、自我克服和自我改善，避免七情过激，以预防和治疗七情内伤。

第四节　用药护理

药物治疗是中医治疗疾病最常使用的手段，在临床工作中，护理人员应掌握给药的途径、方法及用药护理，使其更好地发挥药物疗效，提高治疗效果。

一、给药护理

正确给药是护理人员必须掌握的内容，也是护理人员的主要任务之一。因此，护理人员需熟悉中药汤剂煎煮法和给药方法。

（一）中药汤剂煎煮法

中药汤剂煎煮质量的好坏，直接影响药效，应注意煎药的用具、用水、火候、时间及特殊处理的药品等方面。

1. 器具　以砂锅、搪瓷锅、陶瓷、玻璃、不锈钢等材料制作的器具（并附盖）为宜，不得使用铝、铜、铁等金属器皿，避免金属与中药发生化学反应，影响疗效。

2. 用水　煎药用水必须洁净澄清，含矿物质及杂质少，一般为饮用水。煎药加水要适量，否则会影响药效。一般每1g药加水10ml，头煎加全部用水的70%，余下的30%留待第二煎用；亦可将药材倒入煎药器具内，头煎加水至超过药面3～5cm处，第二煎加水至超过药面2～3cm处。水应一次加足，不可中途加水；不用水洗药。

3. 热源　可使用明火煎煮或用电炉、电磁炉等作为热源，严禁使用微波炉作为热源。

4. 煎药　煎药前先用冷水浸泡药物30～60分钟，使其有效成分易于煎出。煎药的火候与时间，应根据药物性能及功用而定。火候应"先武后文"，即在煎药开始用大火，至水沸后用小火保持微沸状态。煎药的时间以药物煮沸后开始计算。煎药时不宜频频揭盖，以免有效成分挥发。若药物煎糊则不能服用。各类药物的煎药时间见表7-3。

表7-3　各类药物的煎药时间

药物	第一煎	第二煎
一般药物	20～30分钟	15～20分钟
解表药、清热药、芳香药	10～15分钟	10分钟
滋补调理药	30～60分钟	30分钟
有毒药物	60～90分钟	60分钟

5. 取药　药煎好后，应立即用纱布将药液过滤或绞渣取汁。每剂药各煎的取汁量为250ml左右，儿童减半。

6. 煎煮次数　一般汤剂经水煎两次，70%～80%的有效成分已析出，故临床一般采用两煎法，将两煎药汁混合后再分次服用。

7. 特殊煎法　某些药物因其成分和质地不同，需要特殊煎煮，以保证疗效。

（1）先煎：是为了增加药物的溶解度，降低药物毒性，充分发挥疗效。①质地坚硬、有效成分不易煎出的矿石类、贝壳类及角、骨、甲类药物，应打碎后先煎30分钟，再与其他药物同煎，如生石膏、石决明、龙骨等。②有毒的药物应先煎30分钟以上才能达到减毒或去毒的目的，如乌头、附子等。

（2）后下：即缩短加热时间，避免药物的有效成分在煎煮较长时挥发或被破坏，一般在其他药物煎煮结束前的 5~10 分钟放入为宜。①气味芳香、含挥发油的药物，如薄荷、藿香等。②久煎易破坏成分的药物，如钩藤、大黄等。

（3）包煎：是将药物装进纱布袋内再与其他药物同煎，主要指黏性强、粉末状或药材表面带有绒毛的药物，为防止药液混浊或刺激咽喉导致咳嗽或煎药时沉于锅底，宜先用纱布袋包好，再与其他药物同煎，如车前子、灶心土、蒲黄、旋复花等。

（4）另炖：也称另煎，是避免贵重药物的有效成分被其他药渣吸附而造成浪费，需单独另煎 1~2 小时，煎液可单独服用或兑入汤药中同服，如人参、羚羊角（山羊角代）等。

（5）烊化：是将胶质类或黏性大且易熔的药物单独加热熔化，再与其他药汁兑服，以避免与其他药同煎导致粘锅烟底，或黏附于他药而影响药效，如阿胶、鹿角胶等。

（6）冲服：指某些贵重药、用量较轻或挥发性强不宜煎煮的药物，常需研成细末，用温开水或药物煎液冲服，如珍珠粉、三七粉等。

（7）泡服：指某些有效成分易溶于水、不宜煎煮、挥发性较强的药物，可用开水或滚烫的煎液冲泡半小时，加盖闷泡，减少挥发，如胖大海、番泻叶等。

（8）煎汤代水：某些药物质轻用量多、体积大、吸水量大，或为了防止其与其他药物同煎而使煎液混浊，应先煎去渣后，再用此水煎其他药物，如玉米须、灶心土等。

此外，有些医院使用煎药机器煎药，把中药和水装入煎药机器里自动加热煎药，煎好的药汁直接进入包装机，灌注到专用的塑料袋内，密封后发给患者服用。

（二）中药内用给药方法

中药内用给药方法包括给药途径、服用时间、服药方法、服药温度等内容。

1. 给药途径 中药剂型约 40 种，既有传统的丸、散、膏、丹、汤、酒、胶，也有现代的片剂、针剂、胶囊、气雾剂等。不同剂型有不同的给药途径，包括口服、含漱、点鼻、滴耳、肛滴、塞阴和注射给药等。急危重症应选择易于发挥疗效的给药途径，将所需药量酌情分次给予。

2. 服用时间 服用时间应与人体时间节律同步。例如，解表药应及时服用，以免病邪由表入里，如病情许可，可于中午前阳分时间服用，顺应阳气升浮，以助药力驱邪外出。中药汤剂一般每日 1 剂，分 2~3 次服用，间隔 4~6 小时为宜；病缓者可每日早、晚各服一次；病急者可每隔 4 小时服一次，使药力持续。驱虫药、攻下药、峻下逐水药宜清晨空腹服用。消导药、对胃有刺激的药宜饭后服用。补益药、健胃药、制酸药宜饭前服用。安神药、润肠通便药宜睡前服用。平喘药、截疟药应在发作前 2 小时服用。涩精止遗药应早、晚各服一次。口含药不拘时间多次频服。止泻药应及时给予、按时再服、泻止停药。调经药要根据证候，于经前和经期服用不同药物。

3. 服药方法 汤剂包括分服、顿服和频服法。分服法是将一天的药量分成几次服用，现多采用 1 日 2 次等量服法，老幼体弱者可分 3~4 次服。顿服法是一剂汤药一次服下的方法，取量大力峻以快速起效，适用于危急重症的抢救治疗，年老体弱者慎用。频服法是将一天的药量，少量多次服入，适用于上部疾病，尤其是咽喉疾病和呕吐患者，使药效持续。神志不清、吞咽障碍等不能经口进食的患者可予鼻饲。发汗、泻下、催吐等药物，应"中病即止"。中成药根据剂型及要求给药，一般分送服、冲服、调服、含化和喂服等。特殊情况遵医嘱用药。

4. 服药温度　按服用中药汤剂时的药液温度，分为温服、热服、冷服。中成药的服药温度，则指用于送服的水、酒等液体的温度。温服是将煎好的汤剂放温后服用，一般中药多采用温服。热服是将煎好的汤剂趁热服下，一般理气、活血、化瘀、解表、补益剂宜热服。凉服是将煎好的汤剂放凉后服用，一般止血、收敛、清热、解毒、祛暑剂宜凉服。

5. 服药后护理　服药后，应注意观察药物反应。危重患者服药后，应注意观察其神志、肢温、生命体征等变化。服排石汤后应注意患者二便情况，有无结石排出；服用药酒时应考虑患者的酒量。服药过程中，应告诉患者相关的饮食禁忌。

（三）中药外用给药方法

1. 膏药的用法　膏药古称薄贴，又称硬膏，是按处方将药物浸于植物油中煎熬去渣，加入黄丹再煎，凝结后将熬成的药膏摊在布上或纸上而成，具有消肿止痛、活血通络、软坚散结、拔毒透脓、祛腐生新、祛风胜湿等作用。

（1）适用范围：用于外科病证初起、已成、溃后各个阶段和瘰疬、风湿、跌打损伤等病证。

（2）操作及护理方法：使用前先将膏药四角剪去，清洁皮肤，将膏药进行烘烤加温，使药膏软化后再贴于患处。烘烤时不宜过热，以免烫伤皮肤。敷贴后，应适当固定。使用后，应注意观察皮肤反应，若局部出现丘疹、水疱、红肿或瘙痒感较重，应立即取下膏药。除去膏药后，局部可用松节油擦拭干净。

2. 药膏的用法　药膏为药粉与饴糖、蜂蜜、植物油、鲜药汁、酒、醋、凡士林、水等赋形剂调和而成的厚糊状软膏，具有消瘀止痛、舒筋活血、接骨续筋、温通经络、清热解毒、生肌拔毒等功效。

（1）适用范围：痈肿疮疡和跌打损伤各期的瘀血、肿胀、疼痛、骨折等。

（2）操作及护理方法：先清洁局部皮肤，将药膏涂在大小适宜、折叠为4~6层的桑皮纸或纱布上，敷于患处后包扎，关节部位采用"8"字形或螺旋形包扎。一般2~3天换药一次。

3. 掺药疗法　掺药疗法是将药物制成极细粉末均匀撒布于病变部位，或撒布于膏药、油膏上，然后贴敷于病变部位的方法，具有祛腐生新、清热止痛、生肌收口等作用。

（1）适用范围：用于疮疡创面、皮肤溃烂或湿疹、口腔黏膜炎症或溃疡等。

（2）操作及护理方法：消毒创面后，将药粉均匀撒布于创面上，用消毒纱布或油膏纱布覆盖，一般1~2天换药1次。祛腐拔毒药末，有时会刺激创面，引起疼痛，应告知患者，以便取得合作。

4. 吹药疗法　吹药疗法是将药物制成精细粉末，利用喷药管，将药粉喷撒于病灶的一种外治法。

（1）适用范围：主要用于掺药法难于到达的部位，如咽喉、口腔、耳、鼻等处的炎症、溃疡等。

（2）操作及护理方法：先准备好药末和喷药管，吹口腔、咽喉时，嘱患者漱口后，端坐于靠背椅上，头向后仰，张口屏气，查清部位，用压舌板压住舌根，手持吹药器，将适量药物均匀吹入患处。吹药完毕后，令患者闭口，半小时内不要饮水进食，一般每日吹2~4

次。向咽喉部吹药时，气流压力不能过大过猛，以防药末直接吹入气管引起呛咳。小儿禁用玻璃管作为吹药工具，以防咬碎损伤口腔。吹耳、鼻时，先拭净鼻腔和耳道，观察好病变部位，用吹药器将药末吹至患处。

5. 鲜药捣敷法　鲜药捣敷法是将某些具有药用作用的新鲜植物药洗净、捣碎，直接敷于患处，利用植物药浆汁中的有效成分，发挥清热解毒、消肿止痛、收敛止血等作用。

（1）适用范围：一切外科阳证，如红肿热痛、创伤表面浅表出血、皮肤瘙痒、虫蛇咬伤等。常用的鲜药有蒲公英、紫花地丁、马齿苋、仙人掌、七叶一枝花、野菊花叶等。

（2）操作及护理方法：洗净药物，清洁局部皮肤，将鲜药放入容器内捣碎或用手揉烂，直接敷于患处，如条件允许应给予固定包扎。

二、中医用药"八法"及其护理要点

"八法"通常是指汗法、吐法、下法、和法、温法、清法、消法、补法。这八种方法临床上可以单独使用，也可以配合使用。在运用"八法"时，护理方法十分重要。

（一）汗法及其护理要点

汗法又称解表法，是运用解表发汗的方药开泄腠理，驱邪外出，解除表证的一种治法，适用于一切外感表证，某些水肿和疮疡病初起，以及麻疹透发不畅而兼表证者。根据外感病寒热性质的不同，又分为辛凉解表法和辛温解表法。淋家、疮家、亡血家及剧烈吐下之后，均禁用汗法。其护理要点如下。

1. 服药后卧床加盖衣被，并饮热稀粥或热饮，以助药力发汗。

2. 发汗以遍身微汗为宜，即汗出邪去为度。如果汗出不彻，则病邪不解；汗出太过，则易伤阴耗阳，应及时通知医师。

3. 发汗要因时、因人、因地而宜。体质虚者，宜缓汗；体质壮实，可峻汗。暑天炎热，汗之宜轻；冬令严寒，汗之宜重。忌汗出当风，汗出时，应及时擦干。

4. 饮食宜清淡易消化，忌酸性和生冷食物。

5. 服用解表药时，应禁用或慎用解热镇痛的西药，如阿司匹林等，以防汗出过多。服有含麻黄的药方后，注意观察患者的血压与心率。

6. 用于表证时，忌用冷敷、乙醇擦浴等物理降温法，以免因遇冷而致汗孔闭塞，汗不易出，使邪无出路而入里化热。

（二）吐法及其护理要点

吐法又称催吐法，是运用涌吐方药以引邪或毒物从口吐出的一种治法，适用于误食的毒物尚在胃中，宿食停留胃脘不化或痰涎壅盛，阻塞气道者。吐法易伤胃气，幼儿、体虚气弱者、妇人新产、孕妇等禁用或慎用。其护理要点如下。

1. 服药应小量渐增，采取二次分服法，一服已吐者，需与医师联系，决定是否继续二服。

2. 服药后不吐者，可用压舌板、手指等刺激咽喉部助其呕吐。

3. 服药期间要注意调理胃气，糜粥自养；禁食辛辣、生冷、坚硬、粗糙的食物。

4. 呕吐不止者，根据给药种类处理，服巴豆吐泻不止者，可用冷粥解之；服藜芦者，可用葱白汤解之；若是误服其他有毒物者，可用甘草、贯众、绿豆煎汤解之。

5. 严重呕吐者，要注意观察患者脉象、生命体征及呕吐物的色、质、量等的变化，必要时与医师联系，遵医嘱给予补液，调节水、电解质、酸碱平衡等措施。

（三）下法及其护理要点

下法又称泻下法，是运用具有泻下作用的药物，通过荡涤肠胃，通利大便，使停留在肠胃中的宿食、燥屎、冷积、瘀血、结痰、停水等从下窍而出的一种治法，适用于邪正俱实证，有寒下、温下、润下、逐下、攻补兼施等方法。妇女经期、妊娠期及脾胃虚弱者等禁用或慎用下法。其护理要点如下。

1. 泻下药以攻伐为主，过则易伤正气，不可久服。

2. 服药后有轻微腹痛属正常现象，待通便后腹痛会自然消失。

3. 服药期间饮食宜清淡，易消化。忌食油腻、硬固、辛辣之品，可多食蔬菜和水果。

4. 观察排泄物颜色、性状、气味、量、次数及生命体征等变化。若因泻下太过出现虚脱，应及时通知医师。

（四）和法及其护理要点

和法又称和解法，是运用具有疏泄与和解作用的药物，使在半表半里的邪气得以解除，使失和的脏腑、阴阳、表里得以恢复协调的一种治法，适用于邪犯少阳、肝脾不和、寒热错杂、表里同病等证。病邪在表、未入少阳，或邪已入里的实证及虚寒证等，应禁用或慎用和法。其护理要点如下。

1. 饮食宜清淡易消化，忌生冷、油腻及辛辣之品。

2. 服用和解少阳药后，应注意观察患者体温、脉象及出汗情况。

3. 服用调和肝脾药期间，应加强情志护理，使患者心情舒畅。

4. 服用调和胃肠药后，应观察患者腹胀与呕吐情况、排泄物的性状。

5. 小柴胡汤以柴胡为主药，服药时忌同时服用碳酸钙、硫酸镁等西药，以免产生毒副作用；忌食萝卜，以免破坏人参的药效。

（五）温法及其护理要点

温法又称温阳法，是运用具有温热散寒作用的药物，通过温里祛寒以治疗里寒证的一种治法，适用于寒邪直中脏腑、寒饮内停、阳气衰微等证。温法所用的药物，性多燥热，易耗阴血。故阴亏、血热妄行而致出血等证，不宜用温法，孕妇慎用。其护理要点如下。

1. 起居、饮食护理均以"温"法护之，病室朝南，注意保暖，宜进温热饮食，忌食生冷、厚腻之品。

2. 使用温里剂，要因人、因地、因时制宜。如酷暑之季或南方温热之域，用药宜轻。

3. 服用温中祛寒药治疗久病体虚者，由于药力缓，见效时间长，应嘱咐患者坚持服药。

4. 服用回阳救逆药治疗阳气衰微、阴寒内盛或昏迷的患者时，可通过鼻饲给药。

（六）清法及其护理要点

清法又称清热法，是运用具有清热、泻火、解毒、凉血等作用的药物，以清除里热之邪的一种治法，适用于各种里热病证，包括清热泻火、清热解毒、清热凉血、清热养阴和清脏腑热等治法。真寒假热、虚阳上越等证患者，脾胃虚寒者、孕妇等禁用或慎用清法。其护理要点如下。

1. 根据"热者寒之"的护理原则，采用清、凉的护理措施。室温宜偏凉，衣被宜轻薄透气，环境宜安静舒适。热盛动风者，应加床栏，以免发生坠床。

2. 饮食宜清淡，忌食黏腻厚味，可食梨汁、绿豆汤等生津止渴之品，注意多饮水。

3. 服药宜温服或凉服。该方药多具寒凉的特性，热邪清除后应及时停药，以免久服损伤脾胃。

（七）消法及其护理要点

消法又称消导法，是运用具有消导、软坚、化积等作用的方药，消除体内积滞、癥瘕、痞块等病证的一种治法，适用于饮食停滞、气滞血瘀、水湿内停、痰饮不化等证。年老体弱、脾胃虚弱者及孕妇等禁用或慎用消法。其护理要点如下。

1. 注意观察大便次数、性状等变化。如出现泻下如注或伤津脱液等表现，应立刻停药，并报告医师。

2. 饮食宜清淡，忌过饱。肝郁气滞、肝胃不和之气积者，宜多食山楂、橘饼等理气消食之品。

3. 服用消食剂时不可与补益药、收敛药同服，以免降低药效。

（八）补法及其护理要点

补法又称补益法，是运用具有补养作用的药物，恢复人体正气的一种治法，适用于各种虚证，有补气、补血、补阴、补阳等法。运用补法要防止"闭门留寇""虚不受补"。真实假虚证、脾胃虚弱者等禁用或慎用补法。其护理要点如下。

1. 注意观察血红蛋白水平、体重等情况变化。

2. 饮食宜选用与补益药相适宜的药膳，忌食辛辣、油腻、生冷之品。忌食萝卜和纤维素多的食物，以减缓排泄，增加吸收。

3. 补益药见效缓慢，用药时间长，应坚持服药。如遇外感，应暂停补益药。

"八法"是根据八纲辨证及药物的主要作用归纳总结而成，但病邪致病极为复杂，有时需数法并用，数法合用又有主次轻重之分，即"一法之中，八法备焉，八法之中，百法备焉"。因此，临床用药护理时应动态观察。

第五节　病情观察

病情观察是指医护人员运用望、闻、问、切四诊的方法，收集患者的病情资料，并对其健康状态和病情的本质作出概括性判断的过程。

一、病情观察的目的及要求

病情观察贯穿于整个护理过程，是临床护理工作的重要内容，展现了护理人员的基本功。及时、准确地观察病情可为诊断、治疗、护理疾病，特别是并发症的预防提供重要依据。

（一）病情观察的目的

1. 为制订护理计划提供依据　疾病可对机体造成不同程度的损害，并产生不同的反应，这些反应以一定的形式表现于外，即症状和体征。护理人员通过观察疾病的临床表现，综合分析、判断为何病何证及其病因、病位和病性，提出护理问题，制订护理计划，为实施护理措施提供依据。

2. 判断疾病的转归及预后   对患者的症状和体征进行动态的观察，可判断疾病的转归和预后。原有症状减轻说明病情好转，在原有病情基础上出现新的症状，说明病情加重或恶化。食欲是"胃气"强弱的重要指征，如病情好转，患者的精神状态与食欲常随之好转；重病后患者渐知饥能食，多表明"胃气"来复，病将向愈。

3. 及早发现危重证候和并发症   多数危重症或并发症的发生和发展，都有一个由轻到重的过程，有些可能还有先兆。护理人员通过细心观察，及时、准确地掌握或预见病情变化，可为危重患者的抢救赢得时间。例如，高热患者突然出现体温骤降、面色苍白、大汗淋漓、脉微欲绝等症，多为亡阳证候，应及时报告医师，配合救治。

4. 了解治疗效果和用药反应   中医治疗疾病常以中药治疗为主要手段，护理人员应指导患者正确服用药物，密切观察服药后的疗效，有无不良反应发生。治疗后病情好转，表明治疗有效；若病情加重，则表明疗效欠佳，应考虑更改治疗方案。同时，还要加强观察用药后的反应。例如，服解表药后周身微微汗出，常为表解之象，若服药后大汗淋漓，则表明可能气随汗脱。此外，药物的毒性反应，也应仔细观察。

（二）病情观察的要求

1. 观察内容重点明确   护理人员应熟悉患者的病情和治疗护理的要求，有重点、有目的地对疾病的证候进行观察。例如，郁证患者应重点观察情绪变化。

2. 观察方法科学有效   病情观察的方法正确与否，将直接影响病情的判断。护理人员应掌握科学的病情观察方法。例如，脉搏短绌患者应由两名护理人员同时听心率和脉率，以准确判断患者的病情变化。

3. 结果记录客观真实   观察结果要及时进行细致、准确的记录。对能计量的指标要记录具体数量，如体温、尿量等；对不能量化的症状和体征，描述要客观、真实。例如，对疼痛患者，以谈笑如常、蜷卧不动、转侧不安、呻吟呼号等表达患者疼痛的轻重程度，或用疼痛评分来评估患者疼痛的程度。

二、病情观察的方法与内容

病情观察应遵循以下方法和内容。

（一）病情观察的方法

1. 运用四诊方法观察病情   望、闻、问、切是中医收集病情资料的基本方法。运用四诊的方法收集病情资料，进行有目的的病情观察和分析，可为正确进行辨证施护提供依据。因此，护理人员应具有扎实的专业知识、敏锐的观察能力、良好的沟通能力，以及时发现患者的病情变化，为治疗抢救赢得时机。

2. 运用辨证方法分析病情   通过四诊所获得的病情资料，运用各种辨证的方法进行分析，进一步判断与确定疾病的性质、部位等，为辨证施护及制订护理措施提供依据。临床常用的辨证方法包括八纲辨证、脏腑辨证、卫气营血辨证、三焦辨证、六经辨证、经络辨证、气血津液辨证等。

（二）病情观察的内容

1. 一般状况   包括神色形态、头面、五官、四肢、皮肤、体温、脉搏、血压、呼吸、睡眠、饮食、排泄物、体重、妇女经带等。例如，观察患者神的旺衰，可以了解其精气的盛衰，推断病情的轻重，判断疾病的预后。

2. 主要症状与体征　全面、详细地了解主要症状与体征发生的时间、部位、性质、诱发因素及伴随症状等。对症状体征的观察和描述要准确、客观，并注意动态观察。例如，观察鼓胀患者腹水增减情况时，可结合称体重、量腹围的方法。

3. 舌象　舌象的变化，能迅速客观地反映正气的盛衰、病邪的深浅、邪气的性质、病情的进展，是判断疾病转归和预后的重要依据。如温热病患者的舌质，舌质颜色变化为淡红→红→红绛→绛紫，表示病邪位置变化为卫→气→营→血，说明病势由浅入深，由轻转重；反之，则说明病邪由里出表，病情由重转轻。

4. 脉象　脉象能反映全身脏腑功能、气血、阴阳的生理病理信息，可为辨证施护提供重要依据。通过诊脉可以了解病位的深浅、疾病的性质、脏腑功能的强弱，推断疾病的发展与转归，为治疗、护理指明方向。例如，风热感冒者可见浮脉数，若热邪亢盛则会出现数脉而有力。

5. 排泄物　观察大小便、呕吐物、痰液、汗液、经带等排泄物的性状、量、色、次数的情况，可以了解脏腑的病变和邪气的性质。例如，睡眠时因汗出而醒，醒后汗即止者为盗汗，多属阴虚。

6. 药物效果与反应　药物治疗是临床最常用的治疗方法，应注意观察其疗效、副作用及毒性反应，及时作出相应处理，如观察使用峻下剂的患者有无虚脱情况，使用甘遂、芫花者有无腹痛、腹泻等胃肠道刺激症状。

7. 情志变化　各种异常的情志变化可直接损伤脏腑而致病或加重病情，反之，各种疾病也会引起相应的情志变化，如大怒会引起中风的发生，中风患者久卧病床也会出现抑郁、焦虑等负性情绪。因此护理人员应充分了解患者的精神状态及情绪变化。

第六节　体质调护

体质现象是人类生命活动的一种重要表现形式，与健康和疾病密切相关。中医体质学说是中医学对人体认识的一部分，在养生保健和防治疾病等方面均具有重要意义。

一、体质的形成与影响因素

体质禀受于先天，得养于后天，贯穿于人的整个生命过程中。其不仅有个体差异性，而且有群体趋同性。体质是指人类个体在生命过程中，由遗传性和获得性因素所决定的表现在形态结构、生理功能和心理活动方面综合的相对稳定的特性。

（一）体质形成的先天因素

体质形成的先天因素，包括先天之精（含有遗传基因）的遗传性和胎儿在母体内的孕育情况两种因素，它们对不同群体及群体中个体体质的形成具有决定性的作用。

（二）体质形成的后天因素

1. 饮食营养　饮食习惯和相对固定的膳食结构均可通过脾胃运化影响脏腑气血阴阳的盛衰偏颇，形成稳定的功能趋向和体质特征。例如，长期偏嗜寒凉之品，易致阳虚质。

2. 生活起居　生活起居主要包括劳逸、起居等日常生活和工作情况。生活起居是否有规律，将会对脏腑气血阴阳盛衰造成不同的影响，从而形成体质的差异，如《素问·宣明五气篇》所言"久卧伤气，久坐伤肉"。

3. 精神情志　精神状态的好坏是影响体质形成的重要因素之一。情志变化无论强弱久暂，从其开始出现就包含有影响脏腑气机协调运行的致偏作用，能够不同程度地影响体质。如《灵枢·本藏》曰："志意和则精神专直，魂魄不散，悔怒不起，五藏不受邪矣。"

4. 环境因素　人生活在自然界中，生命活动必然会受到自然因素的影响，社会的发展变迁也会影响人的体质，出现与其所处时代社会环境相适应的变化趋向。个体所处的社会地位、经济条件、家庭状况及人际关系等都会影响个体的体质。

5. 疾病与药物因素　疾病对于个体的体质改变有着重大影响，尤其是一些重病、慢性消耗性疾病，使脏腑失和，气血阴阳失调，从而影响体质状态，如"久病必虚"。药物因素可以影响胚胎的发育，从而导致新个体的体质特征发生改变或损害，引起如先天畸形、胎儿先天性耳聋等严重疾病。药物使用不当或药物的不良反应，可以导致个体体质的损害。

二、体质的分类及特征

体质的分类方法是认识和掌握体质差异性的重要手段。目前中华中医药学会以王琦提出的《中医体质分类与判定》为行业标准，将体质分为平和质、气虚质、阳虚质、阴虚质、痰湿质、湿热质、血瘀质、气郁质、特禀质9种。

（一）平和质（A型）

平和质是指先天禀赋良好，后天调养得当，以体态适中，精力充沛，脏腑功能状态强健为主要特征的一种体质状态。①体质特征：体形匀称健壮；面色、肤色润泽，头发稠密有光泽，目光有神，鼻色明润，嗅觉通利，唇色红润，不易疲劳，精力充沛，耐受寒热，睡眠良好，胃纳佳，二便正常；舌色淡红，苔薄白，脉和缓有力；性格随和开朗，对自然环境和社会环境适应能力较强。②发病倾向：平素患病较少。③常见兼夹体质：无。

（二）气虚质（B型）

气虚质是指由于一身之气不足，以气息低弱、脏腑功能状态低下为主要特征的体质状态。主要成因在于先天不足，后天失养、病后气亏或年老体弱等。①体质特征：肌肉松软不实；平素语音低弱，气短懒言，容易疲乏，精神不振，易出汗，舌淡红、边有齿痕，脉弱；性格内向、不喜冒险；不耐受风、寒、暑、湿邪。②发病倾向：易患感冒、内脏下垂等病，病后康复缓慢。③常见兼夹体质：血瘀质、阳虚质、痰湿质。

（三）阳虚质（C型）

阳虚质是指由于阳气不足，失于温煦，以形寒肢冷等虚寒现象为主要特征的体质状态。主要成因在于先天不足，或后天失养。①体质特征：肌肉松软不实；平素畏冷，手足不温，喜热饮食，精神不振；舌淡胖嫩，脉沉迟；性格多沉静、内向；耐夏不耐冬，易感风、寒、湿邪。②发病倾向：易患痰饮、肿胀、泄泻等病，感邪易从寒化。③常见兼夹体质：血瘀质、气虚质。

（四）阴虚质（D型）

阴虚质是指由于体内津液精血等阴液亏少，以阴虚内热等表现为主要特征的体质状态。其成因与先天本弱，后天久病、失血、积劳伤阴有关。①体质特征：体形偏瘦；手足心热，口燥咽干，鼻微干，喜冷饮，大便干燥，舌红少津，脉细数；性情急躁，外向好动；耐冬不耐夏，不耐受暑、热、燥邪。②发病倾向：易患虚劳、失精、不寐等病，感邪易从热化。③常见兼夹体质：血瘀质、气虚质。

（五）痰湿质（E型）

痰湿质是指由于水液内停而痰湿凝聚，以黏滞重浊为主要特征的体质状态。成因与先天遗传，或后天过食肥甘有关。①体质特征：体形肥胖，腹部肥满松软；面部皮肤油脂较多，汗多且黏，胸闷，痰多，口黏腻或甜，喜食肥甘甜黏的食物，苔腻，脉滑；性格偏温和、稳重，多善于忍耐；对梅雨季节及潮湿环境适应能力差。②发病倾向：易患消渴、中风、胸痹等病证。③常见兼夹体质：气郁质、血瘀质。

（六）湿热质（F型）

湿热质是指以湿热内蕴为主要特征的体质状态。成因与先天禀赋，或久居湿地，喜食肥甘，或长期饮酒，湿热内蕴有关。①体质特征：形体中等或偏瘦；平素面垢油光，易生痤疮，口苦口干，身重困倦，大便黏滞不畅或燥结，小便短黄；男性易阴囊潮湿，女性易带下增多；舌质偏红，苔黄腻，脉滑数；容易心烦急躁；对夏末秋初湿热气候，湿重或气温偏高环境较难适应。②发病倾向：易患疮疖、黄疸、热淋等病。③常见兼夹体质：阴虚质、阳虚质。

（七）血瘀质（G型）

血瘀质是指体内有血液运行不畅的潜在倾向或瘀血内阻的病理基础，以血瘀表现为主要特征的体质状态。多因先天禀赋、后天损伤、忧郁气滞、久病入络等所致。①体质特征：瘦人居多；肤色晦暗，色素沉着，容易出现瘀斑，口唇暗淡，舌暗或有瘀点，舌下络脉紫暗或增粗，脉涩；易烦躁，多健忘；不耐受寒邪。②发病倾向：易患癥瘕及痛证、血证等。③常见兼夹体质：气郁质、湿热质。

（八）气郁质（H型）

气郁质是指由于长期情志不畅、气机郁滞而形成的以性格内向不稳定、忧郁脆弱、敏感多疑为主要表现的体质状态。其形成与先天遗传及后天情志所伤有关。①体质特征：形体偏瘦；神情抑郁，敏感脆弱，烦闷不乐，舌淡红，苔薄白，脉弦；性格内向不稳定，敏感多疑；对精神刺激适应能力较差，不适应阴雨天气。②发病倾向：易患脏躁、梅核气、百合病及郁证等。③常见兼夹体质：血瘀质、痰湿质、湿热质。

（九）特禀质（I型）

特禀质是指由于先天禀赋不足和禀赋遗传等因素造成的一种特殊体质，多因先天因素、遗传因素，或环境因素、药物因素等导致。①体质特征：过敏体质者一般无特殊性；先天禀赋异常者或有畸形，或有生理缺陷；患遗传性疾病者有垂直遗传、先天性、家族性特征；患胎传性疾病者具有母体影响胎儿个体生长发育及相关疾病特征；心理特征随禀赋不同情况各异。②发病倾向：适应能力差，易引发宿疾。过敏体质者易患哮喘、荨麻疹、花粉症及药物过敏等；遗传疾病多为血友病、先天愚型等；胎传疾病多为五迟、五软、解颅、胎惊、胎痫等。③常见兼夹体质：随禀质不同，可兼夹各类体质。

三、体质调护

（一）平和质

平和质者具有阴阳和调、血脉畅达、五脏匀平的生理特点。调体法则重在维护健康。

1. 饮食调护   应注意膳食平衡，饮食宜粗细合理搭配，注意气味调和，因时施膳。

2. 起居调适   起居有常，顺应四时；可以根据年龄、性别、兴趣爱好的差异，选择不同的锻炼方法。

3. 运动养生   运动量以中等偏低的强度为宜，循序渐进，持之以恒。

4. 精神调摄   平和质者在心理特征方面表现为稳定的心理素质，机体适应环境的能力以及抵抗疾病的能力较强，宜保持平和的心态，尽量适应四时的阴阳变化规律。例如，秋季常会使人变得忧思悲伤，要多与他人交流沟通，保持乐观豁达的心态。

（二）气虚质

气虚质者调体法则为培补元气，补气健脾。

1. 饮食调护   饮食宜清淡易消化，选择性平偏温、健脾益气的食物，如牛肉、山药、扁豆等，避免滋腻之食。

2. 起居调适   气虚质者卫阳不足，易感受外邪，应注意保暖，忌汗出当风；休息时要避免穿堂风。

3. 运动养生   因过劳易于耗气，故可选择柔缓的传统健身功法，如太极拳、八段锦及"六字诀"中的"吹"字功等；不宜做大负荷运动，忌用猛力和做长久憋气的动作；可采用提肛法防止脏器下垂，或按摩足三里穴以健脾益气。

4. 精神调摄   气虚质者性格偏内向，要做自我调整，培养豁达乐观的态度，且不可过度劳神，宜欣赏节奏明快的音乐。

（三）阳虚质

阳虚质者调体法则为补肾温阳，益火之源。

1. 饮食调护   宜选用温补脾肾阳气的食物，如羊肉、糯米、栗子等食物，少食蟹、冷饮、绿茶等寒凉之品。

2. 起居调适   夏季不可贪凉饮冷，秋冬季要暖衣温食以养护阳气，尤需注意腰背部和下肢保暖。阳虚者畏寒，故应避免在阴暗潮湿寒冷的环境中长期生活和工作，最佳户外活动时间为阳光充足的上午。

3. 运动养生   锻炼方法以振奋、提升阳气为主，如短距离跑、跳绳等，运动量不宜过大，以防汗出伤阳；可按摩气海、足三里、涌泉等穴位以补肾助阳，或艾灸关元、气海、肾俞等穴；"五禽戏"中的虎戏也有益肾阳作用。

4. 精神调摄   阳虚质者性格多沉静、内向，应注重调整情绪，善于自我排遣或向他人倾诉，可多听激扬、豪迈的音乐，还可以选择优美、畅快的旋律或轻音乐。

（四）阴虚质

阴虚质者调体法则为滋补肾阴，壮水制火。

1. 饮食调护　应选择甘凉滋润的食物，如甲鱼、小麦、百合等；少吃温燥辛辣的食物，如葱姜蒜、花椒、茴香等；多食蔬菜、水果，多饮水。

2. 起居调适　避免熬夜，保持睡眠充足，以藏养阴气；节制房事，惜阴保精；尽量避免高度紧张工作、熬夜、剧烈运动等加重阴虚倾向的因素。

3. 运动养生　运动以中小强度间断性锻炼为宜，可选择太极剑、八段锦及"六字诀"中的"嘘"字功等动静结合的健身项目，锻炼中及时补充水分，以免出汗过多，损伤阴液。由于任脉为"阴脉之海"，可多做扩胸运动，让整个胸腔随之开合，有助于任脉的畅通。

4. 精神调摄　阴虚质者性情较急躁，常心烦易怒，应加强自我修养、培养自己的耐性，可多听舒缓、轻柔的音乐。

（五）痰湿质

痰湿质者调体法则为健脾祛湿，化痰泄浊。

1. 饮食调护　宜选用健脾助运、祛湿化痰的食物，如鲫鱼、赤小豆、冬瓜等，少食肥、甜、油、黏（腻）的食物。

2. 起居调适　注意保持居室干燥，避免受寒雨淋，常晒太阳，以舒展阳气，通达气机。

3. 运动养生　痰湿质者，形体多肥胖，身重易倦，故应选择合适的运动方法，如散步、慢跑、乒乓球等；运动应循序渐进，长期坚持，时间宜在14：00～16：00，运动环境应温暖宜人；体重超重，陆地运动能力极差的人，可选择游泳锻炼。

4. 精神调摄　痰湿质者性格温和，善于忍耐，但由于痰湿内蕴，阻遏阳气，易产生疲倦感，宜多参加社会活动，培养广泛的兴趣爱好；还可适当听一些节奏强烈、轻快振奋的音乐。

（六）湿热质

湿热质者调体法则为分消湿浊，清泻伏火。

1. 饮食调护　宜食用清热利湿的食品，如泥鳅、绿豆、梨等；少食羊肉、动物内脏等肥厚油腻之品，以及烹炸、烧烤等辛温助热的食物；戒烟禁酒以免积热生湿。

2. 起居调适　避免长期熬夜或过度疲劳；保持二便通畅，防止湿热郁聚；注意个人卫生，预防皮肤病变。

3. 运动养生　适合做大强度、大运动量的锻炼，如中长跑、爬山等，还可习练气功六字诀中的"呼""嘻"字诀，发挥健脾清热利湿的功效。

4. 精神调摄　湿热质者多急躁易怒，故应学会正确对待生活和工作，摆脱不良情绪，建议多听曲调悠扬的音乐。

（七）血瘀质

血瘀质者调体法则为活血祛瘀，疏通经络。

1. 饮食调护　宜选用具有活血化瘀功效的食物，如山楂、油菜、黑豆等；对非饮酒禁忌者，可适量饮用葡萄酒，以促进血液循行。

2. 起居调适　血瘀质者具有血行不畅的潜在倾向，血遇寒则凝，故要避免寒冷刺激。

3. 运动养生　日常生活中注意动静结合，避免久坐久卧，可选择促进气血运行的运动项目，如易筋经、导引、步行健身法等；不宜进行大强度、大负荷的锻炼，运动时若有胸闷或绞痛、呼吸困难、眩晕、四肢剧痛等症状时，应停止运动，到医院进一步检查。

4. 精神调摄   血瘀质者常自觉心烦、健忘，或忧郁、多疑，应保持心情愉快，防止郁闷不乐而致气机不畅、血行受阻，可多听抒情柔缓的音乐来调节情绪。

（八）气郁质

气郁质者调体法则为疏肝行气，开郁散结。

1. 饮食调护   宜选用具有疏肝理气功效的食物，如柑橘、刀豆、玫瑰花等；少吃收敛酸涩的食物，如石榴、李子等，以免阻滞气机。

2. 起居调适   气郁质者有气机郁结倾向，应增加户外活动，居住环境宜温暖，居室和衣着宜选用暖色系，能使人心情愉快。

3. 运动养生   运动可以促进气血的流通和运行，应每天坚持适量的体育锻炼，多参加集体性活动，如跳广场舞，或选择下棋、打牌等娱乐游戏，促进人际交流，调畅情志，对气郁质有积极的调理作用。

4. 精神调摄   气郁质者性格不稳定，情绪常处于忧郁状态，应注重培养乐观心态，常看喜剧、听相声，多读积极向上、富有乐趣的书籍，勿看悲苦剧，多参加有益的社会活动，以改善不良情绪，宜欣赏节奏欢快、旋律优美、能振奋精神的乐曲。

（九）特禀质

对于先天性、遗传性疾病或生理缺陷者，一般无特殊调治方法；过敏质是一种特殊类型，调理之法或益气固表，或凉血消风，以纠正过敏体质为法。

1. 饮食调护   根据个体的实际情况制订不同的食谱。例如，过敏体质者饮食宜清淡，忌生冷、辛辣、肥甘油腻及等各种"发物"（致敏食物等）。

2. 起居调适   特禀质者应根据个体情况调护起居。过敏体质者在季节更替之时，要及时增减衣被。

3. 运动养生   陌生环境中应减少户外活动，避免接触变应原，适当服用预防性药物；可练"六字诀"中的"吹"字功，以培补肾精肾气；可选择有针对性的运动锻炼项目，逐渐改善体质。

4. 精神调摄   特禀质心理特征因禀质特异而情况不同，可表现出不同程度的内向、敏感、焦虑、抑郁等心理反应，可酌情采取相应的心理保健措施。

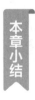 本章小结

思考题

1. 如何指导患者做好夏季生活起居护理？

2. 阳虚体质者应如何进行饮食调护？

3. 阐述病情观察的内容。

更多练习

（李若和   王   洁）

第八章　常用中医护理技术

教学课件

学习目标

1. 素质目标

激发学生学习常用中医护理技术的兴趣，树立运用中医护理技术解决临床护理问题的信心，培养学生对中医护理的认同感及文化自信。

2. 知识目标

（1）掌握：针刺法、灸法、刮痧法、拔罐法、耳穴压豆法、穴位按摩法、热熨法、熏洗法、贴敷法、中药保留灌肠法等常用中医护理技术的操作方法。

（2）熟悉：针刺法、灸法、刮痧法、拔罐法、耳穴压豆法、穴位按摩法、热熨法、熏洗法、贴敷法、中药保留灌肠法等常用中医护理技术的适应证、禁忌证及操作注意事项。

（3）了解：针刺法、灸法、刮痧法、拔罐法、耳穴压豆法、穴位按摩法、热熨法、熏洗法、贴敷法、中药保留灌肠法等常用中医护理技术的概念。

3. 能力目标

能熟练规范操作常用中医护理技术；能运用中医护理技术解决临床护理问题。

案例

【案例导入】

　　患者，男性，46岁，设计师。患者1天前受凉后自觉恶寒，轻微发热，头痛鼻塞，时流清涕，未进行系统治疗。今晨自觉发热加剧，遂到医院就诊。症见：恶寒发热，肢节酸痛，鼻塞声重。舌淡苔薄白，脉浮紧。

【请思考】

　　根据所学知识思考，该患者除口服药物外，还可以采用哪些中医护理技术进行辅助治疗？

【案例分析】

临床上常用的中医护理技术主要包括针刺法、灸法、刮痧法、拔罐法、耳穴压豆法、穴位按摩法、热熨法、熏洗法、贴敷法、中药保留灌肠法等。这些中医护理技术具有操作简单、疗效确切、成本低廉、患者容易接受等特点，千百年来，为人民群众的健康和卫生保健事业作出了重大贡献。

第一节　针刺法

针刺法是利用不同的针具，在人体一定的腧穴施以不同的手法，给予一定的刺激，从而激发经络之气，调整脏腑功能，以达到扶正祛邪、防治疾病的目的。常用的针有毫针、皮内针、皮肤针、三棱针等。

一、毫针刺法

毫针为古代"九针"之一，因其针体微细，故又称"微针""小针"，是古今临床中应用最广泛的一种针刺治疗方法。

（一）适应证

毫针刺法的适用范围很广，适用于治疗内、外、妇、儿、五官等各种病证，尤其是各种痛证。

（二）禁忌证

1. 有凝血功能障碍者。

2. 饥饿、过饱、过度疲劳、精神紧张等患者。

3. 妊娠期间，通经活血的腧穴禁刺；妇女行经期，若不是为了调经，亦不宜针刺。

4. 小儿囟门未合时，头顶部的腧穴不宜针刺。

5. 皮肤有水肿、感染、溃疡、瘢痕或者肿瘤的部位不宜针刺。

（三）毫针的结构、规格

1. 毫针的结构　多由不锈钢制作而成，也有其他合金制成的。毫针由针尖、针身、针根、针柄、针尾五个部分构成（图 8 - 1）。

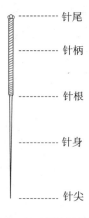

图 8 - 1　毫针的结构

2. 毫针的规格 主要以针身的直径和长度加以区别。临床上粗细为 28 ~ 30 号（0.32 ~ 0.38mm）、长度为 1 ~ 3 寸（25 ~ 75mm）的毫针最为常用。

（四）用物准备

治疗盘、一次性毫针、皮肤消毒液、消毒干棉球、镊子、弯盘，必要时备毛毯、垫枕、屏风等。

（五）操作方法

1. 体位 以术者方便正确选穴及针刺操作，患者舒适及便于留针为原则。临床上常用的体位有仰卧位、侧卧位、俯卧位、仰靠坐位、俯伏坐位、侧伏坐位等。

2. 进针方法 一般以右手持针操作，拇指、食指、中指夹持针柄，将针刺入腧穴，称右手为"刺手"；左手按压所刺部位或辅助固定针身，称左手为"押手"。临床上常用的进针方法有单手进针法和双手进针法。

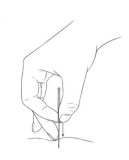

图 8 - 2 单手进针法

（1）单手进针法：仅用刺手将针刺入穴位的方法。用刺手拇指、食指夹持针柄，中指指端靠近穴位，指腹抵住针尖及针身下端，当拇指、食指向下用力时，中指随之屈曲，将针刺入（图 8 - 2）。此法多用于短毫针。

（2）双手进针法：是指刺手与押手相互配合，将针刺入穴位的方法。①指切进针法，是以左手拇指或食指指甲切按在穴位皮肤，右手持针，紧靠左手指甲缘，将针刺入皮肤（图 8 - 3）。此法适用于短针的进针。②夹持进针法，是以左手拇指和食指夹持消毒干棉球，夹住针身下端，将针尖对准所刺穴位，右手捻动针柄，三指同时向下用力，将针刺入皮肤（图 8 - 4）。此法适用于长针的进针。③提捏进针法，是以左手拇指和食指将针刺部位的皮肤捏起，右手持针从捏起部的上端将针刺入（图 8 - 5）。此法适用于皮肉浅薄部位的进针。④舒张进针法，是以左手拇指和食指将针刺部位的皮肤向两侧撑开绷紧，右手将针从左手拇指、食指的中间刺入（图 8 - 6）。此法适用于皮肤松弛或有褶皱的部位的进针。

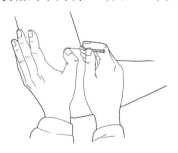

图 8 - 3 指切进针法

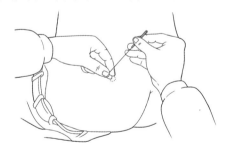

图 8 - 4 夹持进针法

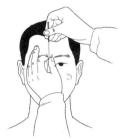

图 8 - 5 提捏进针法

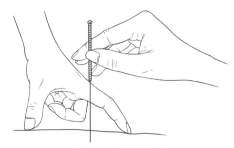

图 8 - 6 舒张进针法

3. **针刺的角度、方向和深度**   在针刺操作过程中，正确掌握针刺的角度、方向和深度，是增强针感、施行补泻、提高疗效、防止针刺意外发生的重要环节。

（1）角度：是指进针时针身与皮肤表面形成的夹角。①直刺，是指针身与皮肤表面成90°垂直刺入，适用于全身大部分腧穴，尤其是肌肉丰厚部位，如腰部、臀部、腹部、四肢的腧穴。②斜刺，针身与皮肤表面成45°倾斜刺入，适用于骨骼边缘的腧穴，或内有重要脏器不宜深刺部位的腧穴。③平刺，又称沿皮刺、横刺，针身与皮肤表面成10°~20°沿皮刺入，适用于皮肤浅薄部位的腧穴（图8-7）。

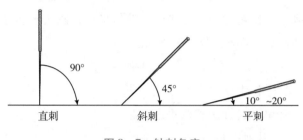

图8-7　针刺角度

（2）方向：是指进针时和进针后针尖所朝的方向，一般根据经脉循行方向、腧穴部位特点和治疗的需要而定。有时为使针感到达病所，可将针尖方向对准病痛处。

（3）深度：是指针身刺入腧穴皮肉的深浅。针刺的深度以既有针感又不伤及重要脏器为原则，一般根据患者的体质、年龄、病情及经脉循行的深浅、不同的时令等情况而定。

4. **行针与得气**

（1）行针：又名"运针"，是指进针后为了使患者产生针刺感应，或进行补泻而施行的各种针刺手法。基本手法有以下两种。①提插法，是将针刺入腧穴一定深度后，施以上提下插的操作手法（图8-8）。②捻转法，是将针刺入腧穴一定深度后，用拇指、食指夹持针柄一前一后地来回旋转扭动的操作方法（图8-9）。

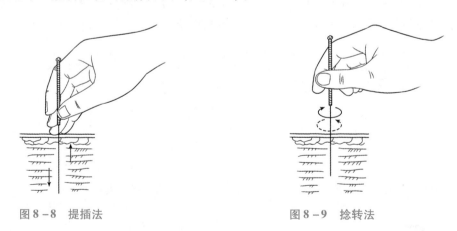

图8-8　提插法   图8-9　捻转法

（2）得气：又称"针感"，是指针刺入腧穴后，机体产生的经气传感现象。得气时，受术者自身有酸、麻、重、胀等感觉，并出现不同程度的感传现象，而施术者则应有针下沉、紧、涩、滞的感觉。

5. **针刺补泻法**   在辨证的基础上，通过针刺患者恰当的腧穴，并施以合理的补或泻手法，以激发经气，从而调动机体自身调整和修复功能，以恢复阴阳平衡和生理功能协调的针刺操作方法。

（1）补法：泛指能鼓舞人体正气，使低下的功能恢复旺盛的方法。进针慢而浅，提插、捻转幅度小，频率慢，用力轻，留针后不捻转，出针后多揉按针孔。补法多用于虚证。

（2）泻法：泛指能疏泄病邪，使亢进的功能恢复正常的方法。进针快而深，提插、捻转幅度大，频率快，用力重，留针时间长，并反复捻转，出针后不揉按针孔。泻法多用于实证。

（3）平补平泻法：进针深浅适中，采用均匀的提插、捻转，幅度、频率中等，进针、出针用力均匀。平补平泻法适用于一般患者。

6. 留针与出针

（1）留针：是指针刺得气，施行补泻后将针留置在穴内一定时间，目的是加强针感和针刺的持续作用，一般留针时间为 30 分钟左右。

（2）出针：又叫起针、退针，即将刺入腧穴的针退出体内的操作。出针后，除特殊需要外，都要用无菌干棉球轻压针孔片刻，以防出血。

（六）针刺异常情况的护理与预防

1. 晕针　是指患者在针刺过程中发生晕厥的现象，常表现为突然出现精神疲倦，头晕目眩，面色苍白，恶心欲吐，胸闷心慌，汗出肢冷，脉细弱，严重者可见神志不清，四肢厥冷，唇甲青紫，血压下降，二便失禁，脉微欲绝。

（1）原因：多见于初次接受治疗的患者，可因患者精神紧张、体质虚弱、过度疲劳、饥饿，或大汗、大泻、大失血后，或体位不适；或术者针刺手法过重；或室内空气不流通、闷热，或室温太低、寒冷等引起。

（2）处理：立即停止针刺，将针全部起出。让患者平卧，松开衣带，注意保暖。轻者给饮温开水或糖水后，静卧片刻即可恢复；重者在上述处理的基础上，指掐人中、合谷、内关、足三里，也可灸百会、气海、关元等穴，苏醒后休息片刻即可恢复；若仍不省人事，配合医师进行其他治疗及抢救措施。

（3）预防：对初次接受针刺、体质虚弱及精神过度紧张者，应先做好解释工作，消除患者对针刺的顾虑，同时选择舒适的体位，选穴宜少，手法宜轻。对饥饿、大量出汗后、过度疲劳者，应嘱患者先进食、饮水，待患者体力恢复后再行针刺。注意保持室内通风，空气新鲜。针刺和留针过程中，随时观察患者的神志、表情、面色等变化。

2. 滞针　是指在行针时或留针后，术者感觉针下异常涩滞，捻转、提插、出针均感困难，若勉强捻转提插，患者疼痛难忍的现象。

（1）原因：患者精神紧张，疼痛而致肌肉痉挛；或因行针时捻转角度过大过快和持续单一方向捻转等，致肌纤维缠绕针身所致。另外，留针时间太长，有时也会出现滞针。

（2）处理：首先应安慰患者，使其消除紧张，或轻轻叩弹针柄，以待过度收缩的肌肉放松；或于滞针腧穴附近进行循按，或在附近再刺 1 针，以宣散局部气血，缓解肌肉紧张，肌肉松弛后再起针。若因单向捻转而滞针，可向相反方向将针捻回，并轻度震颤针柄，采用刮柄、弹柄法，使缠绕于针身的肌纤维回释，顺势将针退出。

（3）预防：对精神紧张者，针前应做好解释工作，消除患者顾虑。行针时避免单向连续捻转和捻转角度过大。

3. 弯针　是指进针时或将针刺入腧穴后，针身在体内形成弯曲的现象，表现为针柄改变了进针时刺入的角度和方向，造成提插和捻转及出针困难，患者感到局部疼痛。

（1）原因：术者手法不熟练，用力过猛，或针尖碰到坚硬组织；或在针刺入后患者变换或移动体位，行针时局部肌肉痉挛、过度收缩形成滞针，而未能及时和恰当处理；或针柄受到外物压迫、碰撞等。

（2）处理：针身轻微弯曲，可将针缓慢退出；针身弯曲角度较大，应轻微摇动针体，顺着弯曲方向将针退出；若针身弯曲不止一处，须视针柄扭转倾斜的方向，逐渐分段慢慢退出。因患者移动体位所致者，应协助患者慢慢恢复原来体位，使局部肌肉放松后，再行退针，切忌强行拔针，以防针柄脱落或断针。

（3）预防：术者手法操作娴熟，指力适度而轻巧，不可动作生硬，用力过猛。患者应选择舒适体位，并嘱其留针期间不要移动和变换体位，留针过程中保护好针刺部位，避免外物压迫或碰撞针柄。术者应及时处理滞针。

4. 断针　即折针，是针体折断在患者体内的针刺意外情况，即于行针或出针后发现针身折断，其断端部分针身尚漏于皮肤外，或者完全没入体内。

（1）原因：针具质量欠佳，针身或针根有损伤、锈蚀、裂痕，针刺前未检查；行针时强力提插、捻转，肌肉猛烈收缩；针刺时将针身全部刺入腧穴；留针时患者体位移动或针柄受到外力碰撞；出现滞针、弯针现象，未能及时正确地处理。

（2）处理：术者保持冷静，不可慌乱，嘱患者保持原有体位，切勿乱动，以免断针向肌肉深层陷入。若断针尚有部分露于皮肤之外，可用镊子或止血钳夹住断端将针取出。若断端与皮肤相平或稍凹陷于体内者，可用左手拇、食指垂直向下挤压针孔两旁，使断端暴露体外，右手用镊子或止血钳将针取出。若断端完全陷入肌肉层时，须在 X 线下定位，手术取出。

（3）预防：应选择质量好的针具，针刺前认真检查针具，如发现针身有锈蚀或质量不合要求者剔除不用；针具应长度适宜，针刺时针身在体外要留有余地。术者针刺手法要熟练、轻巧，不可强力猛刺；留针时嘱患者不要随意变换体位；及时处理滞针和弯针；使用电针时切忌突然增强电流量。

5. 血肿　指出针后针刺部位皮下出血并引起肿痛的现象，表现为针刺部位局部肿胀疼痛，皮肤可呈青紫色。

（1）原因：针刺时刺伤小血管，或针尖弯曲带钩碰伤血管或刺伤皮下组织；有出血倾向的患者，针刺后易发生血肿。

（2）处理：微量皮下出血而致小块青紫者，一般不必处理，可自行消退；局部肿胀疼痛剧烈，青紫面积较大者，可先冷敷止血，24 小时后再行热敷或在局部轻轻揉按，以促进局部瘀血消散吸收。

（3）预防：针刺前仔细检查针具，避免使用针尖带钩的针具；术者应熟悉人体解剖部位，针刺时避开血管；出针时立即用消毒干棉球按压针孔 1 ~ 2 分钟。

6. 气胸　指针刺时刺伤胸膜及肺脏，使空气进入胸膜腔发生的异常情况。轻者突然胸闷、胸痛、心悸、咳嗽、气短，重者出现呼吸困难、心率加快、唇甲发绀、出汗、血压下降等。查体患侧肋间隙饱满，气管向健侧移位，叩诊呈鼓音，听诊呼吸音减弱或消失。

（1）原因：针刺胸部、背部、锁骨附近及肩井等腧穴时，因针刺角度、深度不当，或针刺手法不当，反复提插捻转，或留针过程中针尖划破胸膜和肺脏；或突遇不当外力等均可误伤肺脏。

（2）处理：发现气胸应立即报告医师，让患者取半卧位休息，避免咳嗽；轻者卧床休息，给予镇咳和抗感染等对症处理，可自行吸收而痊愈；重者应立即配合医师采取抢救措施，如胸腔减压术、给氧、抗休克等。

（3）预防：针刺胸、背部及锁骨附近腧穴时，应严格掌握针刺的深度和角度，可采用斜刺、横刺等手法，不宜直刺、深刺或大幅度提插，留针时间不宜过长，在上述部位留针时，嘱患者不要改变体位，避免外力碰撞。

（七）注意事项

1. 针刺前做好患者的思想工作，以解除患者各种顾虑。

2. 认真检查针具，采用正确的进针方法，并注意进针角度和深度。

3. 针刺时应避开大血管，腧穴深部有脏器时应掌握针刺深度，切不可伤及脏器。

4. 严格执行无菌操作，尽量选择一次性用具，防止交叉感染。

5. 患者饥饿、疲劳、精神过度紧张、出血后不宜立即针刺。

6. 留针时应记录针数，出针时再进行核对。

二、皮肤针法

皮肤针法是以多支短针集成一束浅刺人体一定部位的一种针刺方法，以多针浅刺、刺皮不伤肉、如拔毛状为特点，主要作用机制是运用皮肤针叩刺皮部，以激发经络之气，调节脏腑功能，达到防治疾病的目的。

（一）适应证

皮肤针的适用范围很广，临床各种病证均可应用。

（二）禁忌证

有贫血、低血糖、急性传染性疾病、血液病或出血倾向的患者及肝、肾、心脏严重疾病患者禁用本法；局部皮肤有溃疡、破损处不宜使用本法；孕妇、年老体弱者慎用。

（三）皮肤针的结构

皮肤针的针头呈小锤形，针柄一般长 15～19cm，一端附有莲蓬状的针盘，针盘下面散嵌着不锈钢短针（图 8-10）。现代又创造了一种滚刺筒，是用金属制成的筒状皮肤针，具有刺激面广、刺激量均匀、使用方便等优点（图 8-11）。

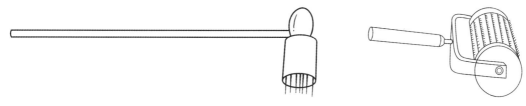

图 8-10　皮肤针　　　　　　　　　　　　　图 8-11　滚刺筒

（四）用物准备

治疗盘、皮肤针、皮肤消毒液、无菌干棉签、弯盘等。

（五）操作方法

1. **持针式**　用右手握针柄，以无名指、小指将针柄末端固定于手掌小鱼际处，一般针柄末端露出手掌1.0~1.5cm，再以拇指和中指夹持针柄，食指按于针柄中段上面，这样可以充分利用手腕弹力（图8-12）。

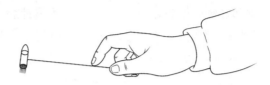

图8-12　皮肤针持针式

2. **叩刺法**　将针具及皮肤消毒后，术者按上述方法持针，针尖对准所选部位或穴位，用腕部的弹力叩打皮肤，并迅速弹起，反复进行，至皮肤充血红晕为度。

3. **刺激强度**

（1）弱刺激：用较轻腕力进行叩刺，以局部皮肤略有潮红、患者无疼痛为度。适用于老弱、妇儿、虚证患者和皮肉浅薄部位。

（2）中刺激：用力介于强、弱两种刺激之间，局部皮肤潮红，但无渗血，患者稍觉疼痛为度。适用于一般疾病和多数患者，除头面等肌肉浅薄处。

（3）强刺激：用较重腕力进行叩刺，使局部皮肤隐隐出血、患者有疼痛为度。适用于年壮体强、实证患者和肌肉丰厚处。

4. **叩刺部位**　一般可分循经叩刺、穴位叩刺和局部叩刺三种。

（六）注意事项

1. 叩刺前针具和皮肤常规消毒，认真检查针具，针尖必须平齐、无钩、无锈，针柄与针头连接牢固。

2. 叩刺时动作要轻捷，用力要均匀，落针要稳、准、垂直而下，起针要垂直而起，切忌慢、压、斜、拖、钩、挑等动作。

3. 滚刺筒使用前注意检查其转动是否灵活，不要在骨骼突出部位处滚动。

4. 循经叩刺时，一般每隔1cm左右叩刺一下，可循经叩刺8~16次。

5. 重刺出血后，局部皮肤先用干棉球将渗血擦净，再用乙醇棉球消毒，注意保持局部清洁，以防感染。

6. 叩刺躯干部位时，注意保暖，避免受凉。

三、皮内针法

皮内针法，又称埋针法，是以特制的小型针具刺入并固定于腧穴部位皮内或皮下，进行较长时间埋刺的一种方法。其作用是给皮部以微弱而较长时间的刺激，以调整脏腑经络的功能，达到防治疾病的目的。临床上有麦粒型和图钉型两种针具。

（一）适应证

临床常用于某些需要久留针的慢性或顽固性疾病及经常发作的疼痛性疾病患者，如高血压、神经衰弱、三叉神经痛、偏头痛、面肌痉挛、支气管哮喘、月经不调等。

（二）禁忌证

有贫血、低血糖、血液病或出血倾向者，有肝、肾、心脏严重疾病者，或金属过敏者禁用本法；局部皮肤有溃疡、破损处不宜使用本法；孕妇、年老体弱者慎用。

（三）用物准备

治疗盘、无菌皮内针（麦粒型皮内针或图钉型皮内针）、无菌有齿镊或持物钳、皮肤消毒液、无菌棉签、胶布、清洁弯盘，必要时备浴巾、垫枕、屏风等。

（四）操作方法

皮内针、镊子和埋刺部位皮肤消毒后，实施相应的皮内针法。

1. 麦粒型皮内针法　以左手拇、食指将针刺部位皮肤撑开固定，右手用镊子夹持针柄，对准腧穴，平刺将针刺入真皮内，沿皮下平行进针 0.5~1.0cm，针柄留于皮外，然后用胶布顺针身方向固定留在皮肤外的针柄。此法可用于大部分腧穴。

2. 图钉型皮内针法　用镊子夹住针圈，将针尖对准腧穴垂直刺入，使环型针柄平附于皮肤上，用胶布固定。此法多用于面部及耳穴等垂直浅刺部位。

皮内针留置时间根据病情确定，并因季节气候不同而异，一般 2~3 天为宜。天气热时，1~2 天为宜；天气冷时，可留置 3~7 天。留置期间，每天可按压 3~4 次，每次 1~2 分钟，以加强刺激，增强疗效。

（五）注意事项

1. 皮内针使用前应仔细检查针具，如有损蚀不得使用。
2. 埋针宜选择较好固定和不妨碍肢体活动的穴位，不宜在关节附近埋针。
3. 埋针后，如患者感觉疼痛或妨碍肢体活动，应将针取出，改选穴位重埋。
4. 夏季出汗较多，埋针时间不宜过长。埋针期间，针处清洁，不宜着水，以免感染。

四、水针法

水针法，又称穴位注射法，是将小剂量药液注入穴位以防治疾病的一种方法。水针法把针刺的刺激作用与药物的药理作用结合在一起，发挥综合作用，以提高对某些病证的治疗效果，具有操作简便、用药量小、适应证广、作用迅速等优点。

（一）适应证

水针法的适用范围非常广泛，凡是毫针治疗的适应证大部分可以用本法治疗，尤多用于痹证、腰腿痛、三叉神经痛、坐骨神经痛、胃痛、腹泻、失眠、痿证、心悸、心痛等病证。

（二）禁忌证

皮肤有水肿、感染、溃疡、瘢痕或肿瘤的部位禁用；有出血倾向者禁用；孕妇的下腹部和腰骶部不宜使用本法；疲劳、饥饿和精神高度紧张者暂不宜进行此操作。

（三）用物准备

治疗盘、皮肤消毒液、一次性无菌注射器及针头、无菌棉签或棉球、污物桶、药物、砂轮、锐器盒。

（四）操作方法

常规消毒局部皮肤，左手绷紧皮肤，右手持注射器（吸药并已排出空气），针尖对准穴位，迅速刺入皮下，然后用针刺手法将针身刺至一定深度，并上下提插，得气后若回抽无血，即将药液缓慢注入，推注药液时，急性病、体强者可用较强刺激，推液可快；慢性病、体弱者宜用较轻刺激，推液可慢；一般疾病，可用中等刺激，推液中等速度，如所用药液较多时，可由深至浅，边推药液边退针。

（五）注意事项

1. 严格遵守无菌操作，防止感染。

2. 操作前向患者说明治疗特点和注射后的正常反应。

3. 注意药物的性能、药理作用、剂量、有效期、配伍禁忌、副作用和变态反应。

4. 进针时避开血管，注射时应先回抽确认无血，避免注入血管、关节腔、脊髓腔、胸腔内，以免造成不良后果。

五、电针法

电针法是将毫针针刺腧穴"得气"后，在针上通以接近人体生物电的微量电流，从而达到防治疾病目的的一种治疗方法。

（一）适应证

电针的适用范围基本和毫针刺法相同，临床常用于各种痛证，痹证，痿证，心、胃、肠、胆、膀胱、子宫等器官的功能失调，肌肉、韧带及关节的损伤性疾病等。

（二）禁忌证

皮肤有水肿、感染、溃疡、瘢痕或肿瘤的部位禁用；孕妇下腹部及腰骶部禁用；安装心脏起搏器的患者；禁用心脏和颈静脉窦附近禁用电针。

（三）用物准备

治疗盘、电针治疗仪、毫针盒、无菌持物镊、无菌干棉球、无菌棉签、皮肤消毒液、弯盘，必要时备浴巾、屏风等。

（四）操作方法

先按毫针刺法针刺得气。电针治疗仪在使用前必须先把强度调节旋钮调至零位（无输出），再将电针器上每对输出的 2 个电极分别连接在 2 根毫针上。打开电针仪的电源开关，选择适当波型（密波的高频脉冲一般在 50 ~ 100 次/秒，能降低神经应激功能，常用于止痛、镇静、缓解肌肉和血管痉挛、针刺麻醉等；疏波为低频，其频率为 2 ~ 5 次/秒，刺激作用较强，能引起肌肉收缩，提高肌肉韧带的张力，常用于治疗痿病和各种肌肉、关节、韧带、肌腱的损伤等；其他尚有疏密波、断续波、锯齿波等），慢慢旋转电位器由小到大逐渐调节输出电流到所需量值（患者出现酸、胀、热等感觉，或局部肌肉做节律性收缩）。临床治疗时间一般持续通电 15 ~ 20 分钟。

（五）注意事项

1. 电针治疗仪使用前须检查性能是否正常，导线接触是否良好。如电流输出时断时续，应检修后再用。电池电量不足，输出电流微弱时，需更换电池。

2. 电针治疗仪最大输出电压在 40V 以上时，最大输出电流应控制在 1mA 以内，避免发生触电事故。

3. 调节电流输出时，应从小到大，切勿突然增强，防止引起肌肉强烈收缩，患者不能忍受或造成弯针、断针、晕针等意外。体质虚弱、精神紧张者，尤其应注意电流不宜过大。

4. 一般将同一对输出电极连接在身体同侧；避免电流回路通过心脏；在延髓和脊髓附近使用电针时，电流输出量宜小，以免发生意外；孕妇慎用电针。

5. 毫针的针柄经温针灸火烧以后，表面氧化不导电，不宜使用；若使用，输出导线可夹在针身上。

 知识拓展

火　针

火针，是用火烧红的针尖迅速刺入穴内，以治疗疾病的一种方法。早在《灵枢·官针》中就记有"淬刺者，刺燔针则取痹也"。《针灸大成·火针》曰："灯上烧，令通红，用方有功。若不红，不能去病，反损于人。"本法具有温经散寒、通经活络的作用，因此在临床可用于对虚寒痈肿等症的治疗。

第二节　灸　　法

灸法是指以艾绒为主要材料，点燃后熏灼或温熨体表一定部位，用温热刺激温通经络，行气活血，调理阴阳，从而达到防治疾病的一种方法。灸法的种类很多，常用的有艾炷灸、艾条灸、温针灸。

一、艾炷灸

艾炷灸是将纯净的艾绒搓捏成大小不等的圆锥形艾炷，直接或间接地置于腧穴部位或患处，点燃后进行烧灼熏烤的一种治疗方法。艾炷灸又分为直接灸和间接灸两种。每烧一个艾炷，称为一壮。

（一）适应证与禁忌证

1. 适应证　艾灸法的适用范围很广，常用于治疗寒湿痹证、痛经、胃脘痛、腹痛、泄泻、寒疝、遗尿、脱肛、月经不调等病证，未病施灸有防病保健、延年益寿的作用。

2. 禁忌证

（1）阴虚阳亢和邪热内炽者不宜或慎用灸法。

（2）颜面部、重要脏器部位、乳头、大血管部、肌腱浅在部位、外生殖器不宜直接灸，关节活动处不宜瘢痕灸，孕妇的下腹部和腰骶部不宜施灸。

（3）疲劳、饥饿、醉酒和精神高度紧张者慎灸。

（二）用物准备

治疗盘、艾炷、酒精灯、打火机、线香、凡士林、弯盘、镊子、纱布块，必要时备浴巾、屏风，间接灸按需要备姜片、蒜片、附子饼或精盐等。

（三）操作方法

1. 直接灸　是将大小适宜的艾炷，直接放到腧穴处皮肤上施灸的方法（图8-13）。根据有无烧伤皮肤化脓和愈后是否留有瘢痕，分无瘢痕灸和瘢痕灸两种。

2. 间接灸　是用药物或其他材料将施灸部位皮肤与艾炷隔开进行施灸的一种治疗方法（图8-14），又称隔物灸。临床常用的有隔姜灸、隔蒜灸、隔盐灸和隔附子饼灸等。

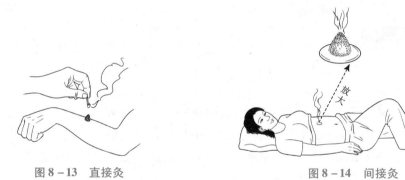

图8-13　直接灸　　　　　　　　　　　图8-14　间接灸

（四）注意事项

1. 施灸部位宜先上后下，先阳后阴；先灸头顶、背腰部，后胸腹、四肢。

2. 施灸过程中密切注意观察患者的病情、生命体征及对施灸的反应。

3. 施灸后，若皮肤局部出现灼热微红属正常现象，无须处理。如局部出现水疱，小者可任其自然吸收；大者可用消毒针挑破，放出水液，涂以聚维酮碘，并以无菌纱布包敷。

4. 瘢痕灸者，在其灸疮化脓期间，要加强营养，注意适当休息，保持灸疮局部清洁。

5. 施灸过程中，要防止艾火灼伤皮肤或烧坏衣物。

二、艾条灸

艾条灸是用桑皮纸将艾绒制成圆柱形的艾卷，将其一端点燃，对准腧穴或患处施灸的一种方法。根据实际操作方法的不同，艾条灸又分为温和灸、雀啄灸、回旋灸。

（一）适应证与禁忌证

1. 适应证　本法适用于多种慢性病，如消化不良、贫血、低血压、眩晕、失眠、肌肉劳损、关节痛、痛经、胎位不正等。

2. 禁忌证

（1）阴虚发热、邪热内炽者禁灸或慎用灸法。

（2）疲劳、饥饿、醉酒或精神高度紧张者慎灸。

（二）用物准备

治疗盘、艾条、酒精灯、火柴、小口瓶、弯盘、纱布，必要时备浴巾、屏风等。

（三）操作方法

1. 温和灸　施灸时，将艾条点燃的一端，对准施灸部位，距离皮肤 2 ~ 3cm 进行熏灼（图 8 – 15），以患者局部皮肤有温热感而无灼痛为宜。一般每穴或患处施灸 10 ~ 15 分钟，至局部皮肤出现红晕为度。

2. 雀啄灸　施灸时，将艾条点燃的一端，置于施灸部位的皮肤上方，并不固定在一定的距离，而是像鸟雀啄食一样一下一上地施灸，至局部皮肤出现红晕为度（图 8 – 16）。

3. 回旋灸　施灸时，将艾条点燃的一端，与施灸部位的皮肤保持一定的距离，但并不固定在一个点上，而是向左右移动或反复旋转施灸（图 8 – 17）。

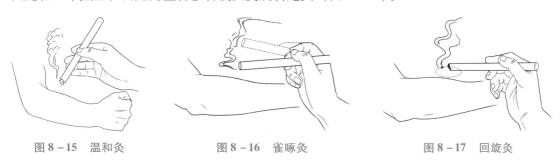

图 8 – 15　温和灸　　　　　图 8 – 16　雀啄灸　　　　　图 8 – 17　回旋灸

（四）注意事项

施灸用过的艾条熄灭后，应装入小口瓶内，以防复燃，发生火灾。其余同艾炷灸。

 知识拓展 ● ● ●

温针灸

温针灸是针刺与艾灸结合使用的一种治疗方法，又称针上加灸、针柄灸、烧针尾等。此法适用于既需要留针，又需要施灸的疾病。

常规消毒，先将毫针刺入腧穴，得气并施行适当的补泻手法后，将针留在适当的深度。再用 5cm ×5cm 大小的硬方块纸片套住针根周围，以防脱落的艾火烧灼患者皮肤。然后在针柄上穿置一段长 1 ~2cm 的艾条段，或将艾绒搓团裹于针柄上，点燃艾条段或艾绒施灸，艾条段或艾绒燃烧完可再换，连续灸 2 ~3 次。

第三节　刮痧法

刮痧法是应用边缘钝滑的器具蘸取一定的介质，在患者体表一定部位或者穴位的皮肤上反复刮摩，使局部皮肤出现瘀斑或痧痕，使脏腑秽浊之气经腠理通达于外，从而促使气血流畅，达到防治疾病的一种治疗方法。

一、适应证与禁忌证

（一）适应证

刮痧法常用于气血瘀阻引起的各种病证，如颈肩痛、腰腿痛、头痛、感冒、咳嗽、失眠、便秘等，以及夏秋季节发生的各种急性疾病、中暑、外感、胃肠道疾病等。

（二）禁忌证

1. 心力衰竭、肾衰竭、肝硬化腹水、重度水肿、血小板减少等患者，体型过于消瘦、过饥或过饱者慎刮。

2. 女性月经期，孕妇的腹部、腰骶部及妇女的乳头禁刮；小儿囟门未合，头部禁刮；皮肤缺损或病变处禁刮。

二、用物准备

1. 刮痧工具

（1）刮痧板：多由水牛角或黄牛角制成，也可用铜砭刮痧。

（2）硬币、铜钱：边缘较厚且没有缺损的硬币或铜钱。

（3）其他：边缘光滑且没有破损的瓷碗、瓷酒盅、瓷汤匙、不锈钢汤匙等。

2. 其他物品　治疗盘、治疗碗（内盛少量润滑剂）、干棉球（或棉签）、纱布、镊子、弯盘，必要时备大毛巾、屏风。

三、操作方法

1. 暴露部位　先充分暴露刮治部位，并适当清洁。

2. 刮治方法　术者手持刮具，蘸取介质，在选定的部位，从上至下、由内向外朝单一方向反复刮动，用力以患者能耐受为度（图8-18）。

3. 刮治顺序　一般要求先刮颈项部，再刮脊柱两侧部，然后再刮胸部及四肢部位。刮背时，应在脊柱两侧，沿肋间隙呈弧线由内向外刮。

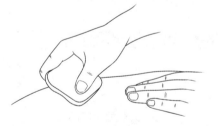

图8-18　刮痧法

4. 刮痧时间　一般为20分钟左右，或以患者能耐受为度。

四、注意事项

1. 刮痧工具必须边缘光滑，没有破损。不能干刮，应时时蘸取润肤介质保持润滑，以免刮伤皮肤。

2. 操作时，室内要保持空气流通，注意避免感受风寒。用力应均匀，力度适中；对不出痧或出痧少的部位不可强求出痧，禁用暴力。

3. 刮痧过程中要随时观察病情变化，如患者出现面色苍白、出冷汗等，应立即停刮，并报告医师，配合处理。

4. 刮痧后应保持情绪稳定，避免发怒、烦躁、焦虑情绪等不良刺激；禁食生冷、油腻之品。

5. 刮痧间隔时间一般为3~6天，或以痧痕消退为准，3~5次为1个疗程。

第四节 拔罐法

拔罐法，古称"角法"，是一种以罐为工具，借助热力或抽吸排除其中的空气，造成负压，使罐吸附于施术部位，造成局部充血或瘀血现象，以达到防治疾病目的的一种外治疗法。拔罐法具有温经通络、除湿散寒、消肿止痛、拔毒排脓的作用。

一、适应证与禁忌证

（一）适应证

拔罐法适用于风湿痹痛、各种神经麻痹，以及一些急慢性疼痛，如腹痛、腰背痛、痛经、头痛等；还可用于感冒、咳嗽、消化不良、眩晕等脏腑功能紊乱方面的病症。

（二）禁忌证

（1）急性危重疾病、接触性传染病、严重心脏病，血小板减少性紫癜、白血病及血友病等出血性疾病，精神类疾病患者不宜拔罐。

（2）皮肤过敏、传染性皮肤病及皮肤肿瘤（肿块）部、皮肤溃烂部，急性外伤性骨折、中度和重度水肿部位，孕妇腹部及腰骶部，心尖区、体表大动脉搏动处、静脉曲张处及其他大血管部位不宜拔罐。

二、用物准备

根据拔罐方法选择用物。

1. 罐 罐的种类很多，各有其优点，临床常用的有竹罐、陶罐、玻璃罐、抽气罐等（图 8-19）。

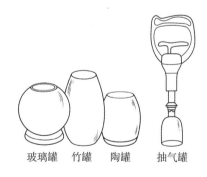

玻璃罐　竹罐　陶罐　抽气罐

图 8-19　常用的罐具

2. 其他用物 治疗盘、95% 乙醇棉球、止血钳、火柴（打火机）、弯盘、凡士林或按摩乳、棉签、皮肤消毒液、无菌持物镊、干棉球、纱布、灭火器具（小口瓶）等。

三、操作方法

（一）罐的吸附方法

临床常用的有火罐法和抽气罐法。

1. 火罐法

（1）闪火法：用止血钳夹住95%乙醇棉球，点燃后伸入罐内，在罐内中段绕 1～2 圈后立即退出，迅速将罐扣在施术部位。此法适用于各种体位，特别适用于闪罐和走罐。

（2）投火法：将95%乙醇棉球或纸片点燃后投入罐内，迅速将罐扣在施术部位。此法因罐内有燃烧物质，容易落下烫伤皮肤。此法适用于侧面横位拔罐。

2. 抽气罐法　选定穴位后将抽气罐扣在局部皮肤上，连续抽气数次，吸牢后可留置 20～30 分钟。气罐留置过程中，观察皮肤呈现稍微红肿或有细小出血点，若无其他变化和不适，可增加负压，继续留置 10 分钟左右起罐。

（二）拔罐方法

1. 留罐　拔罐后留置 5～15 分钟，使局部皮肤充血。此种方法常用，可单个罐留罐，也可多个罐留罐。

2. 走罐　在施术部位和罐口涂上一层凡士林或按摩乳，将罐拔好后，用手握住罐体，向上下或左右往返推移，直至皮肤充血为止。此法适用于脊背、腰臀、大腿等肌肉丰厚、面积较大的部位。

3. 闪罐　将罐拔住后立即起下，反复多次地拔住、起下，直至皮肤潮红、充血或瘀血即可。此法多用于肌肉较松弛部位，常用于治疗局部疼痛、麻木或功能减退的虚证患者。

4. 针罐　是将针刺与拔罐相结合的一种方法。在针刺得气留针时，将罐拔在以针为中心的部位上，留罐与针 5～10 分钟，然后起罐、起针。重症及病情复杂的患者尤为适用此法。

5. 刺血（刺络）拔罐　用三棱针、粗毫针或注射器针头，按刺血法刺破小血管，然后拔上火罐，可以加强刺血法的效果。此法适用于各种急慢性软组织损伤、神经性皮炎、皮肤瘙痒、胃肠神经官能症等，须注意无菌操作。

（三）起罐方法

起罐时用一手轻按罐具向一侧倾斜，另一手食指或拇指按住罐口的皮肤，使罐口与皮肤之间形成空隙，空气进入罐内则罐自起。不可硬拉或旋转罐具，以免损伤皮肤。

四、注意事项

1. 拔罐时应采取合适的体位，使之舒适持久。尽量选择肌肉丰厚的部位拔罐，骨骼凹凸不平和毛发较多处不宜拔罐。

2. 根据部位不同选择大小合适的罐，并检查罐口周围是否光滑、有无裂痕。

3. 拔罐时，动作要快、稳、准，起罐时切勿强拉。用火罐时注意勿灼伤或烫伤皮肤，若烫伤或留罐时间太长而皮肤起水疱，小的水疱无须处理，可敷消毒纱布，防止擦破即可；水疱较大时，用消毒针将水疱刺破放出水液，涂以聚维酮碘，或用消毒纱布包敷，以防感染。

4. 火罐法可隔日或每日 1 次，如每日 1 次，必须更换穴位与部位。

罐印颜色

罐印紫黑，多提示患者体内有瘀血或积寒较重；罐印紫黑伴有瘀斑，多提示患者有气血不畅、寒凝血瘀之证；罐印局部皮色发红，多提示患者为热证；罐印皮色无明显变化甚至呈白色，触之不温，多提示患者有虚寒之证；罐体内壁有水气，多提示患者湿气比较重；罐印表面有微痒，提示患者感受风邪。

第五节　耳穴压豆法

耳穴压豆法，又称耳穴贴压法，是在耳针疗法的基础上发展起来的中医护理操作技术，是用胶布将药豆或磁珠粘贴于耳穴处，给予适度的揉、按、捏、压，使其产生热、麻、胀、痛等刺激感应，通过经络传导，从而达到防治疾病目的的一种外治疗法。

一、耳郭与耳穴

（一）耳郭表面解剖

耳郭分为凹面的耳前和凸面的耳背，其体表解剖名称见图 8 – 20。

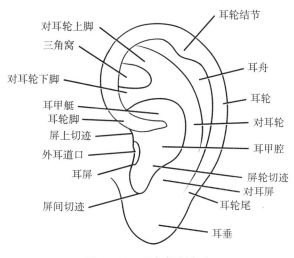

图 8 – 20　耳郭解剖名称

1. 耳轮　耳郭最外圈的卷曲部分。

2. 耳轮脚　耳轮深入到耳腔内的横行突起部分。

3. 耳轮结节　耳轮后上方稍突起处。

4. 耳轮尾　耳轮末端与耳垂的交界处。

5. 对耳轮　在耳轮内侧，与耳轮相对的隆起部。其上方有两分叉，向上分叉的一支称对耳轮上脚；向下分叉的一支称对耳轮下脚。

6. 三角窝　对耳轮上、下角之间的三角形凹窝。

7. 耳舟　耳轮与对耳轮之间的凹沟，又称舟状窝。

8. **耳屏**　耳郭前面的瓣状突起，又称耳珠。

9. **屏上切迹**　耳屏上缘与耳轮脚之间的凹陷。

10. **对耳屏**　对耳轮下方与耳屏相对的隆起部。

11. **屏间切迹**　耳屏与对耳屏之间的凹陷。

12. **屏轮切迹**　对耳屏与对耳轮之间的稍凹陷处。

13. **耳垂**　耳郭下部无软骨之皮垂。

14. **耳甲艇**　耳轮脚以上的耳腔部分。

15. **耳甲腔**　耳轮脚以下的耳腔部分。

16. **外耳道口**　耳甲腔前方的孔窍。

（二）耳穴的分布规律

当人体发生疾病时，往往会在耳郭相应的部位出现"阳性反应点"，如压痛、变形、变色、结节等。这些反应点亦是防治疾病的刺激点，被称为耳穴。耳穴的分布有一定的规律，总体上形如一个倒置的胎儿，与头面相应的穴位在耳垂，与上肢相应的穴位在耳舟，与下肢和躯干相应的穴位在对耳轮体和对耳轮上、下脚，与腹腔脏器相应的穴位集中在耳甲艇，与胸腔脏器相应的穴位在耳甲腔，与消化道相应的穴位在耳轮脚周围等。

（三）常用耳穴的定位与主治

参见常用耳穴定位图 8 - 21。

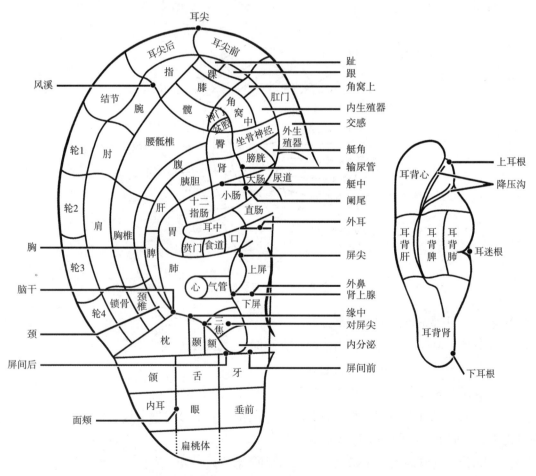

图 8 - 21　耳穴定位图

1. **耳中** 在耳轮脚处。主治呃逆、荨麻疹、皮肤瘙痒症、小儿遗尿、咯血、出血性疾病。

2. **耳尖** 在耳郭向前对折的上部尖端处。主治发热、高血压、急性结膜炎、睑腺炎、牙痛、失眠。

3. **坐骨神经** 在对耳轮下脚的前2/3处。主治坐骨神经痛、下肢瘫痪。

4. **交感** 在对耳轮下脚前端与耳轮内缘相交处。主治胃肠痉挛、心绞痛、胆绞痛、输尿管结石、自主神经功能紊乱。

5. **神门** 在三角窝后1/3的上部，对耳轮上、下脚交叉前。主治失眠、多梦、痛证、癫痫、高血压。

6. **内生殖器** 在三角窝前1/3的下部。主治痛经、月经不调、白带过多、异常子宫出血、阳痿、遗精、早泄。

7. **肾上腺** 在耳屏游离缘下部尖端。主治低血压、风湿性关节炎、腮腺炎、眩晕、哮喘、休克。

8. **咽喉** 在耳屏内侧面上1/2处。主治声音嘶哑、咽炎、扁桃体炎、哮喘。

9. **缘中** 在对屏尖与屏轮切迹的中点处。主治遗尿、梅尼埃病、尿崩症、异常子宫出血。

10. **皮质下** 在对耳屏内侧面。主治痛证、神经衰弱、假性近视、间日疟。

11. **枕** 在对耳屏外侧面的后上方。主治头晕、头痛、神经衰弱、哮喘、癫痫。

12. **心** 在耳甲腔正中凹陷处。主治心动过速、心律不齐、心绞痛、无脉症、神经衰弱、癔症、口舌生疮。

13. **气管** 在心区与外耳门之间。主治哮喘、支气管炎。

14. **肺** 在心、气管区周围处。主治咳喘、胸闷、声音嘶哑、皮肤瘙痒症、荨麻疹、扁平疣、便秘。

15. **肝** 在耳甲艇的后下部。主治胁痛、眩晕、经前期综合征、月经不调、绝经期综合征、高血压、眼病。

16. **脾** 在耳甲腔的后上部。主治腹胀、腹泻、便秘、厌食、异常子宫出血，白带过多、梅尼埃病。

17. **肾** 在对耳轮下脚下方后部。主治腰痛、耳鸣、神经衰弱、肾盂肾炎、遗尿、哮喘、月经不调、遗精、阳痿、早泄。

18. **胰胆** 在耳甲艇的后上部。主治胆囊炎、胆石症、胆道蛔虫病、急性胰腺炎、偏头痛、中耳炎、耳鸣、带状疱疹。

19. **内分泌** 在屏间切迹内、耳甲腔的底部。主治痛经、月经不调、绝经期综合征、痤疮、甲状腺功能亢进或减退。

20. **三焦** 在外耳门后下，肺与内分泌区之间。主治便秘、腹胀、上肢外侧疼痛。

21. **胃** 在耳轮脚消失处。主治胃痉挛、胃炎、胃溃疡、消化不良、恶心呕吐。

22. **大肠** 在耳轮脚上方前部。主治腹泻、便秘、咳嗽、痤疮。

23. **小肠** 在耳轮脚上方中部。主治消化不良、腹痛、腹胀。

24. **膀胱** 在对耳轮下脚下方中部。主治膀胱炎、遗尿、尿潴留、腰痛、坐骨神经痛。

25. **眼** 在耳垂正面中央部。主治各种眼病。

26. **面颊** 在耳垂正面，眼区与内耳区之间。主治面瘫、三叉神经痛、痤疮、面肌痉挛、腮腺炎。

27. **降压沟** 在耳背，对耳轮沟和对耳轮上、下脚沟处。主治高血压。

28. **耳迷根** 在耳轮脚后沟的耳根处。主治胆道疾病、心动过速、腹痛、腹泻。

二、耳穴压豆法的临床应用

（一）适应证

耳穴压豆法适用于内、外、妇、儿、五官、伤科及内分泌代谢等疾病，亦可用于预防感冒、晕车晕船以及预防和处理输血、输液反应。

（二）禁忌证

1. 耳郭上有湿疹、炎症、溃疡、冻疮破溃者慎用。

2. 有习惯性流产的孕妇以及妊娠期妇女应慎用。

3. 年老体弱、有严重器质性疾病者慎用。

（三）用物准备

治疗盘、皮肤消毒液、棉签、镊子、探棒、治疗碗、胶布、剪刀、弯盘、王不留行籽或磁珠或菜籽、耳压板。

（四）操作方法

1. **体位** 患者取合适体位，检查耳部皮肤有无破损和污垢，必要时擦净双耳。

2. **找阳性点** 进行耳穴探查，找出阳性反应点，并结合病情，确定主、辅穴位。

3. **贴压** 皮肤消毒后，一手指托持耳郭，一手用镊子夹取割好的方块胶布，中心粘上准备好的药豆或磁珠，对准穴位紧贴压其上，并轻轻揉按 1~2 分钟。每次以贴压 5~7 个穴为宜，每日按压 3~5 次，隔 1~3 天换 1 次，两耳交替或同时贴用。

4. **整理** 操作后协助患者取舒适卧位，整理床单位，进行耳穴压豆指导。

（五）注意事项

1. 贴压耳穴应注意防水，以免脱落。夏天易出汗，贴压耳穴不宜过多，时间不宜过长，以防胶布潮湿脱落或皮肤感染。

2. 对过度饥饿、疲劳、精神高度紧张、年老体弱者及孕妇宜轻按压，急性疼痛性病证宜重手法强刺激。

3. 根据不同病证采用相应的体位，如胆石症取右侧卧位，冠心病取坐位等。

 知识拓展

耳穴疗法的起源

耳穴疗法的现代应用和研究始于 20 世纪 50 年代法国医生保罗·诺盖尔（PaulNogier）。诺盖尔发现耳朵的某些点位对于缓解疼痛特别有效，进而发展出一套系统的耳部反射区疗法。他将这一发现介绍给了世界，特别是中国的针灸师们，后者将其纳入了更广泛的中医理论体系中，形成了今天我们看到的耳穴疗法。

第六节　穴位按摩法

穴位按摩法，又称推拿疗法，是指依靠术者的手法作用于人体的局部或穴位上，刺激和调动机体的抗病能力，达到祛除病邪、舒筋活络、活血化瘀、调整气血及内脏功能作用的一种操作技术。穴位按摩在我国历史悠久，其不仅用于治疗，还广泛用于预防保健。

一、适应证与禁忌证

穴位按摩法作为一种自然疗法，没有药物毒副作用，更是一种无创伤疗法，但有一定的适应证和禁忌证。

（一）适应证

穴位按摩法的适应证广泛，对运动系统、神经系统、消化系统、呼吸系统、循环系统、泌尿系统、生殖系统疾病等都有一定的疗效，涵盖了临床各学科。

（二）禁忌证

1. 诊断不明的急性脊髓损伤或伴有脊髓症状的患者。
2. 各种骨折、骨关节结核、骨髓炎、骨肿瘤、严重的老年性骨质疏松症患者。
3. 有出血倾向或血液病的患者，或严重脏器功能衰竭、心脑血管病患者及久病、高龄、身体过于虚弱者。
4. 急性传染病、急性腹膜炎、急性阑尾炎、肿瘤以及各种疮疡患者。
5. 传染性皮肤病、湿疹、水火烫伤、皮肤溃疡等患者的皮损部位。
6. 妇女处于经期或妊娠 3 个月以上时，不宜在腹、臀、腰骶等部位按摩。
7. 精神病患者或精神过度紧张者。

二、用物准备

暂空床（软床）、高低不等的凳子、背靠椅、各种规格的软垫或大小不等的枕头、大毛巾等，按实际情况准备推拿介质（如滑石粉、生姜水、麻油等）。

三、操作方法

（一）常用按摩手法

1. 擦法　手掌微握，以第五掌指关节为吸定点，用小鱼际掌背侧至第 3 掌指关节部着力（占掌背的 1/3～1/2），前臂做主动的旋转摆动，带动腕关节屈伸的手法。注意压力、频率、摆动幅度要均匀，动作要协调而有节律。本法压力大，接触面也较大，适用于肩背、腰臀及四肢等肌肉较丰厚的部位（图 8－22）。

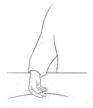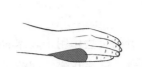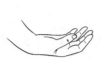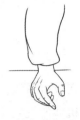

| a. 滚法姿势 | b. 滚法吸定部位和接触部位 | c. 屈腕和前臂旋后 | d. 伸腕和前臂旋前 |

图 8 – 22　滚法

2. 一指禅推法　用拇指指端、罗纹面或桡侧偏峰着力于一定穴位或部位上，沉肩、垂肘、悬腕，通过前臂与腕部的协调摆动和指间关节的屈伸活动，使之产生的力持续作用于穴位或部位上的一种手法。手法频率每分钟 120～160 次，压力、频率、摆动幅度要均匀，动作要灵活，操作时要求达到患者有透热感。本法接触面积较小，但深透度大，常用于头面、胸腹及四肢等处（图 8 – 23）。

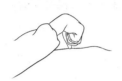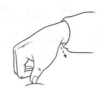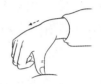

| a. 坐位姿势 | b. 悬腕、手握空拳、拇指自然着力 | c. 腕部向外摆动 | d. 腕部向内摆动 |

图 8 – 23　一指禅推法

3. 揉法　用手掌的大小鱼际、掌根部或指端罗纹面等其他部位着力，固定于一定的穴位或部位上，做轻缓回旋揉动的一种手法。操作时用力要轻柔，动作要协调而有节律，一般速度每分钟 60～120 圈。本法刺激量小，适用于全身各部位（图 8 – 24）。

4. 摩法　用手掌掌面或食指、中指、无名指三指指面，附着于一定的穴位或部位上，以腕关节连同前臂在皮肤表面做环形有节律的抚摩的一种手法。操作时肘关节自然弯曲，腕部放松，指掌自然伸直，动作要缓和而协调，频率每分钟 60～120 圈。本法刺激轻柔缓和，适用于各部位，以腹部应用较多（图 8 – 25）。

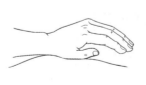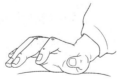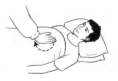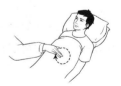

| a. 鱼际揉法 | b. 掌根揉法 | | a. 掌摩法 | b. 指摩法 |

图 8 – 24　揉法　　　　　　　　　　　图 8 – 25　摩法

5. 推法　用指端，或掌根，或大小鱼际，或肘面、肘后鹰嘴凸起部着力于一定穴位或部位，缓缓地做单方向直线推动的一种手法，用掌者称为掌推法，用肘者称为肘推法。推动距离应尽量长，然后顺势返回，频率每分钟 30～60 次，以能使肌肤深层透热而不擦伤皮肤为度。本法可在人体各部位使用（图 8 – 26）。

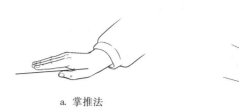

a. 掌推法　　　　　　　　　　b. 肘推法

图 8 - 26　推法

6. 擦法　是指用四指指面，或手掌掌面及大小鱼际部位附着于一定的部位上，做直线往返摩擦的一种手法。动作要均匀连续，呼吸自然，不可屏气，手法频率为每分钟 60 ~ 120次。本法适用于胸腹、肩背、腰臀及四肢（图 8 - 27）。

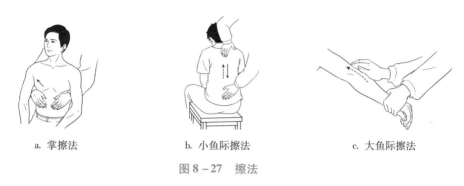

a. 掌擦法　　　　　　　b. 小鱼际擦法　　　　　　c. 大鱼际擦法

图 8 - 27　擦法

7. 搓法　用双手掌面夹住一定部位，相对用力做快速搓揉，同时做上下往返移动的一种手法。操作时双手用力要对称，搓动要快，移动要慢。手法频率每分钟 120 次以上。本法适用于腰背、胁肋及四肢部位，以上肢部最为常用（图 8 - 28）。

8. 抹法　以双手或单手拇指指面为着力部位，贴于一定部位上，上下或左右轻轻地往返移动推抹的一种手法。本法适用于头面、颈项、胸腹、腰背及骶部等部位（图 8 - 29）。

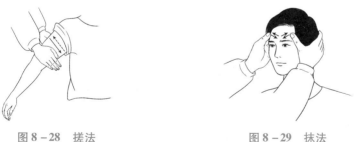

图 8 - 28　搓法　　　　　　　　　图 8 - 29　抹法

9. 按法　以手指拇指端，或中指端，或掌根部，或肘尖部，或肢体的其他部位为着力点，按压一定穴位或部位，逐渐用力深按，按而留之的一种手法。按法在临床上常与揉法结合应用，组成"按揉"复合手法。指按法适用于全身各部穴位，掌按法适用于腰背及腹部（图 8 - 30）。

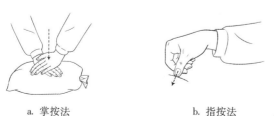

a. 掌按法　　　　　　　　　　b. 指按法

图 8 - 30　按法

10. 点法 以指峰或屈指后第 1 指间关节突起部为着力部位，在一定穴位或部位用力下压的一种手法。本法作用面积小，刺激量大，适用于全身各个部位（图 8 - 31）。

11. 捏法 以拇指与食指、中指三指的指腹部为着力部位，捏住一定部位，将皮肉捏起，对称用力做连续捻转挤捏的一种手法。操作时要循序而下，均匀而有节律性。本法适用于头部、颈项部、肩背及四肢（图 8 - 32）。

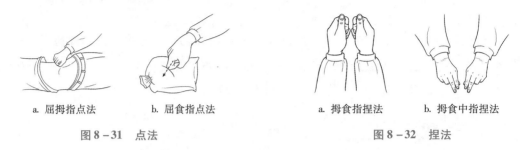

a. 屈拇指点法 　　 b. 屈食指点法 　　　　　 a. 拇食指捏法 　　 b. 拇食中指捏法

图 8 - 31 点法 　　　　　　　　　　 图 8 - 32 捏法

12. 拿法 以拇指与其他手指指面或拇指与食、中两指为着力部位，对称用力，一松一紧，一拿一放，拿取一定的穴位或部位的一种手法。本法用于全身各部位，尤其是颈、肩、腰、胁及四肢部（图 8 - 33）。

13. 捻法 用拇指、食指夹住治疗部位，进行往返有节律搓揉的手法。本法动作幅度小，主要靠拇指、食指的力量对指、趾和耳部进行捻动搓揉，可用于治疗指间关节扭挫伤、类风湿关节炎及腱鞘炎等病证（图 8 - 34）。

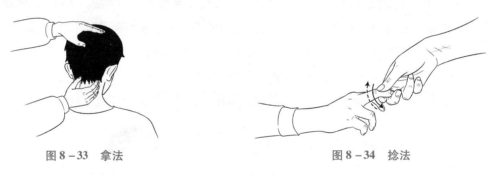

图 8 - 33 拿法 　　　　　　　　　　 图 8 - 34 捻法

14. 拍法 用虚掌或拍子，拍打体表一定部位的一种手法。拍打要平稳而有节奏，拍打后迅速提起，拍打的部位要准确一致。本法适用于肩背、腰臀及下肢部（图 8 - 35）。

15. 抖法 用双手握住肢体远端，用力做缓缓的、连续不断的、小幅度的上下抖动的一种手法，本法属比较轻松、柔和、舒畅的一种手法，可用于四肢部，以上肢为常用（图 8 - 36）。

16. 弹拨法 以指端或肘尖深按于治疗部位，进行单向或往返移动的一种手法，又称拨法（图 8 - 37）。

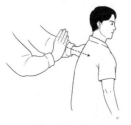 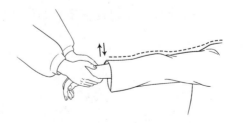 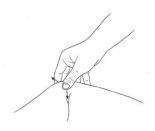

图 8 - 35 拍法 　　　　　 图 8 - 36 抖法 　　　　　 图 8 - 37 弹拨法

（二）穴位按摩法在护理中的应用

1. 头痛

（1）取穴：印堂、头维、太阳、鱼腰、百会、风池等穴。

（2）手法：一指禅推法、揉法、按法、拿法。

（3）操作：患者坐位，术者用一指禅推法从患者印堂向上沿前额发际至头维、太阳进行治疗，往返3~4遍，并配合按揉印堂、鱼腰、太阳、百会等穴；再用拿法从头顶至风池进行治疗，往返4~5遍；最后用弹法从前发际至后发际及头两侧进行治疗，往返2~3遍。治疗时间约为5分钟。

2. 胃痛

（1）取穴：中脘、气海、天枢、足三里、肝俞、脾俞、胃俞、肩井、手三里、内关、合谷及两胁部穴位。

（2）手法：摩法、按法、揉法、一指禅推法、拿法、搓法。

（3）操作：①患者仰卧位，术者坐于患者右侧，先用一指禅推法、摩法在胃脘部治疗，使热量渗透于胃腑；然后按、揉中脘、气海、天枢等穴，同时配合按、揉足三里，治疗约10分钟。②患者俯卧位，术者用一指禅推法，从背部脊柱两旁沿膀胱经顺序而下推至三焦俞，往返4~5遍；然后用按、揉法治疗肝俞、脾俞、胃俞、三焦俞，治疗约5分钟。③患者坐位，术者拿肩井，循臂肘而下3~4遍，在手三里、内关、合谷等穴做强刺激；然后再搓肩臂及两胁部，由上而下往返4~5遍，治疗5分钟。

3. 便秘

（1）取穴：中脘、天枢、大横、肝俞、脾俞、胃俞、肾俞、大肠俞、八髎、长强等穴。

（2）手法：一指禅推法、摩法、按法、揉法。

（3）操作：①患者仰卧位，术者用一指禅推法在中脘、天枢、大横穴位处治疗，每穴约1分钟；然后按顺时针方向摩腹10分钟。②患者俯卧位，术者用一指禅推法沿脊柱两侧从肝俞由上而下进行往返治疗3~4遍，再用按、揉、摩法在肾俞、大肠俞、八髎、长强等穴处治疗，往返2~3遍，治疗约5分钟。

4. 失眠

（1）取穴：睛明、印堂、攒竹、鱼腰、太阳、迎香、风池、百会、神门、足三里。

（2）手法：按法、推法、摩法、揉法、一指禅推法。

（3）操作：①患者仰卧位，术者坐于患者头部前方，用按法和揉法在睛明穴治疗5~6遍，再用一指禅推法从印堂向两侧沿眉弓推至太阳穴，往返5~6遍，并点按印堂、攒竹、鱼腰、太阳等穴位。术者用指推法从印堂向下沿鼻两侧推至迎香，再沿颧骨推至耳前听宫穴，往返2~3遍。术者用指抹法从印堂沿眉弓向两侧分抹至太阳穴，往返3~4遍；再搓推脑后及颈部两侧，并点按两侧风池穴，往返2~3遍；最后点按百会、双侧神门及足三里。治疗约10分钟。②患者仰卧位，术者按顺时针方向摩腹，并点按中脘、气海、关元，治疗约6分钟。

四、注意事项

1. 根据患者的年龄、性别、病情、病位及耐受度选取相应的按摩部位，采用合适的体位、适宜手法及刺激强度。

2. 操作前术者应修剪指甲，将手洗净，避免损伤患者皮肤。

3. 为减少阻力或提高疗效，术者手上可蘸水、滑石粉、液状石蜡、酒等按摩介质。

4. 在腰腹部施术前，应先嘱患者排尿。治疗中患者要注意保暖，防止受凉。

5. 手法应柔和、有力、持久、均匀，运力能达组织深部。一般每次 15～20 分钟。

第七节　热　熨　法

热熨法是将药物或其他物品加热后，在患病部位或特定穴位适时来回或回旋运转，借助温热之力，使药性通过皮毛腠理，循经运行，内达脏腑，从而疏通经络、温中散寒、畅通气机或镇痛消肿，达到调整脏腑阴阳而防治疾病目的的一种方法。

一、适应证与禁忌证

（一）适应证

热熨法适用于由脾胃虚寒引起的胃脘疼痛、腹冷泄泻、寒性呕吐等；跌打损伤等引起的局部瘀血、肿痛等；扭伤引起的腰背不适、行动不便等；风湿痹证引起的关节冷痛、麻木、沉重、酸胀等；其他如癃闭、经闭和瘫痪等。

（二）禁忌证

（1）各种实热证、恶性肿瘤、急性软组织损伤、腹部包块性质不明、麻醉未清醒者。

（2）身体大血管处、皮肤有破损处、有金属移植物或感觉障碍的病变处、孕妇腹部等部位。

二、用物准备

以药熨包为例：治疗盘、治疗碗、竹筷、陈醋、双层纱布袋、凡士林、棉签、坎离砂成品（或药物、盐、麸皮、蚕沙等）、炒锅、电炉（或加热装置）、大毛巾、弯盘，必要时备屏风。

三、操作方法

1. **体位**　患者取合适体位，暴露热熨部位，注意遮挡、保暖。

2. **润滑推熨**　局部涂少量凡士林，将热熨包放到患处或相应穴位用力来回推熨。力量要均匀，开始时用力要轻，速度可稍快，随着熨包温度的降低，力量可增大，同时速度减慢。熨包温度过低时，需更换新的热熨包。操作过程用时 15～30 分钟。

3. **观察询问**　热熨过程中观察患者局部皮肤情况以及熨包是否破漏，询问患者有无不适，以防烫伤。

4. **整理**　擦净局部皮肤，安置患者，整理床单位。

四、注意事项

1. 热熨前先嘱患者排空小便，冬季注意保暖。

2. 热熨温度不宜超过 70℃，年老、婴幼儿及感觉障碍者，熨包温度不宜超过 50℃，以免烫伤。

3. 操作过程中注意保持熨包温度，凉后应及时更换或加热。若患者感到疼痛应停止操作。

4. 布袋用后清洗消毒备用，中药可连续使用 1 周。

5. 炒药过程中注意安全，中途加入白酒时，应将炒锅离开热源，以免发生危险。

6. 热熨治疗后的患者应注意避风保暖，不宜过度疲劳，饮食宜清淡。

第八节　熏洗法

熏洗法是将根据辨证选用的药物煎汤煮沸后，先利用药液所蒸发的药气熏蒸患部，待药液稍温后，再淋洗浸浴患部的一种技术。熏洗法的作用依所用药物而定，包括疏通腠理、行气活血、清热解毒、消肿止痛、祛风除湿、去腐生肌、发汗解表、杀虫止痒等。

一、适应证与禁忌证

（一）适应证

熏洗法适用于治疗体表急性炎症及风湿肿痛等病症。

（二）禁忌证

（1）昏迷、急性传染病、恶性肿瘤、严重心脏病、严重高血压、呼吸困难及有出血倾向者。

（2）有大范围感染性病灶并已化脓者破溃处。

（3）妇女月经期和妊娠期禁用坐浴。

（4）眼部肿瘤、眼出血、急性结膜炎者不宜熏洗眼部。

二、用物准备

治疗盘、药液、熏洗盆（根据熏洗部位的不同，也可备坐浴椅、有孔木盖浴盆等）、水温计、浴巾，必要时备屏风及换药用品。

三、操作方法

根据熏洗部位，配置中药配方，经煎煮后倒入器皿中，将患部置于器皿之上，外罩布单，将患部与器皿遮盖严密，进行熏蒸。待药液不烫时，以纱布蘸药液洗涤患部，边熏边洗。熏洗特殊部位（如眼、口、鼻等）时，应使用较小器皿，所用洗涤物以消毒纱布或消毒棉花为宜。

四、注意事项

1. 熏洗时要注意熏洗部位与盛药液器皿之间距离合适，洗涤时药液温度以不烫手为宜，严防烫伤。

2. 妇女月经期及妊娠期会阴部不宜用熏洗疗法。

3. 熏洗药禁止内服。

第九节　贴　敷　法

贴敷法，又称穴位贴敷法，是指在一定的穴位上贴敷药物，通过药物和穴位的共同作用以治疗疾病的一种外治方法。其中某些带有刺激性的药物贴敷穴位可以引起局部发疱化脓，又称为"天灸"或"自灸"，现代也称"发疱疗法"。将药物贴敷于神阙穴，通过脐部吸收或刺激脐部以治疗疾病时，又称"敷脐疗法"或"脐疗"。贴敷法具有通调腠理、清热解毒、消肿散结或温补阳气的作用。

一、适应证与禁忌证

（一）适应证

贴敷法适用于内、外、妇、儿及多种临床急、慢性疾病，还可用于防病保健。

（二）禁忌证

药物过敏或皮肤易起丘疹、水疱者慎用；眼部、唇部等处慎用。

二、用物准备

治疗盘、膏药或新鲜中草药、酒精灯、火柴、剪刀、胶布、绷带、绵纸、油膏刀或压舌板、弯盘。必要时准备备皮刀、滑石粉、大毛巾、屏风等。

三、操作方法

操作时若敷新鲜中草药，则需将草药切碎、捣烂，以研钵研成细末。若敷药膏，则根据患处面积，取大小合适的棉纸，用油膏刀或压舌板将药膏均匀地摊在纸上，厚薄适当，将棉纸四周反折。

1. **体位**　根据所选穴位，采取适当体位，使药物能敷贴稳妥。

2. **敷药**　贴药前，定准穴位，皮肤不洁者，先用温水或乙醇棉球将局部洗净，然后敷药。一般情况下，刺激性小的药物，每隔1~3天换药1次；无须溶剂调和的药物，可适当延长至5~7天换药1次；刺激性大的药物，应视患者的反应和发疱程度敷数分钟至数小时不等，如需再贴敷，应待局部皮肤基本正常后再敷药。

3. **固定**　对于所敷之药，无论是糊剂、膏剂或捣烂的鲜品，均应妥善固定，以免移动或脱落。

4. **热敷**　对于寒性病证，可在敷药后，于药上行热敷或艾灸。

四、注意事项

1. 凡用溶剂调敷药物，需现调现用。若用膏药贴敷，应掌握好温度，以免烫伤或膏药脱落。对胶布过敏者，可改用其他方法固定贴敷药物。

2. 对刺激性强、毒性大的药物，贴敷穴位不宜过多，贴敷面积不宜过大，贴敷时间不宜过长，以免发疱过大或发生药物中毒。

3. 对久病体弱消瘦及有严重心脏病、肝病等患者，使用药量不宜过大，贴敷时间不宜过久，并在贴敷期间注意病情变化和有无不良反应。

4. 对于孕妇、幼儿，应避免贴敷刺激性强、毒性大的药物。对于残留在皮肤的药膏等，不可用汽油或肥皂等刺激性的物品擦洗。

第十节　中药保留灌肠法

中药保留灌肠法是将中药药液从肛门灌入直肠或结肠，使药液保留在肠道内，通过肠黏膜吸收达到治疗疾病目的的方法。

一、适应证与禁忌证

（一）适应证

中药保留灌肠法适用于肠道疾病（如慢性结肠炎、慢性痢疾）、盆腔疾病（如慢性盆腔炎、盆腔包块）、慢性肾衰竭、高热持续不退等患者。

（二）禁忌证

肛门、直肠和结肠手术者，大便失禁者，下消化道出血者，妊娠期妇女等禁用。

二、用物准备

1. 中药直肠滴注法　所需用物包括治疗盘、一次性灌肠袋、弯盆、肛管（14～16号）、液状石蜡、无菌棉签、水温计、输液架、一次性垫单、治疗巾、一次性手套、纸巾、量杯、便盆、臀部垫枕、快速手消液，遵医嘱准备中药汤剂，必要时备屏风。

2. 中药直肠注入法　所需用物包括治疗盘、量杯、50ml注射器、肛管（14～16号）、温开水、液状石蜡、无菌棉签、止血钳、水温计、一次性垫单、治疗巾、纸巾、便盆、臀部垫枕、快速手消液，遵医嘱准备中药汤剂，必要时备屏风。

三、操作方法

（一）中药直肠滴注法

1. 体位　根据病变部位协助患者取合适卧位（如病变部位在直肠和乙状结肠取左侧卧位，在回盲部取右侧卧位）。嘱患者将臀部移至床沿，用臀部垫枕将臀部垫高10cm，下垫一次性垫单和治疗巾，暴露肛门，注意保暖。

2. 插管　测量药液温度（39～41℃），倒入一次性灌肠袋内，挂于输液架上。液体石蜡润滑肛管前端，排气后关闭调节阀，置于弯盘内。术者戴一次性手套，充分暴露患者肛门，将肛管轻轻插入肛门10～15cm（慢性痢疾患者插入深度为15～20cm，溃疡性结肠炎患者插入深度为18～25cm为宜），松开调节阀，视病情调节滴数（80～100滴/分钟），缓慢滴入药液。

3. 拔管　灌注过程中注意观察患者情况。滴毕，关闭调节阀，拔出肛管，用纸巾轻轻按揉肛门。协助患者整理衣裤。整理床单位，嘱患者卧床休息，保留药液1小时以上，以利药物的吸收。

（二）中药直肠注入法

1. 体位　根据病变部位协助患者取合适卧位，嘱患者将臀部移至床沿，用垫枕抬高臀部10cm，下垫一次性垫单和治疗巾，暴露肛门，注意保暖。

2. 插管　测量药液温度（39～41℃），液状石蜡润滑肛管前端，用注射器抽吸药液，连接肛管，排气后止血钳夹住肛管，轻轻插入肛门10～15cm，松钳缓慢推注药液。

3. 拔管　注入时注意观察患者情况。注毕灌入温开水5～10ml，夹住肛管，轻轻拔出，放入弯盘，用纸巾轻轻按揉肛门。嘱患者尽量保留药液。

四、注意事项

1. 灌肠前嘱患者排尽小便，并向患者说明灌肠的目的及操作方法，防止患者精神紧张。

2. 导管插入肛门时不可用力过猛，以免损伤肠道。

3. 灌肠后需观察患者大便次数、颜色、质量，如有特殊臭气或夹有脓液、血液等，应留取标本。

4. 小孩及肛门松弛者，操作时应将便盆置于臀下，以免沾污衣服。

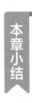

本章小结

思考题
1. 试述晕针的处理措施。
2. 试述耳穴压豆法的注意事项。
3. 试述灸法的禁忌证。

更多练习

（吴喜庆）

第九章　常见病证辨证护理

教学课件

学习目标

1. 素质目标

具备仁爱为怀、仁心仁术的专业素养；热爱中医护理，增强文化自信，主动和持续学习中医护理知识、技能；具备初步的中医临床思维，以辨证、整体、动态的中医护理思维理解和分析临床病证。

2. 知识目标

（1）掌握：辨证施护的程序；常见病证的概念、临床表现和护理措施。

（2）熟悉：常见病证的辨证要点。

（3）了解：常见病证的诊断和鉴别。

3. 能力目标

具备运用中医辨证方法及中医护理技能为临床常见病证提供辨证施护的基本能力；具备为常见病证患者进行中西医结合健康指导的初步能力。

案例

【案例导入】

患者，女性，63 岁，退休。因左乳根治术后化疗收治入院，患者平素思虑较多，睡眠渐差，入睡困难，易醒，伴头晕目眩、心悸，每夜睡眠仅 4～5 小时。多次就医，均不能复于常态。术后情况加重，常至深夜，自觉身体虚弱，失眠更甚，合眼即醒，心神不安，甚或彻夜不眠，或多梦易醒，醒后甚为疲倦，夜眠不足 3 小时。诉近日失眠头晕、心悸日益加重，厌食，面色萎黄，二便正常。舌淡苔薄白，脉虚大微数，诊断为心脾两虚型失眠。

【请思考】

患者为什么会失眠？针对失眠症状，如何应用中医适宜技术为其提供护理？

【案例分析】

辨证护理是中医临床护理的基本法则，辨证与施护在护理疾病过程中相互联系，不可分割，辨证是施护的前提和依据。临床护理以八纲辨证为纲领，灵活运用脏腑辨证、气血津液辨证、卫气营血辨证等方法，各种辨证方法相互独立又相互联系，具体内容及应用前章已学习，此处就辨证施护的程序进行介绍。

1. 收集辨证资料　通过望、闻、问、切四诊方法收集患者健康和疾病的资料，观察和了解病情，从而为提出护理问题、制订护理措施和进行辨证施护提供依据。资料信息包括患者的病史、症状、体征、医技辅助检查等，同时还要了解患者的生活习惯、饮食起居、情志状态、家庭状况、社会环境及患者对疾病的认知等。

正确、灵活地运用望、闻、问、切的方法，才能收集到可靠的资料，四诊合参进行辨证分析，以便采取适当的护理措施。例如，运用望诊可以观察患者全身和局部的情况，了解疾病的本质；运用闻诊可通过听患者的声音和闻其气味的变化，辨别疾病的虚实；运用问诊可以了解疾病的发生和发展经过、目前的症状及其他与疾病有关的情况，从而全面了解病情；运用切诊为患者切脉和接触肌肤、脘腹、四肢，可以探明疾病的性质。

2. 分析判断病情　临床病证的病因病机不同，病情复杂多变，表现形式也因人而异。辨证时应根据四诊所得到的疾病和健康资料，运用八纲辨证、脏腑辨证等方法，分析辨清患者的病因、病位、病性，判断患者现存的和潜在的健康问题，为制订护理计划打下基础。

目前，中医护理问题的类型、组成形式以及陈述方式主要是参照西医护理问题的模式。在现代护理观和整体观的指导下，运用辨证分析的结果，按照先后、主次顺序归纳出需要通过护理手段来解决或部分解决的患者身心存在的和潜在的健康问题，即是形成中医护理诊断的过程。应优先解决生理需要，并以动态的、发展的眼光看待疾病，随着病情的变化随时修订护理问题。护理问题的提出可按 PES 公式（P 即 problem，护理诊断名称；E 即 etiology，相关因素；S 即 symptoms and sign，症状和体征）表述，需说明提出护理问题的依据、原因等，其原因最好用中医理论说明，如咳痰困难（与肺热壅盛、痰黄黏稠有关）。

3. 制订护理方案　作出护理诊断后，要根据患者现存的或潜在的健康问题，制订出要达到的预期目标和解决健康问题的护理方案。护理方案的制订应遵循辨证施护的原则，牢牢把握病机特点，灵活地遵照同病异护、异病同护、顺者逆护、逆者正护等护理原则。患者病情多因时、因地、因人而异，故在护理时要根据患者的具体情况决定，不可千篇一律，体现出"因人、因地、因时制宜"的护理原则，所制订的护理措施要具体、切实可行，真正落实到患者身上。

4. 实施护理措施　按照"急则护标，缓则护本，标本同护"的护理原则，根据不同的证型实施相应的系统化整体护理，并注意观察护理效果及病证转归情况，及时调整护理计划，在辨证施护原则指导下，三因制宜，采取个性化的、有效的护理措施。

5. 客观评价记录　护理记录是患者在住院期间，护理人员对患者实施护理措施、进行整体护理全过程的记录，具有真实性、动态性，亦是评价患者的健康问题是否解决的记录。护理人员在按照护理计划制订的预期目标对患者实施护理措施的同时，应不断观察患者病情与情志的发展、变化等，通过各种反馈信息对施护效果进行评价。评价的目的是了解实施一系列有计划的护理措施后，患者健康问题是否得到真正的解决，现存的护理问题是什么，下一步应如何进行。因此，护理记录要及时、准确。虽然各医院的记录格式不同，但都包含护理问题、护理措施、评价结果。在临床上要根据具体情况修订或终止护理计划，以提高护理效果。

6. 进行健康教育　健康教育是整体护理中的一项重要内容，通过健康教育可以使患者掌握自我调养、自我保健的方法。健康教育时必须遵循中医三因制宜的原则，针对每个患者的具体情况，从生活起居、情志调节、饮食调理、用药指导、运动保健、特殊指导等方面提出，以便患者在日常生活中使用，提高自我康复和保健的能力，促进患者机体恢复正常。

第一节　感　冒

感冒是感受触冒风邪或时行病毒，导致邪犯肺卫，卫表不和的常见外感疾病，以鼻塞、流涕、喷嚏、咳嗽、头痛、恶寒、发热、全身不适、脉浮等为主要临床表现。感冒有普通感冒与时行感冒之分，在一个时期广泛流行，证候多相类似者，称为时行感冒。本病一年四季均可发生，尤以冬春两季为多。一般而言，感冒易愈，但少数患者，如老年人、婴幼儿、体弱者容易传变，或可诱发其他宿疾而使病情恶化。尤其是时行感冒暴发时，迅速流行，感染者众多，症状严重，甚至导致死亡，造成严重后果。而且，感冒也是咳嗽、心悸、水肿、痹病等多种疾病发生和加重的因素。故感冒不是小病，须积极防治。中医药对普通感冒和时行感冒均有良好疗效。

中医感冒与西医学感冒基本相同，普通感冒相当于西医学的普通感冒、上呼吸道感染，时行感冒相当于西医学的流行性感冒，故西医感冒可参考本节辨证论治。

一、病因病机

感冒常因外感六淫或时行病毒，乘人体御邪能力不足之时，入侵肺卫皮毛，导致肺失宣降，卫表不和而致病，如正气虚弱感受外邪，导致感冒反复发作则为体虚感冒。其病位在肺卫。

1. 外邪侵袭　四时不正之气太盛或时行病毒侵袭人体。前者主要是感受了以风邪为主的外邪，在不同季节时令，风邪往往与其他当令之时气相合而伤人，因此，感冒在临床上又有风寒、风热、挟暑、挟湿之不同证型；后者主要是指具有传染性的时行疫邪病毒，多由四时不正之气、天时疫疠之气流行而造成。

2. 正气虚弱，肺卫功能失常　外邪侵袭人体是否发病，除与感邪的轻重有关外，关键在于卫气之强弱。若生活起居失常，寒暖不调或劳作过度，而致卫外不固，遇外邪侵袭易发病。此外，肺有宿疾，如痰热、伏火或痰湿内蕴，肺卫调节功能低下，每易感受外邪且反复迁延。

二、诊断与鉴别诊断

（一）诊断依据

1. 有伤风受凉，淋雨冒风的经过，或时行感冒正流行之际。

2. 起病较急，病程较短，病程 3 ~ 7 天，普通感冒一般不传变。

3. 典型的肺卫症状，初起鼻咽部痒而不适，鼻塞、流涕，喷嚏，语声重浊或声嘶，恶风，恶寒，头痛等。继而发热，咳嗽，咽痛，肢节酸重不适等。部分患者病及脾胃，而兼有胸闷，恶心，呕吐，食欲减退，大便稀溏等症。

4. 时行感冒呈流行性发病，多人同时发病，迅速蔓延。起病急，全身症状显著，如高热，头痛，周身酸痛，疲乏无力等，而肺系症状较轻。

血常规、呼吸道病毒抗原检测、胸部 X 线检查有助于诊断。

（二）病证鉴别

1. **外感咳嗽** 当感冒出现发热恶寒、咳嗽时，易与外感咳嗽相混，其鉴别应以主症为主，发热恶寒症状突出者，按感冒论治；咳嗽吐痰，甚则喘息症状突出者，辨为外感咳嗽病证。

2. **外感头痛** 当感冒出现发热恶寒、头痛时，易与外感头痛相混，其鉴别应以主症为主，发热恶寒症状突出者，按感冒论治；头痛明显，以其为主要痛苦者，应辨为外感头痛病证。

3. **风温肺病** 感冒与诸多温病早期症状相类似，尤其是风热感冒与风温初起颇为相似，但风温病势急骤，寒战发热甚至高热，汗出后热虽暂降，但脉数不静，身热旋即复起，常出现咳嗽胸痛，头痛较剧，甚者并发神昏、谵妄、惊厥等传变入里的证候。而感冒发热一般不高或不发热，病势轻，不传变，服解表药后多能汗出热退，脉静身凉，病程较短，预后良好。

4. **鼻渊** 感冒与鼻渊均可见鼻塞流涕，或伴头痛等症。但鼻渊多流腥臭浊涕，感冒一般多流清涕，并无腥臭味；鼻渊眉额骨处胀痛、压痛明显，一般无恶寒发热，感冒寒热表证明显，头痛范围不限于前额或眉骨处；鼻渊病程漫长，反复发作，不易断根，感冒愈后不再遗留鼻塞、流腥臭浊涕等症状。

三、辨证施护

（一）辨证要点

1. **辨风寒感冒与风热感冒** 感冒常以风夹寒、夹热而发病，因此临床上应首先分清风寒、风热两证。二者均有恶寒、发热、鼻塞、流涕、头身疼痛等症，但风寒证恶寒重，发热轻，无汗，鼻流清涕，口不渴，舌苔薄白，脉浮或浮紧；风热证发热重，恶寒轻，有汗，鼻塞，咽痛或红肿，鼻流浊涕，口渴，舌苔薄黄，脉浮数。

2. **辨普通感冒与时行感冒** 普通感冒呈散发性发病，肺卫症状明显，但病情较轻，全身症状不重，少有传变；时行感冒呈流行性发病，传染性强，肺系症状较轻而全身症状显著，症状较重，且可以发生传变，入里化热，合并他病。

3. **辨常人感冒与虚人感冒** 普通人感冒后，症状较明显，但易康复。平素体虚之人感冒之后，缠绵不已，经久不愈或反复感冒。在临床上还应区分是气虚还是阴虚。气虚感冒者，兼有倦怠乏力，气短懒言，身痛无汗，或恶寒甚，咳嗽无力，脉浮弱等症。阴虚感冒者，兼有身微热，手足心发热，心烦口干，少汗，干咳少痰，舌红，脉细数。

4. **辨不同兼夹** 夹湿者多见于梅雨季节，以身热不扬，头身困重，胸脘痞闷，苔腻为特征；夹暑者，多见于炎夏，以身热有汗，心烦口渴，小便短赤，舌苔黄腻为特征；夹燥者，多见于秋季，以身热头痛、鼻燥咽干，咳嗽无痰或少痰，口渴，舌红为特征。

（二）证候分型

感冒的证候分型见表9-1。

表9-1 感冒的证候分型

证型	证候表现	证机要点	护治法则	方药
风寒束表	恶寒重，发热轻，无汗，头痛，肢节酸痛，鼻塞声重，或鼻痒喷嚏，时流清涕，咽痒，咳嗽，咳痰稀薄色白，口不渴或渴喜热饮，舌苔薄白而润，脉浮或浮紧	风寒外束，卫阳被郁，腠理闭塞，肺气不宣	辛温解表	主方：葱豉汤、荆防败毒散 常用药物：葱白、淡豆豉、荆芥、防风、茯苓、独活、柴胡、前胡、川芎、枳壳、羌活、桔梗、薄荷、甘草
风热犯表	身热较著，微恶风，汗泄不畅，头胀痛，面赤，咳嗽，痰黏或黄，咽燥，或咽喉乳蛾红肿疼痛，鼻塞，流黄浊涕，口干欲饮，舌边尖红，苔薄白或微黄，脉浮数	风热犯表，热郁肌腠，卫表失和，肺失清肃	辛凉解表	主方：银翘散 常用药物：连翘、金银花、苦桔梗、薄荷、竹叶、生甘草、荆芥穗、淡豆豉、牛蒡子、鲜芦根
暑湿伤表	身热，微恶风，汗少，肢体酸重或疼痛，头昏重胀痛，咳嗽痰黏，鼻流浊涕，心烦口渴，或口中黏腻，渴不多饮，胸闷脘痞，泛恶，腹胀，小便短赤，舌苔薄黄而腻，脉濡数	暑湿遏表，湿热伤中，表卫不和，肺气不清	清暑祛湿解表	主方：新加香薷饮 常用药物：香薷、金银花、鲜扁豆花、厚朴、连翘
气虚感冒	恶寒较甚，发热，无汗，头痛身楚，咳嗽，痰白，咳痰无力，平素神疲体弱，气短懒言，反复易感，舌淡苔白，脉浮而无力	气虚卫弱，风寒乘袭，气虚无力达邪	益气解表	主方：参苏饮 常用药物：人参、半夏、茯苓、陈皮、甘草、枳壳、葛根、紫苏、前胡、木香、桔梗、生姜、大枣
阴虚感冒	身热，微恶风寒，少汗或微汗，或盗汗，头昏，心烦，口干，干咳少痰，舌红少苔，脉细数	阴亏津少，外感风热，表卫失和，津液不能作汗	滋阴解表	主方：加减葳蕤汤 常用药物：生葳蕤、淡豆豉、红枣、葱白、炙甘草、桔梗、薄荷、白薇

（三）护理措施

1. 起居护理 保持环境舒适、整洁。病室空气新鲜，避免直接吹风。生活起居有规律，注意休息。风寒感冒和体虚感冒者室温宜偏暖，可多加衣被；风热感冒和暑湿感冒者室内宜通风凉爽，发热身痛者宜卧床休息；体虚感冒者平时应根据体质状况适当运动，以增强正气。患者咳嗽或打喷嚏时勿对着他人，使用的器具每天消毒；保持口腔清洁，可用淡盐水或金银花煎水漱口。对感受时行病毒者，注意做好消毒隔离工作，减少探视。室内每日进行空气消毒，可用食醋熏蒸或紫外线灯照射。

2. 病情观察 观察恶寒、发热的轻重程度。体温过高者应定时监测，并做好记录。注意观察有无汗出，汗出是否畅爽，出汗部位及出汗多少等。观察有无鼻塞，鼻涕的性质、颜色和量，有无咳嗽及咳痰的色、质和量，口渴的程度，咽喉是否疼痛，舌苔、脉象等。

3. 饮食护理 饮食宜清淡、富营养、易消化。风寒感冒者宜热食，忌生冷、油腻，多喝热稀粥（也可食防风粥），或饮生姜红糖茶，亦可用糯米、生姜、连须葱白煮制葱姜粥，趁热食用；风热感冒者宜食凉润之品，多补充水分，多食蔬菜和水果，忌辛辣、油腻、煎炸之品，热盛口渴多汗者可给淡盐水、冬瓜汤、芦根茶等，也可食薄荷粥、荆芥粥；暑湿感冒者宜清淡饮食，多食西瓜、薏苡仁粥、绿豆汤、清络饮等清热解暑之品，也可用藿香、佩兰煎水代茶饮，忌食冷、甜、黏、油炸之品；体虚感冒者应根据不同的体质选用滋补类食物，气虚感冒者可选食山药粥、黄芪大枣粥、牛奶红枣汤等健脾补气之品；阴虚感冒者可食用银耳、海参、甲鱼等滋阴清补之品，忌食燥热伤阴之品，如羊肉、狗肉等。

4. 情志护理　情志舒畅，乐观开朗有利于增强正气，祛邪外达。感冒恶寒发热、头身疼痛等症状较甚者，可有心烦、焦虑等表现，应做好解释和安慰，指导患者了解疾病的发生、发展过程，积极配合治疗。年老体虚患者，病情容易反复，应指导患者的生活起居，树立治疗的信心，合理调摄情志。

5. 用药护理　解表药多为辛散轻扬之品，有效成分易挥发，宜武火快煎，不宜久煎，过煮则降低药效。不可过汗，中病即止，不必尽剂，防过汗伤阴。服解表发汗药后应注意观察患者汗出及体温变化，以遍身微汗、热退脉静身凉，胃纳佳为顺；若大汗淋漓，口渴引饮，热降复升，脉不静，且伴有心烦，胸闷，纳呆等，则应警惕津液耗伤，有传变入里或竭阴亡阳，须防出现并发症。

风寒感冒和体虚感冒者汤药宜热服，服药后再进热粥或热饮以助药力，卧床休息避风，盖被以利汗出，注意防过汗和汗出当风复感外邪；风热感冒者汤药宜温服，药后观察出汗、体温和伴随症状的变化，高热者，遵医嘱给与退热药，如瓜霜退热灵胶囊口服；暑湿感冒者可给藿香正气口服液，注意用药后症状改善情况。服发汗药后，忌服酸醋生冷之品，以免收涩，影响发散效果。

6. 适宜技术　感受风寒而见恶寒发热无汗者可行背部捏脊，取督脉及膀胱经腧穴，直至背部发热，或针刺风池、合谷、大椎、曲池等穴位。汗出不畅者，可艾灸大椎、曲池穴以透汗。高热无汗者可刺十宣穴放血以退热。鼻塞流涕严重者针刺迎香、列缺、外关等穴，或用热毛巾敷鼻。头痛者可取头面部穴位行经穴推拿，如印堂、太阳、风池、百会等穴。外感暑湿兼发热头身痛者可用刮痧或拧痧法，取脊背两侧、颈部、胸肋间隙、肩、臂、肘窝、腋窝等部位，刮痧用力均匀，以出现紫色出血点为止。素体虚弱者，可取肾上腺、内分泌、肾、肺等耳穴压豆，以扶正祛邪；或于夏月三伏选肺俞、脾俞、肾俞、膏肓、气海、大椎等穴行穴位敷贴。

（四）健康教育

1. 生活起居有规律，劳逸结合，避免过度疲劳。气候变化时，及时增减衣着。天暑地热时，切忌坐卧湿地，汗出当风。

2. 加强运动锻炼，增强体质，以御外邪。可选用太极拳、八段锦、健步走等适合个体的运动方式，以疏通经脉，增强体质，抵御外邪。

3. 易感冒者，可坚持每天按摩迎香、太阳、风池等穴，或根据体质情况进行耐寒锻炼，如冷水洗脸、洗澡等。感冒流行季节，也可服用防感冒汤药，如贯众、板蓝根、生甘草等水煎服。

4. 感冒流行期间尽量少去公共场所，外出戴口罩，防止交叉感染。室内每日进行空气消毒，养成经常洗手的好习惯。

知识拓展

中医防疫的历史

据《中国疫病史鉴》记载，西汉以来的两千多年里，中国先后发生过321次疫病流行。两千多年前的医著《黄帝内经》中就有关于疫病的记载；东汉张仲景在《伤寒杂病论》中描述的伤寒病即为传染病；晋代葛洪的《肘后备急方》在世界医学史上第一次提出用狂犬的脑子敷在被狂犬咬伤的患者伤口的方法，为有记载的最早预防传染病的免疫疗法；明代吴有性所著《瘟疫论》是一部中医瘟疫专著。在中医发展史上，诸多医家对疟疾、麻疹、白喉、水痘等急性传染病及其辨证治疗和护理都颇有心得。中华人民共和国成立后，我国经历数次瘟疫大流行，在消灭疫病的过程中，中医药均发挥了举足轻重的作用。新冠疫情肆虐全球期间，中医药对新冠疫情的防治作用得到广泛认可。新型冠状病毒感染属于中医"疫病"范畴，控制疫情以预防为先，首先要重视隔离，做好个人防护，避免传染，同时，要保持居家环境洁净，可以用艾草等进行环境熏蒸，必要时口服、外用清热解毒类中药进行预防性干预，方药以健脾益气为主，辅以养阴生津，可以配合针灸、按摩、导引等进行全方位防控。治疗以扶正祛邪、清热解毒、宣肺透邪、益气养阴为主，常用药有莲花清瘟胶囊、金花清感颗粒、银翘解毒颗粒、小柴胡颗粒等。平时要注意饮食和精神调摄，保持阴阳平和，正气充盈，充分发挥人体防御外邪的作用。

第二节 哮 病

哮病是由于宿痰伏肺，遇诱因或感邪引触，导致痰阻气道，气道挛急，肺失肃降，肺气上逆所致的一种发作性痰鸣气喘疾病。发作时以喉中哮鸣有声，呼吸急促困难，甚则喘息不能平卧为主要临床表现。因哮必兼喘，故历代有"哮喘"之称。

哮病是一种反复发作、缠绵难愈的疾病。部分儿童、青少年至成年时，肾气日盛，正气渐充，辅以药物治疗，可以终止发作。但中老年、体弱久病者，难以根除，可发展为肺胀。

西医学中的支气管哮喘、哮喘性支气管炎、嗜酸性粒细胞增多症（或其他急性肺部过敏性疾病）所致的以痰鸣气喘为主要表现者，可参照本节辨证施护。

一、病因病机

哮病的发生，乃宿痰内伏于肺，复因外感、饮食情志、劳倦等诱因引触，尤以气候因素为主，以致痰阻气道，气道挛急，肺失肃降，肺气上逆所致。

1. 外邪侵袭 外感风寒或风热之邪，未能及时表散，邪气内蕴于肺，壅遏肺气，气不布津，聚液生痰而成哮。

2. 饮食不当 贪食生冷，脾阳受困，寒饮内停，或嗜食酸咸肥甘，积痰蒸热，或因进食海膻等发物，而致脾失健运，饮食不归正化，水湿不运，痰浊内生，上干于肺，壅阻肺气而发哮病。因个体体质因素，对不同食物致病的敏感性亦有区别，古有"食哮""鱼腥哮""卤哮""糖哮""醋哮"等病名。

3. 情志失调　忧郁恼怒、思虑过度等，导致肝气郁结，木不疏土；或郁怒伤肝，肝气横逆，木旺乘土，均致脾失健运，失于转输，水湿蕴成痰浊，上干于肺，阻遏肺气发为哮病。

4. 体虚病后　素体禀赋薄弱，体质不强，或病后体弱（如幼年患麻疹、顿咳，或反复感冒、咳嗽日久等）导致肺、脾、肾虚损，痰浊内生，成为哮病之因。肺气耗损，气不化津，痰饮内生；或阴虚火盛，热蒸液聚，痰热胶痼；或脾虚水湿不运，肾虚水湿不能蒸化，痰浊内生，均可成为哮病之因。一般体质不强者多以肾虚为主，多见于幼儿，故有"幼稚天哮"之名，病后所致者以肺脾虚为主。

本病病位在肺，涉及脾肾；其病理因素以痰为主，痰的产生责之于肺不能布散津液，脾不能转输精微，肾不能蒸化水液，以致津液凝聚成痰，伏藏于肺，成为哮病发生的"夙根"；发作时的基本病理变化为痰阻气闭，以邪实为主。本病若长期反复发作，寒痰伤及脾肾之阳，痰热耗灼肺肾之阴，则可从实转虚，表现为肺、脾、肾等脏气虚弱之候。

二、诊断与鉴别诊断

（一）诊断依据

1. 发作时喉中哮鸣有声，呼吸困难，甚则张口抬肩，不能平卧，或面色苍白，唇甲青紫，约数分钟、数小时后缓解。

2. 呈反复发作性。常由气候突变、饮食不当、情志失调、劳累等诱发。发作前多有鼻痒、喷嚏、咳嗽、胸闷、情绪不宁等先兆。

3. 多与先天禀赋有关，常起于童稚之时，有过敏史或家族史。

4. 发作时血嗜酸性粒细胞可增多，如并发感染可有白细胞计数增多，中性粒细胞比例升高。外源性者血清 IgE 值增加显著，痰液涂片可见嗜酸细胞。胸部 X 线检查一般无特殊改变，久病可见肺气肿影像改变，查体可见肺气肿体征，并发呼吸道感染者可见肺纹理增加及炎症性浸润阴影。

（二）病证鉴别

1. 哮病和喘证　哮病与喘证都有呼吸急促的表现，哮必兼喘，而喘未必兼哮。喘以气息言，以呼吸急促困难为主要特征；哮以声响言，以发作时喉中哮鸣有声为主要临床特征。哮病是一种反复发作的独立性疾病，喘证是多种肺系急慢性疾病中的一个症状。

2. 哮病与支饮　支饮虽然也有痰鸣气喘的症状，但多系慢性咳嗽经久不愈，逐渐加重而成，病势时轻时重，发作与间歇界限不清，以咳嗽和气喘为主，与哮病之间歇发作，突然起病，迅速缓解，喉中哮鸣有声，轻度咳嗽或不咳有明显的差别。

三、辨证施护

（一）辨证要点

1. 辨虚实　哮病属邪实正虚之证，发作时以邪实为主，症见呼吸困难，呼气延长，喉中痰鸣有声，痰黏量少，咳吐不利，甚则张口抬肩，不能平卧，端坐俯伏，胸闷窒塞，烦躁不安，或伴寒热，苔腻，脉实等。未发时以正虚为主，应辨肺、脾、肾三脏之所属，肺虚者，气短声低，咳痰清稀色白，喉中常有轻度哮鸣音，自汗恶风；脾虚者，食少，便溏，痰多；肾虚者，平素短气息促，动则为甚，吸气不利，腰酸耳鸣。

2. 辨痰性质　痰有寒痰、热痰、痰湿、风痰之异，分别引起冷哮、热哮、风痰哮。一般冷哮多为寒痰伏肺，症见哮鸣如水鸡声，咳痰清稀，或色白如泡沫，口不渴，舌质淡，苔白滑，脉浮紧；热哮多为痰热壅盛，症见痰鸣如吼，胸高气粗，咳痰黄稠胶黏，咳吐不利，口渴喜饮，舌质红，苔黄腻，脉滑数；风痰哮寒热征象不明显，症见喘咳胸满，但坐不得卧，痰涎涌盛，喉如拽锯，咳痰黏腻难出，反复发作时发时止，发时喉中哮鸣，止时如常人，或伴恶风、汗出，或咽干口燥、面色潮红或萎黄不华。

（二）证候分型

哮病的证候分型见表9-2。

表9-2　哮病的证候分型

证型		证候表现	证机要点	护治法则	方药
发作期	冷哮	呼吸急促，喉中哮鸣有声，胸膈满闷如塞，咳不甚，痰少咳吐不爽，或清稀呈泡沫状，口不渴，或渴喜热饮，面色青晦，形寒怕冷，天冷或受寒易发，舌质淡，舌苔白滑，脉弦紧或浮紧	寒痰伏肺，遇感触发，痰升气阻，肺失宣畅	温肺散寒，化痰平喘	主方：射干麻黄汤 常用药物：射干、麻黄、干姜、细辛、紫菀、款冬花、半夏、五味子、大枣
	热哮	气粗息涌，喉中痰鸣如吼，胸高胁胀，咳呛阵作，咳痰色黄或白，黏浊稠厚，咳吐不利，烦闷不安，汗出，面赤，口苦，口渴喜饮，舌质红，苔黄腻，脉滑数	痰热壅肺，壅阻气道，肺失清肃	清热宣肺，化痰定喘	主方：定喘汤 常用药物：麻黄、黄芩、桑白皮、杏仁、半夏、款冬花、苏子、白果、甘草
缓解期	肺脾气虚	气短声低，喉中有轻度哮鸣声，痰多质稀，色白，自汗，怕风，常易感冒，倦怠无力，食少便溏，每因劳倦、气候变化、饮食不当而引发，发病前喷嚏频作，鼻塞流涕，舌质淡，苔白，脉细弱	哮病日久，肺不主气，脾气亏虚，肺气上逆	健脾益气，补土生金	主方：六君子汤 常用药物：党参、白术、茯苓、甘草、陈皮、半夏
	肺肾两虚	短气息促，动则为甚，吸气不利，咳痰质黏起沫，脑转耳鸣，腰膝酸软，心悸，不耐劳累，或五心烦热，颧红，口干，舌质红少苔，脉细数；或畏寒肢冷，面色苍白，舌苔淡白，质胖，脉沉细	久病肾虚，摄纳失常，气不归元	补肺益肾	主方：金匮肾气丸、七味都气丸 常用药物：肉桂、附子、五味子、山茰肉、熟地黄、山药、泽泻、茯苓、牡丹皮

（三）护理措施

1. 起居护理　室内空气新鲜，温湿度适宜。冷哮者病室宜阳光充足，热哮者病室宜凉爽通风。环境整洁、安静、安全，避免接触花粉、动物皮毛等致敏物质及烟尘异味刺激。作息有序，生活有节，哮证发作时绝对卧床休息，给氧。缓解期适当活动，循序渐进锻炼身体，以增强体质。肺虚者易感外邪，应注意防寒保暖。肾虚者宜起居有常，节制房事，避免劳欲过度。气短喘促发绀时，予低流量间歇吸氧。

2. 病情观察　观察哮病发作的诱发因素、持续时间、生命体征、神志、面色，有无恶寒、发热、汗出、咳痰等伴随症状，尤其是呼吸频率、节律、强弱及呼吸道是否通畅。如持续发作或痰阻气道咳吐不利，见胸部憋闷如窒、汗出肢冷、面青唇紫、烦躁不安或神昏嗜睡、脉大无根等"喘脱"危候，要立即报告医师，及时救护，做好气管插管或气道切开的准备，或用呼吸机辅助呼吸。

3. 饮食护理　饮食宜清淡富有营养。尤其注意饮食宜忌，禁食曾诱发哮病的食物，不宜过饱、过咸、过甜，戒烟酒。常见诱发哮病的食物有水产品中的鱼、虾、蟹等，禽畜类中的羊肉、猪头肉、驴肉等，勿过食生冷、辛辣、肥腻等。冷哮者饮食宜温，可用豆豉、葱白、生姜等辛温之品以助散寒，也可食用干姜茯苓粥、杏苏莱菔粥等，以温肺散寒，降气平喘；热哮者宜凉性饮食，禁食胡椒、肉桂等辛辣燥热之品，但不可过食生冷，可服食荸荠、枇杷、柚子等以清热化痰，食疗方可选用牛肺萝卜汤或丝瓜藤液等；肺气亏虚者，可食用羊肺、黄芪、灵芝等，也可服用党参红枣汤以益气固表；脾气亏虚者，饮食应定时、定量、少食多餐，食物软烂易消化，宜食山药、红枣等，或柚子肉炖鸡、山药半夏粥、参芪粥等；肾气亏虚者，可食用核桃、黑木耳、桑椹、蛤蚧、紫河车、冬虫夏草等，食疗方可选用黄精虫草粥、紫河车瘦肉粥以补肾。

4. 情志护理　哮病易反复发作，患者常有悲观失望情绪，要多予以关心、安慰，消除不良情绪。哮喘发作时来势凶猛，患者多表现为惊恐万分，然"恐则气下""惊则气乱"，故应安慰患者及家属，以防症状加重。在哮病缓解期注意情志调养，避免急躁恼怒、忧愁郁闷等不良情绪，培养患者积极乐观、豁达宽容的良好心态，积极配合治疗及护理。

5. 用药护理　发现患者有喷嚏、咳嗽等发作先兆征象时，应立即给药以制止发作，可选择气雾剂对准口喷用。服用中药汤剂时，冷哮宜热服，热哮、肺脾肾虚哮证宜温服。服用含麻黄的汤药后，注意观察患者心率、血压的变化及汗出情况。

6. 适宜技术　热哮者可取双侧肺俞、大椎、风门、伏兔、丰隆等穴拔罐治疗，以缓解症状；或选择背部（肺俞、定喘）、胸部（膻中、中府、天突）、上肢部（天府、尺泽、列缺）行刮痧疗法。哮证反复发作者，可针刺定喘、膏肓、肺俞、太渊等穴；肺虚者可用梅花针轻叩鱼际、前臂内侧上缘手太阴肺经循行部位。缓解期可艾灸肺俞、肾俞，或拔罐大椎、肺俞、膈俞，也可在三伏天行穴位贴敷，如白芥子膏敷贴，以减少发作次数及缓解症状。耳穴埋籽，可取肺、气管、肾上腺、交感等穴，喘息气促者加肾，痰多者加脾，胸闷者加神门，发热者加耳尖放血。

（四）健康教育

1. 避免诱发哮病的各种因素。注意气候变化，做好防寒保暖工作，防止外邪诱发。加强环境卫生，室内严禁吸烟，尽量不用皮毛丝棉、羽绒等制成的被褥，勿养宠物。避免接触易引起过敏、咳嗽的刺激性物质，在花粉、柳絮飞扬的季节减少户外活动。饮食有节，清淡而富营养，忌生冷、肥腻、辛辣、海膻发物等食品。戒烟酒。

2. 保持心情舒畅，避免忧思郁怒及紧张焦虑等不良情志刺激。缓解期适当锻炼，可选择太极拳、散步、慢跑、呼吸操等运动方式坚持锻炼，忌剧烈运动。劳逸结合，避免劳累。可经常按摩足三里、三阴交、合谷、太冲、后溪等穴，以增强抗病能力。

3. 指导患者及家属哮病急性发作时的处理方法，掌握常用支气管扩张药的用法、用量，快速缓解支气管痉挛以减轻症状。

4. 使患者及家属充分认识长期防治哮病的重要性，做好"哮喘日记"，记录先兆症状、发作规律、症状表现、用药情况及药后反应等。动员家属参与对哮病患者的管理，提供躯体、心理及社会各方面的支持。

第三节　不　寐

不寐是指因阳盛阴衰、阴阳失调导致的，以经常不能获得正常睡眠为特征的病证，又称失眠。不寐主要表现为睡眠时间、深度的不足，不能消除疲劳及恢复体力与精力。轻者入睡困难，或寐而不酣，寐而易醒，或时寐时醒，或醒后不能再寐；重者彻夜不寐。不寐好发于中老年人，但有年轻化趋向。

本节讨论以不寐为主症的病证，因其他病证影响睡眠者，不在讨论之列。西医学中的神经症、抑郁症、焦虑症、围绝经期综合征、慢性消化不良、贫血等，以失眠为主要临床表现时，可参照本节辨证施护。

一、病因病机

不寐常因情志失调、饮食不节、劳逸过度、病后或年迈体虚等因素，引起气血阴阳亏损，心神失养，心主不安，或因痰、饮、火、瘀阻滞心络，扰乱心神所致。

1. 病后体虚　年迈血少，心血不足，心失所养，心神不安则不寐；或久病之人，心血暗耗，致血虚而无以养心，心虚则神不守舍而致不寐；或素体阴虚，兼房劳过度，耗伤肾阴，致使阴衰于下，不能上奉于心，心火独亢，火盛神动，心肾失交而致不寐。

2. 情志失调　情志不遂，肝气郁结，肝郁化火，邪火扰动心神，心神不安而致不寐；或五志过极，心火内炽，心神扰动而致不寐；或由暴受惊恐，导致心虚胆怯，神魂不安，夜不能寐。

3. 劳逸过度　劳倦太过则伤脾，脾虚则生化乏源，营血亏虚，不能上奉于心，使心神失养而致不寐；过劳亦可损伤肝肾之精，水不制火，虚火上扰心神，心神不宁，亦致不寐；过逸少动亦致脾气虚弱，运化不健，气血不足，不能上奉于心，致心神失养而不寐。

4. 饮食不节　嗜食肥甘厚味，或过食生冷，或饥饱无度，损伤脾胃，脾失健运，气血生化不足，心失所养而致不寐；或宿食停滞，胃失和降，酿为痰热，上扰神明，而致不寐。此外，浓茶、咖啡、酒之类饮料亦可导致不寐。

本病病位在心，与肝、脾、肾密切相关。病因虽多，但总属阳盛阴衰，阴阳失交，或阴虚不能纳阳，或阳盛不得入于阴。其病理性质有虚实之分，临床多见虚实夹杂，本虚标实。

二、诊断与鉴别诊断

（一）诊断依据

1. 以不寐为主症，轻者入睡困难或寐而易醒，醒后难以再寐，持续3周以上；重者彻夜难眠。

2. 可伴心悸、乏力、头晕、头痛、健忘、多梦、心烦等症。

3. 常有饮食不节、情志不遂、劳倦过度及病后、体虚等病史。

4. 经各系统及实验室检查，未发现有妨碍睡眠的其他器质性病变。多导睡眠图测定显示，平均睡眠潜伏期时间延长，长于 30 分钟，或实际睡眠时间减少，每夜不足 6.5 小时，或觉醒时间增多，每夜超过 30 分钟。

（二）病证鉴别

不寐应与一时性失眠、生理性少寐、因他病痛苦而失眠相区别，其鉴别要点见表 9 – 3。

表 9 – 3　不寐的鉴别要点

种类	原因	表现特点
不寐	多因体虚、情志、饮食、劳逸失调等因素而引起	以不寐为主症，表现为持续的、严重的睡眠障碍
一时性失眠	一时性情志影响或生活环境改变造成	短暂性失眠，数日后即可恢复正常睡眠形态，不属于病态
因他病失眠	因其他疾病所引起	祛除病因后睡眠得以改善
生理性少寐	老年人及生理性睡眠需求少者等特殊人群	少寐早醒，醒后精力恢复，无日间残留效应，属生理状态

三、辨证施护

（一）辨证要点

1. 辨虚实　虚证多因阴血不足，心失所养，阴阳失调，虚火扰神，心神不宁所致。临床表现多兼有体质瘦弱，面色无华，神疲懒言，心悸健忘等表现。实证多因肝郁化火，肝火扰心或湿食生痰，痰热内扰，扰动心神，心神不安所致。临床表现多兼见心烦易怒，口苦咽干，便秘溲赤等表现。

2. 辨脏腑　不寐的病位主要在心，与脾、肝、肾、胆、胃等脏腑的气血阴阳失调相关。如症见急躁易怒而不寐，病位主要在肝与心；胸闷痰多，脘闷，苔腻而不寐，病位主要在脾与胃；心烦心悸，头晕健忘而不寐，病位主要在心与肾；面色无华，神疲倦怠而不寐，病位在心与脾；心烦易惊，多梦而不寐，病位在心与胆。

（二）证候分型

不寐的证候分型见表 9 – 4。

表 9 – 4　不寐的证候分型

证型	证候表现	证机要点	护治法则	方药
心脾两虚	入睡困难，多梦易醒，心悸健忘，伴头晕目眩，神疲倦怠，食少纳呆，腹胀便溏，面色少华，舌质淡，苔薄白，脉细弱	脾虚血亏，心神失养，神不安舍	补益心脾，养血安神	主方：归脾汤 常用药物：炒白术、当归、白茯苓、黄芪、龙眼肉、远志、酸枣仁、人参、木香、炙甘草、生姜、大枣

证型	证候表现	证机要点	护治法则	方药
心胆气虚	虚烦不寐，心悸多梦，易于惊醒，伴心虚胆怯，终日惕惕，形体消瘦，倦怠乏力，面色㿠白，气短自汗，舌质淡，苔薄白，脉弦细	心虚胆怯，心神失养，神摇不安	益气镇惊，安神定志	主方：安神定志丸、酸枣仁汤 常用药物：人参、茯苓、茯神、远志、龙齿、石菖蒲、酸枣仁、炙甘草、知母、川芎
心肾不交	心烦不寐，入睡困难，心悸多梦，伴头晕耳鸣，腰膝酸软，潮热盗汗，五心烦热，咽干口燥，男子遗精，女子月经不调，舌质红，苔少或无苔，脉细数	肾水亏虚，不能上济于心，心火炽盛，不能下交于肾	滋阴降火，交通心肾	主方：黄连阿胶汤 常用药物：黄连、黄芩、芍药、鸡子黄、阿胶
肝火扰心	不寐多梦，重则彻夜不眠，急躁易怒，伴胸胁胀痛，头晕头胀，目赤耳鸣，口苦而干，口渴欲饮，不思饮食，便秘溲赤，舌质红，苔黄或黄燥，脉弦数	肝郁化火，上扰心神	疏肝泻火，镇心安神	主方：龙胆泻肝汤 常用药物：龙胆草、黄芩、山栀子、泽泻、木通、车前子、炒当归、生地黄、柴胡、生甘草
痰热扰心	心烦不寐，甚则彻夜不眠，胸闷脘痞，伴头重目眩，呕恶嗳气，口苦，痰多，便秘，舌质红，苔黄腻，脉滑数	湿食生痰，郁痰生热，扰动心神	清热化痰，和中安神	主方：黄连温胆汤 常用药物：黄连、竹茹、枳实、半夏、陈皮、甘草、生姜、茯苓

（三）护理措施

1. 起居护理　居室应安静舒适，光线柔和，温湿度适宜，远离强光、噪声、异味刺激，为患者创造良好的睡眠环境。床单位应舒适、平整、清洁，枕头高度适宜。督促患者按时就寝，养成规律的作息时间。指导患者睡前排除杂念，或播放轻音乐、催眠曲等诱导入睡。指导患者选用菊花、决明子、蚕沙、首乌藤等药物，装入枕芯中制成药枕，达到安神解郁之功效。心肾不交、痰热扰心、肝火扰心者，衣被不宜过厚，汗出后及时更换，保证干爽舒适。心脾两虚者，注意劳逸结合，鼓励患者多锻炼，如太极拳、八段锦、五禽戏等。

2. 病情观察　注意观察患者睡眠时间和深度，注意不寐的临床表现及轻重程度，观察患者有无头晕、头痛、心悸等伴随症状，并注意观察护治效果，及时调整护理计划，采取相应护理措施。因病痛而引发不寐者，及时去除相关病因，如呼吸困难、喘息等，给予半卧位，氧气吸入。

3. 饮食护理　饮食宜清淡易消化，少食肥甘厚味，忌食辛辣刺激食物，忌烟酒，晚餐不宜过饱，睡前忌饮浓茶、咖啡、可乐等，睡前少饮水。心脾两虚、心虚胆怯者，应多食补益气血，益气安神之品，如山药、大枣、龙眼肉、黄芪粥、党参粥或酸枣仁粥；心肾不交者，应多食养阴降火之品，如百合、莲子、海参等，可指导患者多食新鲜水果蔬菜等；肝火扰心者，宜多食清肝泻火之品，如芹菜、菊花等；痰热扰心者，宜多食清热化痰之品，如白萝卜、荸荠、海蜇等，因宿食停滞所致痰热者，应多食消食导滞之品，如山楂、麦芽、白萝卜等。

4. 情志护理　重视情志调摄对改善睡眠的作用。指导患者放松心情，避免思虑过度。睡前避免情绪过度激动、兴奋，情绪不宁者，做好情志疏导及心理安慰，解除其烦恼，使患者心绪平静后安然入睡。鼓励患者平时进行自我情志调节，指导患者根据喜好及证型应用五音疗法，如心脾两虚、心胆气虚者，可选《春江花月夜》《喜相逢》等；痰热内扰者，可选《梅花三弄》等；阴虚火旺者，可选《梁祝》等。

5. 用药护理   中药汤剂宜温服，安神药应在睡前服用。严格按照医嘱服药，避免长期依赖安眠药物。痰热内扰者，汤剂宜少量多次分服，以防呕吐，或服药时口嚼生姜少许。心脾两虚者，汤药宜空腹温服。因食滞胃脘而不得安卧者，遵医嘱可给予消食导滞药，或以探吐法，使其吐出胃中积滞食物；咳嗽者可酌情给予镇咳治疗。

6. 适宜技术   ①耳穴压豆：取心、枕、交感、神门、皮质下等耳穴为主穴，肝火扰心者加肝，痰热扰心者加胃，心肾不交者加肾，心脾两虚者加脾，心胆气虚者加胆，用王不留行籽行耳穴贴压，每天自行对捏贴压处。②按摩：按揉头面部及背部经络穴位，如印堂、神庭、风池、肩井、脾俞、心俞、肾俞、关元等穴。心脾两虚、心肾不交者，睡前可按摩背部夹脊穴，或每日睡前双手交替按摩涌泉穴 60～100 次。③足浴：每晚睡前以茯神、酸枣仁、当归、首乌藤等中药煎汤足浴，以促进睡眠。④穴位贴敷：将适量吴茱萸研末，用米醋调成糊状，贴敷在双足涌泉穴，以引火下行，尤其适宜于肝火扰心、痰热内扰及心肾不交型不寐。

（四）健康教育

1. 注重精神调摄，克服焦虑、紧张、抑郁、恐惧、愤怒、兴奋等不良情绪，适当参加社会活动，保持愉快舒畅的心情，恬淡虚无，精神内守。

2. 养成合理作息、规律睡眠的习惯，睡前尽量放松，避免从事紧张、兴奋的活动，睡前可用温水或中药煎汤足浴。家居环境应保持静谧、舒适。

3. 饮食有节，晚餐不宜过饱，忌浓茶、咖啡、醇酒。指导患者辨证选食，如山药莲子粥、红枣莲子粥、银耳羹等。

4. 劳逸结合，适当从事体力劳动和体育运动，增强体质。尤其是脑力劳动者，应坚持每日适当进行体育锻炼。

5. 告知患者长期服用安眠药的副作用，减少对安眠药的依赖。

第四节　头　痛

头痛是指由于外感六淫或内伤杂病致使头部脉络拘急或失养，清窍不利所引起的，以头部疼痛为主要临床表现的一种常见病证，又称为"头风"。根据病因，头痛可分为外感头痛和内伤头痛。头痛是临床上常见的自觉症状，可单独出现，也可发生在多种急慢性疾病中，有时亦是某种相关疾病加重或恶化的先兆。头痛常反复发作，大多经祛邪治疗后，可逐渐好转，甚至痊愈。若头痛进行性加重，或伴视力障碍，或伴肢体半身不遂，多病情较重。

西医学中的血管神经性头痛、高血压、脑动脉硬化等颅脑疾病，以及感染发热性头痛、紧张性头痛、丛集性头痛等，凡以头痛为主要表现者，均可参照本节辨证施护。

一、病因病机

1. 外感头痛   多因起居不慎，坐卧当风，感受风、寒、湿、热等外邪所致，而以风邪为主。风为百病之长，多夹时气而发病。若夹寒邪，寒凝血滞，络道被阻，而为头痛；若夹热邪，风热上炎，侵扰清空，而为头痛；若夹湿邪，湿蒙清空，清阳不展，而致头痛。

2. 内伤头痛 内伤头痛发病原因与肝、脾、肾三脏有关。因于肝者，一因情志所伤，肝失疏泄，郁而化火，上扰清空，而为头痛；一因火盛伤阴，肝失濡养，或肾水不足，水不涵木，导致肝肾阴亏，肝阳上亢，上扰清空而致头痛。因于肾者，多由禀赋不足，肾精久亏，脑髓空虚而致头痛，亦可阴损及阳，肾阳衰微，清阳不展，而为头痛。因于脾者，多是饥饱劳倦，或病后产后体虚，脾胃虚弱，生化不足，或失血之后，营血亏虚，不能上荣于脑髓脉络，而致头痛；或饮食不节，嗜酒肥甘，脾失健运，痰湿内生，上蒙清空，阻遏清阳而致头痛。

3. 瘀血阻络 由于跌仆闪挫，头部外伤，或久病入络，气血滞涩，瘀血阻于脑络，不通则痛，发为头痛。

总之，头痛之因有外感与内伤两大类。外感头痛的病机为外邪上扰清空，邪壅经脉，络脉不通。内伤者，与肝、脾、肾有关，因于肝者为风阳上扰清空；因于脾者，为痰浊上蒙清窍，或为气血亏虚，脑脉失养；因于肾者，髓海空虚，脑失濡养。跌仆外伤，久病入络，瘀血阻络也可致头痛。病位均在脑。

二、诊断与鉴别诊断

（一）诊断依据

1. 以头部疼痛为主要症状。头痛部位在前额、额颞、颠顶、枕项，可一侧或两侧或全头痛。

2. 头痛的性质多为跳痛、刺痛、胀痛、昏痛、隐痛，或头痛如裂等。头痛每次发作可持续数分钟、数小时、数天，也有持续数周者。

3. 外感头痛者多有起居不慎，感受外邪的病史，起病较急，病势较剧；内伤头痛者常有饮食不节、劳倦、房事不节、病后体虚等病史，起病较慢，反复发作。外伤性头痛多有头部外伤史。

4. 必要时进行精神和心理检查，以及头颅 CT 或 MRI、脑电图、腰椎穿刺脑脊液等检查以明确头痛的原因，并注意排除鼻咽部、脑肿瘤等占位性病变。

（二）病证鉴别

头痛与眩晕 眩晕可单独出现，亦可与头痛同时并见。头痛甚，兼有眩晕者，可诊断为头痛；以眩晕为主，兼见头痛者，可诊断为眩晕。头痛病因有外感、内伤两端，眩晕病因以内伤为主。头痛实证为多，眩晕虚证为主。

三、辨证施护

（一）辨证要点

1. 辨外感内伤 外感头痛，一般发病较急，病势较剧，多表现为跳痛、胀痛、掣痛、重痛，痛无休止，每因外邪所致；内伤头痛，一般起病缓慢，痛势较缓，多表现为空痛、昏痛、隐痛，痛势悠悠，遇劳则剧，时作时止。

2. 辨疼痛性质 头痛部位固定，刺痛者，常为瘀血；冷感而刺痛者，为寒厥；跳痛、掣痛者多为阳亢；痛而胀者，多阳亢、火热；重痛者多为痰湿；隐痛绵绵或空痛者，多精血亏虚；痛而昏晕者，多气血不足。

3. 辨疼痛部位 气血、肝肾阴虚者，多为全头作痛；阳亢者痛在枕部，多连颈肌；寒厥者痛在颠顶；肝火者痛在两颞。就经络而言，前部为阳明经，后部为太阳经，两侧为少阳经，颠顶为厥阴经。

4. 辨真头痛 真头痛为头痛的一种重症，呈突发性剧烈头痛，常表现为持续痛而阵发加重，甚至呕吐如喷不已，肢厥、抽搐，本病凶险，应与一般头痛区别。

（二）证候分型

头痛的证候分型见表9-5。

表9-5　头痛的证候分型

证型		证候表现	证机要点	护治法则	方药
外感头痛	风寒头痛	头痛连及项背，常有拘急收紧感，恶风畏寒，遇风尤剧，口不渴，苔薄白，脉浮紧	风寒外袭，上犯颠顶，凝滞经脉	疏散风寒止痛	主方：川芎茶调散 常用药物：川芎、白芷、羌活、细辛、防风、荆芥、薄荷、甘草
	风热头痛	头痛而胀，甚则头痛如裂，发热或恶风，面红目赤，口渴欲饮，便秘溲黄，舌质红，苔黄，脉浮数	风热外袭，上扰清空，脉络失和	疏风清热和络	主方：芎芷石膏汤 常用药物：川芎、白芷、石膏、菊花
	风湿头痛	头痛如裹，肢体困重，纳呆胸闷，小便不利，大便或溏，苔白腻，脉濡	风湿之邪，上蒙头窍，困遏清阳	祛风胜湿通窍	主方：羌活胜湿汤 常用药物：羌活、独活、藁本、防风、甘草、蔓荆子、川芎
内伤头痛	肝阳头痛	头痛而眩，心烦易怒，夜眠不宁，或兼胁痛，面红口苦，苔薄黄，脉弦有力	肝失条达，气郁化火，阳亢风动	平肝潜阳息风	主方：天麻钩藤饮 常用药物：天麻、钩藤、石决明、山栀、黄芩、川牛膝、杜仲、益母草、桑寄生、首乌藤、朱茯神
	肾虚头痛	头痛且空，每兼眩晕，腰痛酸软，神疲乏力，遗精带下，耳鸣少寐，舌红少苔，脉细无力	肾精亏虚，髓海不足，脑窍失荣	养阴补肾，填精生髓	主方：大补元煎 常用药物：人参、山药、熟地黄、杜仲、当归、山茱萸、枸杞子、炙甘草
	血虚头痛	头痛而晕，心悸不宁，神疲乏力，面色㿠白，舌质淡，苔薄白，脉细弱	气血不足，不能上荣，窍络失养	养血滋阴，和络止痛	主方：加味四物汤 常用药物：当归、川芎、蔓荆子、菊花、生地黄、白芍、黄芩、甘草
	痰浊头痛	头痛昏蒙，胸脘满闷，呕恶痰涎，苔白腻，脉滑或弦滑	脾失健运，痰浊中阻，上蒙清窍	健脾燥湿，化痰降逆	主方：半夏白术天麻汤 常用药物：半夏、天麻、茯苓、橘红、白术、甘草
	瘀血头痛	头痛经久不愈，痛处固定不移，痛如锥刺，或有头部外伤史，舌质紫，苔薄白，脉细或细涩	瘀血阻窍，脉络滞涩，不通则痛	活血化瘀，通窍止痛	主方：通窍活血汤 常用药物：赤芍、川芎、桃仁、红枣、红花、老葱、鲜姜、麝香

（三）护理措施

1. 起居护理 病室应安静、整洁、空气新鲜。温湿度适宜，避免直接吹风。风热头痛者室温不宜过高，光线应柔和；风寒头痛者病室宜暖，恶风时可用屏风遮挡；风湿头痛者病室应温暖干燥。症状重时应卧床休息，待疼痛缓解后方可下床活动。平时应保证睡眠充足，避免用脑过度，酌情进行体育锻炼，注意劳逸结合，养成起居规律的生活习惯。肾虚、血虚伴有头晕者，外出需有人陪同，防跌倒。

2. 病情观察 观察疼痛的部位、性质、程度、发作时间，与气候、饮食、情志、劳倦等的关系。风寒头痛者，多头痛剧烈且痛连项背；风热者，头胀痛如裂；风湿者，头痛如裹；头胀痛兼见目眩者，多为肝阳上亢；瘀血头痛者，多为刺痛、钝痛，痛处固定不移；夹痰者，常见昏痛、胀痛；阴虚而致的头痛，其疼痛性质多表现为空痛、隐痛；气血亏虚所致的头痛常头痛绵绵；肝肾阴虚所致的头痛则为头痛且空。风热者观察发热与头痛的关系。痰浊伴眩晕较甚者，变动体位时动作宜缓慢，随时观察病情变化。密切观察患者神志、瞳孔、血压、呼吸、脉搏、面色、四肢活动等变化，如出现异常，应及时采取措施。

3. 饮食护理 饮食宜清淡、富营养、易消化，戒烟酒、浓茶、咖啡、肥甘厚腻等。外感头痛者膳食应清淡、易消化，慎用补虚之品；风寒头痛者宜食有助于疏风散寒的食物，如生姜、葱白、大蒜等，可食用防风粥；风热头痛者宜食具有清热泻火作用的食物，如绿豆、苦瓜、生梨等，可食用葛根粥，忌食辛辣、香燥之品；风湿头痛者忌生冷、油腻、甘甜之类等助湿生痰之品，可用荷叶、藿香、佩兰等水煎代茶饮，以芳香化湿；气血亏虚者饮食应注意营养，多食血肉有情滋补之品，如瘦肉、蛋类、奶类、蜂乳等以补养气血；肝肾阴虚者宜多食补肾填精食物，如脊髓、牛乳、核桃、芝麻、黑豆、甲鱼等。

4. 情志护理 情志变化可诱发或加重头痛，头痛患者常伴有恼怒、忧伤等负性情绪。向患者解释头痛的原因，使其对疾病有正确的认识，减轻焦虑和恐惧心理。指导患者消除不良情绪，保持心情舒畅，以积极的态度和行为配合治疗。血虚头痛者睡前应放松，避免不愉快的交谈和情绪激动，卧时枕头不宜过高。积极疏导患者，使其了解情志调摄对疾病康复的重要性。

5. 用药护理 药汤剂一般宜温服，外感头痛者多用疏散外邪的中药，汤药不宜久煎，以温热服为好，服药后稍加衣被，并进适当的热饮料或热粥，助其微微汗出，以助药力；风湿头痛者服药后宜食薏苡仁粥以助药力。治疗内伤头痛的方药多为补益药，汤剂宜久煎，以利于有效成分的析出，宜空腹服药。遵医嘱服药，注意药物的不良反应，如大剂量使用止痛药，可能导致药物依赖。慢性病患者，遵医嘱坚持服药治疗，切忌自行中断。

6. 适宜技术 ①毫针法：针刺太阳、风池、合谷、大椎等穴，前额痛者加刺印堂、攒竹、内庭；偏头痛者加刺头维、外关、列缺、足临泣；枕后头痛者加刺天柱、后溪、涌泉。②按摩：取印堂、头维、百会、风池、太阳、鱼腰等穴位，以舒经活络，疏通血脉而止痛。③穴位敷贴：风寒头痛发作时用清凉油涂擦或用生姜切片贴太阳穴，鼻塞流涕者，可热敷迎香穴；肝阳头痛发作伴灼热者，局部可用清凉油外擦或头部冷敷；瘀血头痛痛有定处者，可进行药熨法或穴位封闭疗法。根据不同的证候选用耳穴疗法、体针疗法、耳络放血治疗等。伴有便秘者可用开塞露或大黄泡水饮用。

（四）健康教育

1. 起居有常，劳逸结合，保证充足睡眠。加强锻炼，增强体质。生活中注意安全，避免外伤。怡养性情，保持乐观情绪，勿忧思、郁怒。

2. 加强饮食调养，根据辨证指导患者及家属进行辨证施食。饭后勿急跑或做其他剧烈活动。避免可诱发或加重头痛的因素，如精神紧张、饮酒等。

3. 指导患者了解头痛发生的原因、护治方法等，积极治疗原发病。

第五节 便 秘

便秘是指由于大肠传导失司，以致大便秘结不通，排便周期延长，或周期不长，但粪质干结，排出艰难，或粪质不硬，虽频有便意，但排便不畅为主要临床表现的病证。本病是临床上的常见症状，可出现于各种急慢性病证过程中，中老年多发，女性较多见。本病预后一般较好，辨证得当，调治得法，大多可痊愈。

西医学中的功能性便秘、肠道及肛门疾病引起的便秘、药物性便秘、内分泌及代谢性疾病引起的便秘等，均可参照本节辨证施护。

一、病因病机

1. 饮食不节 饮酒过度，过食辛辣肥甘厚味，导致肠胃积热，大便干结；或恣食生冷，致阴寒凝滞，胃肠传导失司而成便秘。

2. 情志失调 忧愁思虑过度，情志失和，或久坐少动，气机不利，致气机郁滞、不能宣达，传导失职，糟粕内停，不得下行，而成便秘。

3. 年老体虚 劳倦过度，或病后、产后以及年老体弱之人，气血两亏。气虚则大肠传送无力，血虚则津枯，不能滋润大肠；阴亏则大肠干涩，导致大便干结；阳虚则肠道失于温煦，阴寒内结，以致便下无力，大便艰涩。

4. 感受外邪 外感寒邪可导致阴寒内盛，凝滞胃肠，传导失职而成便秘。或热病之后，余热留恋，肺燥肺热下移大肠，伤津耗液，粪质干燥，难于排出，形成便秘。

便秘病位在大肠，病机根本在于大肠传导功能失常。外感或饮食、情志、内伤等病因导致邪滞大肠，腑气闭塞不通或肠失温润，推动无力，大肠传导功能失常。便秘发病还与脏腑功能失调有关，其中与肺、脾胃、肝、肾关系最为密切。如肺脾气虚，大肠传送无力；阳明胃热过盛，热灼津液，肠失所润；肝气郁结，气机壅滞，或气郁化火伤津，肠腑传导失职；肾阴不足，则肠道失润，肾阳不足，则阴寒凝滞，津液不通，皆可为致秘之由。

二、诊断与鉴别诊断

（一）诊断依据

1. 大便排出困难，排便时间或排便周期延长；或周期不长，但粪质干硬；或粪质不硬，但便而不畅。

2. 在未用通便剂的情况下，每星期排便次数不超过 3 次，并持续 2 个星期以上。

3. 本病常与饮食不节、情志内伤、久病失调、坐卧少动、年老体弱等因素有关。起病缓慢，多为慢性病变过程。

4. 大便常规、肛门指诊、电子结肠镜等检查有助于诊断。

（二）病证鉴别

便秘与肠结 两者皆为大便秘结不通。但肠结多为急病，大肠通降受阻所致，表现为腹部疼痛拒按，大便完全不通，且无矢气和肠鸣音，严重者可吐出粪便。便秘多为慢性久病，因大肠传导失常所致，表现为腹部胀满，大便干结艰行，可有矢气和肠鸣音，或有恶心欲吐，食纳减少。

三、辨证施护

（一）辨证要点

1. 首辨虚实 年高体弱，久病新产，粪质不干，欲便不出，便下无力，心悸气短，腰膝酸软，四肢不温，舌淡苔白，或大便干结，潮热盗汗，舌红无苔，脉细数，多属虚；年轻气盛，腹胀腹痛，嗳气频作，面赤口臭，苔厚腻，多属实。

2. 实证辨寒热 粪质干结，排出艰难，或腹中冷痛，舌淡苔白滑，多属寒；粪质干燥坚硬，便下困难，肛门灼热，苔黄燥或垢腻，则属热。

（二）证候分型

便秘的证候分型见表9-6。

表9-6 便秘的证候分型

证型		证候表现	证机要点	护治法则	方药
实秘	热秘	大便干结，腹胀或痛，口干口臭，面红心烦，或有身热，小便短赤，舌质红，苔黄燥，脉滑数	肠腑燥热，津伤便结	泻热导滞，润肠通便	主方：麻子仁丸 常用药物：麻子仁、芍药、枳实、大黄、厚朴、杏仁
	气秘	大便干结，或不甚干结，欲便不得出，或便后不爽，肠鸣矢气，嗳气频作，胁腹痞满胀痛，舌苔薄腻，脉弦	肝脾气滞，腑气不通	顺气导滞，降逆通便	主方：六磨汤 常用药物：沉香、槟榔、枳实、广木香、乌药、大黄
	冷秘	大便艰涩，腹痛拘急，胀满拒按，胁下偏痛，手足不温，呃逆呕吐，舌苔白腻，脉弦紧	阴寒内盛，凝滞胃肠	温里散寒，通便止痛	主方：大黄附子汤 常用药物：大黄、附子、细辛
虚秘	气虚秘	大便干或不干，虽有便意，但排便困难，用力努挣则汗出气短，便后乏力，面白神疲，肢倦懒言，舌淡苔白，脉弱	肺脾气虚，传送无力	补脾益肺，润肠通便	主方：黄芪汤 常用药物：黄芪、陈皮、白蜜、火麻仁
	血虚秘	大便干结，面色无华，皮肤干燥，头晕目眩，心悸气短，健忘少寐，口唇色淡，舌淡苔少，脉细	血液亏虚，肠道失荣	养血滋阴，润燥通便	主方：润肠丸 常用药物：当归、生地黄、桃仁、大黄、枳壳、火麻仁
	阳虚秘	大便干或不干，排出困难，小便清长，面色㿠白，四肢不温，腹中冷痛，腰膝酸冷，舌淡苔白，脉沉迟	阳气虚衰，阴寒凝结	补肾温阳，润肠通便	主方：济川煎 常用药物：当归、牛膝、肉苁蓉、泽泻、升麻、枳壳

（三）护理措施

1. 起居护理　为患者提供舒适隐蔽的排便环境，培养定时排便的习惯，排便时应注意力集中，避免看书、看报、看手机，严禁久蹲或努责排便。脾肾阳虚患者，病室宜温暖向阳，及时增添衣被，注意腹部保暖，切勿受寒。鼓励患者适量运动，指导进行腹部按摩和提肛训练，避免久坐少动。保持肛周皮肤清洁，有肛门疾病者可在便后用 1∶5000 高锰酸钾溶液或五倍子、苦参、花椒煎水坐浴，肛裂者坐浴后可用黄连膏外敷。

2. 病情观察　观察病证的特点，分辨实秘还是虚秘。观察患者排便的周期、次数，粪便的性状、颜色及量，特别注意观察粪便形态的变化，及时发现肠梗阻、肿瘤等引起的梗阻性便秘。观察伴随症状，特别是气虚及老年患者，避免因排便用力努责、久坐久蹲后出现虚脱、疝气、直立性低血压，甚至诱发心脑血管疾病。

3. 饮食护理　饮食宜选择清淡、富含纤维素的食物，多吃新鲜蔬菜、水果，多饮水，适当进食富含不饱和脂肪酸的坚果。忌食辛辣、厚味、香燥食物，忌收敛固涩之品，如白果、芡实、石榴等。晨起空腹饮淡盐水或蜂蜜水等，有助于预防便秘的发生。热秘者宜多用清凉润滑之物，如梨、黄瓜、苦瓜、萝卜、芹菜、莴苣等；气秘者宜用行气软坚润肠之物，如橘子、香蕉、竹笋、萝卜、佛手等；气虚者宜多用健脾益气润肠之物，如山药、扁豆、党参、无花果等；血虚、阴虚者宜用滋阴养血润燥之物，如桑葚、蜂蜜、芝麻、花生等；阳虚者宜多食温润通便之品，如韭菜、羊肉、核桃、肉苁蓉等。

4. 情志护理　便秘患者因日久排便不畅，焦虑、紧张情绪内生，不仅影响正常生活和工作，也会加重病情。应关心体贴患者，关注其情绪变化，及时予以疏导。主动了解患者的饮食及排便习惯，分析便秘的原因，指导患者采用自我调适情志的方法，如音乐放松法、心理暗示法等，保持心情舒畅，避免情志所伤。

5. 用药护理　严格遵医嘱使用通便药物，便通即止，不可滥用泻药。中药汤剂一般温服，服药后应注意观察大便次数、性状和量。肠道实热者中药汤剂宜偏凉服，亦可用番泻叶或生大黄泡水代茶饮，大黄入煎剂宜后下，汤药以饭前空腹及临睡前服用为佳；脾虚气弱者平时宜服用补气药，如党参茶、黄精茶等；阴虚肠燥者多用滋阴通便药物，中药汤剂温服，适当增加服药次数。

6. 适宜技术　①敷脐法：大黄研为粉末，醋调为糊状，或用通便贴，外敷脐部（神阙穴）。②耳穴压豆：王不留行籽耳穴贴压，实秘取大肠、直肠下段、便秘点、交感、肺、肝胆穴；虚秘取脾胃、肾、大肠、直肠下段、皮质下、便秘点等穴。③毫针刺法：实证者取天枢、曲池、内庭、支沟、太冲等穴，以清热理气，通导肠腑；虚证者取天枢、上巨虚、大肠俞、支沟、足三里等穴，以健脾益气，温阳通便。④便秘严重者，可根据医嘱行灌肠法或人工取便。

（四）健康教育

1. 生活起居有规律，加强身体锻炼，保持心情舒畅。指导及协助患者或家属做腹部按摩、床上翻身等活动。

2. 加强饮食调养。多吃蔬菜、小米、粗粮等含纤维素多的食物，多食瓜果，多饮水，常服蜂蜜、牛乳，忌食辛辣之品，戒烟酒。

3. 指导患者养成定时排便的习惯，排便时尽量提供隐蔽条件，勿过度依赖泻下药物。

第六节　痛　　经

妇女正值经期或经行前后，出现周期性小腹疼痛，或痛引腰骶，甚至剧痛晕厥者，称为"痛经"，亦称"经行腹痛"。若经前或经行初期仅感小腹或腰部轻微胀痛不适，为经期常见的现象，不作病论。本病是妇科常见病证，以伴随月经周期出现小腹部疼痛为特征，青年女性居多。现代医学将痛经分为原发性痛经和继发性痛经，前者又称功能性痛经，系指生殖器官无明显器质性病变者，多见于月经初潮后 2～3 年的青年女性；后者多继发于生殖器官某些器质性病变，如盆腔子宫内膜异位症、子宫腺肌病、慢性盆腔炎等，常见于育龄期妇女。

西医学中的原发性痛经及子宫内膜异位症、子宫腺肌病、宫颈狭窄、盆腔炎等引起的继发性痛经，均可参照本节辨证施护。

一、病因病机

痛经的发生与冲任、子宫的周期性生理变化密切相关，主要病机在于邪气内伏或精血素亏，更值经期前后冲任二脉气血的生理变化急骤，导致胞宫的气血运行不畅，"不通则痛"；或冲任、胞宫失于濡养，"不荣则痛"。其病位在冲任、胞宫，变化在气血，表现为痛证。

1. 肾气亏损　多因素体虚弱，或多产房劳伤肾，以致精亏血少，冲任不盛，经行之后，血海空虚，冲任、子宫失养，"不荣而痛"，而致痛经。

2. 气血虚弱　素体虚弱，气血不足，或大病久病，耗伤气血，或脾胃虚弱，化源不足，气虚血少。行经以后，冲任气血更虚，胞脉失于濡养，兼之冲任气弱，无力流通血气，则血行迟滞，因而发为痛经。

3. 气滞血瘀　素性抑郁，或愤怒伤肝，肝郁气滞，气滞血瘀，或经期产后，余血内留，蓄而成瘀，瘀滞子宫、冲任，血行不畅。经前及经时气血下注冲任，胞脉气血更加壅滞，"不通则痛"，发为痛经。

4. 寒凝血瘀　经期产后，感受寒邪，或过食寒凉生冷，寒客冲任，与血搏结，以致气血凝滞不畅。经前及经时气血下注冲任，子宫气血更加壅滞，"不通则痛"，故发痛经。

5. 湿热瘀阻　素体湿热内蕴，或经期、产后摄生不慎感受湿热之邪，湿热与血搏结，稽留于冲任、胞宫，以致气血失畅。经行之际，气血下注冲任，子宫、冲任气血更加壅滞，"不通则痛"，故发痛经。

二、诊断与鉴别诊断

（一）诊断依据

1. 伴随月经周期规律性发作的小腹疼痛。一般腹痛多于经期前 1～2 天或行经第 1～2 天发生，亦有经行腹痛延续至经净或于经净后 1～2 天开始发病者。

2. 疼痛多在下腹部，可呈阵发性、痉挛性，或胀痛伴下坠感，亦可波及全腹或腰骶部作痛，或有外阴、肛门坠痛。疼痛严重时可出现恶心、呕吐、面色苍白、出冷汗、手足发凉，甚至昏厥。

3. 盆腔 B 超、子宫输卵管造影等有助于明确痛经的病因。

（二）病证鉴别

本病应与发生在经期的内、外、妇诸科有腹痛症状的疾病，如急性阑尾炎、结肠炎、膀胱炎、卵巢囊肿蒂扭转等鉴别。重点应与阴道流血伴有小腹疼痛的异位妊娠、胎动不安相鉴别。

1. 痛经与异位妊娠　异位妊娠多有停经史或早孕反应。阴道不规则流血，突然一侧少腹撕裂样疼痛，甚者晕厥或休克。腹部检查下腹一侧或全腹压痛、反跳痛，肌紧张不明显，可有移动性浊音。妇科检查示宫颈摇举痛，后穹隆穿刺可抽出不凝血。hCG 阳性，血红蛋白下降，红细胞计数正常或稍增多。B 超示宫内无妊娠囊，宫外有混合性包块。痛经虽可出现剧烈的小腹疼痛，但无上述妊娠征象。

2. 痛经与胎动不安　胎动不安多有停经史，阴道少量流血，腰酸腹痛或下腹坠胀，但不严重。妇科检查子宫增大与妊娠周数相符。hCG 阳性，B 超可探及宫内妊娠囊，可有胎芽、胎心。痛经则无上述妊娠征象。

三、辨证施护

（一）辨证要点

1. 辨虚实　一般而言，疼痛发生于经前和经行初期、中期多属实；月经将尽或经后始作痛者，多属虚。掣痛、绞痛、灼痛、刺痛，拒按者，属实；隐痛、坠痛，喜揉喜按者，属虚。

2. 辨性质　灼痛得热反剧者，属热；绞痛、冷痛得热减轻者，属寒。痛在少腹一侧或双侧者，多属气滞，病在肝；痛及腰膝者，多病在肾。痛甚于胀，血块排出则疼痛减轻或刺痛、持续作痛者，多属血瘀；胀甚于痛，时痛时止者，多属气滞。临证需结合月经期、量、色、质，伴随症状，舌苔和脉象综合分析。

（二）证候分型

痛经的证候分型见表 9-7。

表 9-7　痛经的证候分型

证型	证候表现	证机要点	护治法则	方药
肾气亏虚	经期或经后 1~2 天内小腹隐隐作痛，喜按，月经量少，经色暗淡，质稀，面色晦暗，头晕耳鸣，腰酸腿软，舌淡红，苔薄，脉沉细	肝肾不足，冲任虚损，胞宫失养	补肾益精，养血止痛	主方：调肝汤 常用药物：山药、阿胶、当归、白芍、山萸肉、巴戟、甘草
气血虚弱	经期或经后小腹隐痛，或小腹及阴部空坠，喜按，月经量少，色淡质稀，面色不华，神疲乏力，头晕心悸，舌淡，苔薄，脉细弱	气血两虚，胞宫失养	补气养血，调经止痛	主方：圣愈汤 常用药物：生地黄、熟地黄、白芍、川芎、人参、当归、黄芪
气滞血瘀	经前或经期小腹胀痛，拒按，胸胁、乳房胀痛，经量少，经行不畅，经色紫暗有块，血块排出后痛减，经净后痛消失，舌紫暗或有瘀点，苔薄白，脉弦	肝郁气滞，冲任瘀滞，气血运行不畅	理气行滞，化瘀止痛	主方：膈下逐瘀汤 常用药物：五灵脂、当归、川芎、桃仁、牡丹皮、赤芍、乌药、元胡、甘草、香附、红花、枳壳

续 表

证型	证候表现	证机要点	护治法则	方药
寒凝血瘀	经前或经期小腹冷痛，拒按，得热则痛减，经血量少，色暗有块，畏寒肢冷，面色青白，舌暗，苔白，脉沉紧	寒客冲任，血为寒凝，瘀滞冲任，气血运行不畅	温经散寒，化瘀止痛	主方：温经汤 常用药物：吴茱萸、麦冬、当归、芍药、川芎、人参、桂枝、阿胶、牡丹皮、生姜、甘草、半夏
湿热瘀阻	经前或经期小腹痛，有灼热感，拒按，痛连腰骶，或平时小腹痛，至经前疼痛加剧，经量多或经期长，经色紫红，质稠或有血块，平素带下量多，黄稠臭秽，或伴低热，小便黄赤，舌红，苔黄腻，脉弦数或濡数	湿热蕴结冲任，气血运行不畅	清热除湿，化瘀止痛	主方：清热调血汤 常用药物：当归、川芎、白芍、生地黄、黄连、香附、桃仁、红花、延胡索、牡丹皮、莪术

（三）护理措施

1. 起居护理 居室安静、冷暖适宜，劳逸结合。经期注意卫生，忌冒雨涉水，严禁房事。腹痛剧烈者，注意休息。寒凝血瘀者，经期注意避寒保暖，可用热水袋敷于腹部，以免因寒而血滞；湿热瘀阻者避免坐卧湿地；虚证患者应劳逸结合，避免过劳，以免耗伤正气。

2. 病情观察 注意观察患者腹痛的性质、程度、持续时间、伴随的症状，以及月经量、色、质的变化，辨别虚实寒热。疼痛剧烈难忍，坐卧不宁，面色苍白，冷汗淋漓，四肢厥冷，血压下降者，应立即采取平卧位，并注意保暖，及时采取对症措施。

3. 饮食护理 宜食有营养、易消化的食物，忌食辛辣刺激、生冷、油腻食物及酸性食品，如青梅、杨梅、酸枣等。肾气亏虚者宜食补益肾气之品，如山药、枸杞、杜仲等；气血虚弱者可选择补益气血的食物，如桂圆、大枣、枸杞子、山药、花生、黄精等；气滞血瘀者宜食理气活血食物，如胡萝卜、枳实、橘皮、佛手、玫瑰花等；寒凝血瘀者宜食温经散寒食物，如羊肉、生姜、胡椒、韭菜等；湿热瘀阻者宜食清热利湿之品，如薏苡仁、苦瓜、冬瓜等。

4. 情志护理 情志与痛经关系密切。对紧张、恐惧者，应予疏导、劝慰，或采用转移法进行情志调适，消除患者紧张、恐惧心理。抑郁寡欢者，可采用以情胜情法进行调摄。鼓励患者平时多参加娱乐活动，以改善心境，避免因情志加重症状。

5. 用药护理 注意观察患者用药后症状缓解情况。切忌盲目止痛，坚持周期性治疗。寒凝血瘀者，中药汤剂应温热服，也可服生姜红糖水，或艾叶煎汤或饮黄酒适量，以温经散寒，行血止痛；湿热蕴结者，中药汤剂宜在经前 5～7 天开始服，药温宜偏温凉；气滞血瘀者经前可服用益母草膏，以活血化瘀，助经血排出。

6. 适宜技术 ①针灸：痛经发作时，可取合谷、三阴交、太冲等穴，采用虚补实泻方法。虚证和寒证者可取关元、足三里、气海、中极等穴，用艾条灸或灸盒器灸，下焦虚寒较严重者，可采用隔姜灸或隔盐灸。②耳穴压豆：取子宫、卵巢、内分泌、交感、肾、脾、肝、神门等穴，根据证型每次选 2～4 穴，或各穴位交替使用，适用于各型痛经。③敷贴：经期可辨证选用活血止痛膏贴敷小腹部。④按摩：虚证患者可于平时常按摩关元、气海、太冲、三阴交等穴。⑤急症处理：剧痛晕厥时，应迅速平卧，取头低足高位，保持呼吸道通畅，立即通知医师，同时针刺或按压合谷、内关、水沟等穴，快速缓解症状，协助处理。

（四）健康教育

1. 养成良好的生活规律，经期注意保暖，避免过劳或剧烈运动，避免冒雨涉水。讲究个人卫生，保持外阴清洁，勤换内裤。经期忌盆浴、房事和游泳。

2. 日常生活中，学会自我调节情绪，避免不良情绪的刺激，以免诱发或加重腹痛症状。

3. 经期注意饮食调摄，避免贪凉饮冷。小腹可用热水袋热敷。指导患者遵医嘱合理使用止痛药，防止成瘾。

4. 坚持周期性治疗，标本结合。积极治疗原发病。

 知识拓展 ●●●

痛经的西医治疗

1. 一般治疗　对患者进行月经期保健的教育工作，嘱患者注意经期清洁卫生，禁止经期性生活；加强心理护理，对患者讲解有关痛经的生理知识，阐明痛经是月经期常见表现，关心并理解患者的不适和焦虑心理。此外，足够的休息和睡眠、充分的营养摄入、规律而适度的锻炼、戒烟等均对减轻疼痛有一定的帮助。

2. 药物治疗

（1）前列腺素合成酶抑制药：该类药物通过抑制前列腺素合成酶的活性，减少前列腺素产生，防止子宫收缩和痉挛过强，从而减轻或消除痛经。常用药物有布洛芬、酮洛芬、甲氯芬那酸、双氯芬酸、甲芬那酸、萘普生等。月经来潮即开始服用药物效果佳，服2~3天，治疗有效率可达80%。

（2）口服避孕药：适用于有避孕要求的痛经妇女。通过抑制排卵，抑制子宫内膜生长，降低前列腺素水平，缓解疼痛。

第七节　积　　滞

积滞又称食积，是指因小儿内伤乳食，停聚胃肠，积而不化，脾运失司，所致的以不思乳食，食而不化、嗳气酸腐、脘腹胀满、大便不调为主要临床表现的一类慢性脾胃病证。任何年龄的小儿均可发生，其中以婴幼儿最为多见。本病一年四季均可发生，并无明显的季节性，但夏秋季节暑湿当令之时发病率较高。本病可单独出现，也可兼夹于泄泻、疳证、感冒等其他疾病中。本病一般预后良好，但也有个别小儿积滞日久，迁延失治，脾胃功能严重受损，导致气血化源不足，营养及生长发育障碍，转化成疳证。

西医学中的小儿消化功能紊乱、功能性消化不良等，均可参照本节辨证施护。

一、病因病机

本病主要是由乳食失节、脾胃损伤，导致脾胃运化功能失调或脾胃虚弱，腐熟运化不及，乳食停滞不化所致。病位在脾胃，其病机关键为乳食停聚中焦，积而不化，气滞不行。

1. 乳食内积　小儿脾常不足，乳食不知自节。若哺乳不节，过频、过多、过急，或暴饮暴食，尤其是过食生冷，油腻或坚硬难化之物，以致脾胃的腐熟运化功能失调，宿食停聚中焦，积而不化，酿成积滞。

2. 脾虚夹积　先天禀赋不足，脾胃素虚，或久泻久痢之后，调养失宜，或过用寒凉攻伐之品等因素引起脾胃虚寒，脾胃本虚，运化失职，乳食稍有不慎，则停滞不化，而成积滞。

若积久不消，迁延失治，则可进一步损伤脾胃，导致气血生化乏源，营养不足，生长发育障碍，形体日渐消瘦而转为疳证。

二、诊断与鉴别诊断

（一）诊断依据

1. 有伤乳、伤食的病史。

2. 以不思乳食，食而不化，嗳气酸腐，脘腹胀满，大便不调，气味酸臭为特征。可伴有烦躁不安，夜间哭闹或呕吐等症。

3. 大便常规检查可见不消化食物残渣、脂肪滴。

（二）病证鉴别

1. 积滞与厌食　两者同属脾胃病，厌食以长期食欲欠佳为主要特征，一般无腹脘胀满、大便酸臭等症。积滞可有厌食症状，但其不思乳食是由宿食内停所致。

2. 积滞与疳证　两者均有食欲异常。疳证以形体消瘦，有明显的脾胃症状和精神症状为主要特征；而积滞病情较轻，主要以不思乳食，食而不化，脘腹胀满，大便酸臭为主要特征。但两者之间关系密切，若积滞积久不消，脾胃运化功能失调，影响水谷精微吸收，以致形体消瘦，可转化成疳证。

三、辨证施护

（一）辨证要点

1. 辨虚实　一般积滞初病时多为实证，积久则虚实夹杂，或实少虚多，或实多虚少。实证者，病程较短，表现为脘腹胀痛，拒按，伴有低热，哭闹不安等症状；虚中夹实者，病程较长，表现为形体消瘦，脘腹胀满，喜按，神疲乏力等症状。

2. 辨轻重　轻症者表现为不思乳食，呕吐酸馊，大便酸臭且有食物残渣；重症者除有上述症状外，还伴有面黄恶食，胸胁苦满，脘腹胀满，手足胸腹灼热，或午后发热，烦躁易怒，夜寐不安等症。

（二）证候分型

积滞的证候分型见表9－8。

表 9 - 8　积滞的证候分型

证型	证候表现	证机要点	护治法则	方药
乳食内积	乳食少思或不思，嗳腐吞酸，恶心呕吐，脘腹胀满，疼痛拒按，烦躁哭闹，夜眠不安，手足心热，大便秽臭，舌质淡红，苔白垢腻，脉象弦滑，指纹紫滞	乳食内积，停积于中，气机壅滞，化湿化热	消乳化食，导滞和中	主方：乳积者宜消乳丸；食积者宜保和丸 常用药物：山楂、神曲、莱菔子、麦芽、陈皮、香附、砂仁、茯苓、半夏、连翘
食积化热	不思乳食，口干，脘腹胀满，腹部灼热，手足心热，心烦易怒，夜寐不安，小便黄，大便臭秽或秘结，舌质红，苔黄腻，脉滑数，指纹紫	素体热盛，积久化热	清热导滞，消积和中	主方：枳实导滞丸 常用药物：大黄、神曲、枳实、黄芩、黄连、白术、茯苓、泽泻
脾虚夹积	面色萎黄，形体消瘦，神倦乏力，不思乳食，食则饱胀，腹满喜按，呕吐酸馊，夜寐不安，大便溏薄酸臭，夹有乳瓣或食物残渣，舌质淡，苔白腻，脉细滑，指纹淡滞	脾胃虚弱，运化无力，积滞内停	健脾助运，消食化滞	主方：健脾丸 常用药物：党参、白术、茯苓、甘草、麦芽、神曲、山楂、木香、陈皮

（三）护理措施

1. 起居护理　居室环境整洁安静，温度适宜，空气清新、光线柔和，衣被寒暖有节。生活有规律，保证足够的睡眠时间，养成良好的生活习惯。保持口腔、外阴清洁。

2. 病情观察　观察患儿饮食量、次数的变化，腹痛、腹胀部位、性质和程度，若有呕吐，观察记录呕吐物的量、色、性状，二便量、色、质、味等情况，以及小儿形体、神色、口唇、睡眠、情绪、舌质、舌苔等的变化。

3. 饮食护理　乳食要定时定量，宜清淡、富含营养，循序渐进添加辅食，避免过多、过杂。纠正偏食、挑食的习惯，忌暴饮暴食、过食肥甘炙煿或生冷瓜果，忌偏食零食及妄加滋补。因乳食内积，婴儿不愿进食者，不可强迫哺喂。呕吐者，暂停饮食，给予生姜水数滴滴舌；腹胀者，轻轻按摩腹部；便秘者，给予蜂蜜水冲服，必要时用开塞露导泻通便。

4. 情志护理　积滞患儿易激惹，常哭闹不停，夜寐不安。护理人员应关爱体贴患儿，及时觉察患儿的情绪变化，耐心开导，带领和鼓励他们积极参与娱乐活动，转移注意力，使患儿情绪乐观、放松。嘱咐家属稳定患儿情绪，避免不良刺激。

5. 用药护理　乳食内积者中药汤剂宜浓煎分次喂服，丸剂宜用温水溶化喂服，脾虚夹积者中药汤剂宜温服，服药期间饮食宜温热。注意观察患儿服药后的反应，如出现异常，及时处理。

6. 适宜技术　①耳穴压豆：取胃、脾、大肠、神门、交感等耳穴，左右交替，乳食内积及脾虚夹积者均可采用。②小儿推拿：乳食内积者可以按揉中脘、足三里，推下七节骨，分推腹阴阳；脾虚夹积者可以补脾经，揉按足三里。以上各证均可配合捏脊法，也可按摩中脘、足三里、气海、大肠俞、胃俞、脾俞等穴，以助消积。③热熨法：酒糟入锅内炒热，分次装袋，交替放腹部热熨。④点刺四缝穴：三棱针刺食指、中指、无名指及小指近端指关节的中央（四缝穴），刺后用手挤出黄白色黏液，用于乳食内积。

（四）健康教育

1. 鼓励家长母乳喂养，定时定量。添加辅食要遵循从一种到多种、由少到多、由稀到稠，循序渐进的原则。

2. 少吃肥甘滋腻和生冷坚硬的食物，婴幼儿不宜食煎炸食品，应鼓励小儿多食蔬菜，少吃零食，不挑食、偏食，养成良好的饮食习惯。

3. 养成良好的生活习惯，合理安排作息时间，保证充足的睡眠，经常到户外活动，增强抗病能力，促进身心健康。

第八节 项 痹

项痹是指因长期低头工作或年老正虚、感受风寒湿邪所致的以项部经常疼痛麻木，连及头、肩、上肢，并可伴有眩晕等为主要表现的病证。项痹是中年人的多发病，但由于当代人长时间使用电脑、手机，以及长期伏案工作等原因，项痹的发病率逐年上升，且年轻化趋势明显。项痹起病比较隐匿，病程长，治疗不及时会遗留神经症状，如吞咽障碍、视力障碍、颈心综合征，甚至下肢瘫痪等，故本病早发现早诊断是防治的关键。

西医学中的颈椎病可参照本节辨证施护。

一、病因病机

本病多由正虚劳损、感受外邪引起。有虚实之分，初期、中期多为实证，主要由风寒湿痹阻、气滞血瘀、痰湿阻络所致；后期多为虚证，多由肝肾不足、气血亏虚所致。其病位在颈项部筋骨，与脾、肝、肾等脏关系密切。

1. 风寒湿痹阻 因常居潮湿处，或涉水冒雨，或气候剧变，冷热交错，以致风寒湿邪乘虚侵袭人体，留注颈项部关节，经络痹阻，气血不通，不通则痛。

2. 气滞血瘀 长期伏案，劳损过度，伤及筋脉，项部气血瘀滞，或七情郁结，气机运行失和，气血运行不畅，气滞血瘀，或跌打外伤，致颈项部气血凝聚，不通则痛。

3. 痰湿阻络 暴饮暴食，恣食生冷，过食肥甘，或饮酒过度，脾失运化，痰浊内生，阻滞颈项部经络，不通则痛。

4. 肝肾不足 年老体虚，或久病失养，肝肾亏损，无以濡养颈项部筋骨，不荣则痛。

5. 气血亏虚 久病气血伤耗，或脾虚气血化生不足，气血不足，筋脉失养，故不荣则痛。

二、诊断与鉴别诊断

（一）诊断依据

1. 颈部疼痛、麻木、酸胀，连及头、肩部、上臂疼痛，有相应的压痛点伴感觉异常。

2. 常有颈椎长期劳损或外伤等病史。多见于长期伏案工作之人。发病缓慢，呈波浪式发展。

3. 颈部影像学检查、血液学检查等有助于进一步明确诊断。

（二）病证鉴别

1. 项痹与肩痹 肩痹是以肩关节的疼痛、屈伸活动不利为主症；项痹有时亦可痛连肩部，但以颈项部的疼痛麻木为主。

2. 项痹与落枕　落枕是因睡时头颈姿势不当所致，起床后感项强作痛，发病急，病程短而易愈。项痹多起病于中老年，常有颈椎长期劳损或外伤等病史，发病缓慢，病程较长。

 知识拓展　　　　　　　　　　　　　　　　　　　● ● ●

颈椎病的并发症

1. 吞咽障碍　由于颈椎前缘压迫食管后壁而引起食管狭窄，也可能是因骨刺形成过速使食道周围软组织发生刺激反应所引起。表现为吞咽时有梗阻感、食管内有异物感，少数人有恶心、呕吐、声音嘶哑、干咳、胸闷等症状。

2. 视力障碍　与颈椎病造成自主神经紊乱及椎–基底动脉供血不足而引发的大脑枕叶视觉中枢缺血性病损有关。表现为视力下降、眼胀痛、怕光、流泪、瞳孔大小不等，甚至出现视野缩小和视力锐减，个别患者还可发生失明。

3. 颈椎病颈心综合征　由于颈背神经根受颈椎骨刺的刺激和压迫所致。表现为心前区疼痛、胸闷、心律失常及心电图 ST 段改变，易被误诊为冠心病。

4. 高血压颈椎病　可引起血压升高或降低，其中以血压升高为多，称为"颈性高血压"。由于颈椎病和高血压病皆为中老年人的常见病，故两者常常并存。

5. 胸部疼痛　与颈6、颈7神经根受颈椎骨刺压迫有关。表现为起病缓慢的顽固性的单侧胸大肌和乳房疼痛，检查时有胸大肌压痛。

6. 下肢瘫痪　由于椎体侧束受到颈骨刺的刺激或压迫，导致下肢运动和感觉障碍所致。早期表现为下肢麻木、疼痛、跛行，有的患者在走路时有如踏棉花的感觉。

7. 猝倒　由于颈椎增生性改变压迫椎动脉引起基底动脉供血障碍，导致一时性脑供血不足所致。常在站立或走路时因突然扭头出现身体失去支持力而猝倒，倒地后能很快清醒，不伴有意识障碍，亦无后遗症。此类患者可伴有头晕、恶心、呕吐、出汗等植物神经功能紊乱的症状。

三、辨证施护

（一）辨证要点

1. 辨虚实　项痹初起，风寒湿邪入侵，以邪实为主。若反复发作，或渐进发展，由于经络长期为邪气壅阻，营卫不行，湿聚为痰，络脉瘀阻，痰瘀互结，多为正虚邪实。病久入深，气血亏耗，肝肾亏损，筋骨失养，遂为正虚邪恋之证，以正虚为主。新病多实，久病多虚，但临床往往虚实夹杂，以邪实为主者多见。

2. 辨病邪特点　项痹的发生主要是因为正虚劳损，感受风寒湿邪所致。风寒湿三气常混合致病，但随三者偏盛的不同，从而出现不同的临床表现。风邪偏盛者，症见关节疼痛游走不定；寒邪偏盛者，症见痛有定处，疼痛较剧；湿邪偏盛者，症见肌肤不仁、肢体关节疼痛重着。

（二）证候分型

项痹的证候分型见表9–9。

表 9-9　项痹的证候分型

证型	证候表现	证机要点	护治法则	方药
风寒湿痹阻	颈项疼痛，或伴肩、上肢窜痛麻木，头有沉重感，颈部僵硬，活动不利，恶寒畏风，舌淡红，苔薄白，脉弦紧	外邪侵袭，气血痹阻，气血不通	祛风散寒，祛湿通络	主方：羌活胜湿汤 常用药物：羌活、独活、藁本、防风、甘草、蔓荆子、川芎
气滞血瘀	颈、肩、上肢刺痛，痛处固定，伴有肢体麻木，舌质暗，脉弦	气机不畅，气滞血瘀，不通则痛	行气活血，祛瘀止痛	主方：桃红四物汤 常用药物：当归、熟地黄、川芎、白芍、桃仁、红花
痰湿阻络	颈部疼痛，头晕目眩，头重如裹，四肢麻木不仁，纳呆，舌暗红，苔厚腻，脉弦滑	痰浊内生，阻滞经络，不通则痛	祛湿化痰，通络止痛	主方：半夏白术天麻汤 常用药物：半夏、白术、天麻、蔓荆子、陈皮、茯苓、伸筋草、生姜、大枣、甘草
肝肾不足	颈部疼痛，眩晕头痛，耳鸣耳聋，失眠多梦，肢体麻木，舌质红，苔薄白，少津，脉细数	肝肾两虚，筋骨失养，不荣则痛	滋补肝肾，通络活络	主方：独活寄生汤 常用药物：独活、桑寄生、杜仲、牛膝、细辛、秦艽、茯苓、肉桂、防风、川芎、人参、甘草、当归、芍药、生地黄
气血亏虚	颈部疼痛反复发作，头晕目眩，面色苍白，心悸失眠，四肢麻木，倦怠无力，舌淡，苔少，脉细弱	气血亏虚，筋骨失养，不荣则痛	补益气血，通络止痛	主方：黄芪桂枝五物汤 常用药物：黄芪、桂枝、芍药、生姜、大枣

（三）护理措施

1. 起居护理　居室宜空气清新，环境舒适安静，温度、湿度适宜。注意颈部保暖，防止感受风邪加重病情。急性期卧床制动，头部前屈，枕头后部垫高，避免患侧卧位，保持上肢上举或抱头等体位，必要时在肩背部垫软垫；缓解期可适当下床活动，避免快速转头、摇头等动作。

2. 病情观察　观察患者病情变化，疼痛是否向肩部或上肢放射，四肢感觉、活动及各种生理反射情况，有无逐渐形成走路困难或四肢瘫痪，经治疗后上述症状有无改善，注意各种并发症的发生，若出现眩晕、肢体麻木、视物不清、心律失常等症状，应积极抢救。

3. 饮食护理　饮食宜清淡、易消化、富含营养，忌生冷、肥腻、寒性之食品，禁烟酒。风寒湿痹阻，偏风者宜食威灵仙酒、鳝鱼汤等，偏寒者宜食双桂粥等，偏湿者宜食木瓜生鱼饮等；气滞血瘀者宜食山楂粥等；痰湿阻络者宜食扁豆薏苡仁粥等；肝肾不足者宜食滋养肝肾之品，如枸杞粥、核桃仁粥等；气血亏虚者宜食桂圆红枣汤、人参核桃粥等。

4. 情志护理　本病病程长，反复难愈，患者易产生抑郁、焦虑等情绪，应向患者耐心解释病情、治疗方案，使患者情绪稳定，消除不必要的忧虑和烦恼，保持心情开朗，提高防病意识，增强治疗信心。

5. 用药护理　中药汤剂以温热服用为宜，一般药物遵医嘱按时按量服用。肝肾不足和气血亏虚者中药宜早晚饭前温服。麻木明显者，可以内服全蝎粉，眩晕明显者可以服用愈风宁心片，也可以静脉滴注丹参注射液。

6. 适宜技术　①针刺法：主穴取颈夹脊、天柱、风池、肩井、阿是穴、曲池、外关等穴。辨证配穴，如风寒湿痹阻，偏风者配膈俞、血海；偏寒者配肾俞、关元；偏湿者配阴陵泉、足三里；气滞血瘀者，配内关、膈俞；肝肾不足者，配肝俞、肾俞、气海。毫针刺后，选择部分穴位接上电针，留针 30 分钟，每日一次。②耳针：选用颈椎、颈、肾上腺、神门等穴，埋针或王不留行籽贴压。③皮肤针：用皮肤针重叩颈椎两侧，使出血少许并拔罐。④热熨法或艾灸法：用食盐、小茴香研末，共炒热，用布包热熨痛处；或于痛处置艾灸箱行灸法。⑤外敷法：用川乌头、草乌、松节、生胆南星、生半夏，共研细末，酒调拌，外敷贴于痛处。⑥推拿：非急性期可选用松解类手法、整复类手法进行局部治疗。

（四）健康教育

1. 慎起居，注意颈部的保暖，防风寒湿邪侵袭，防意外伤害和损伤。注意劳逸结合，注意保持颈部的正确姿势，要避免长时间低头劳作，如织毛衣、打字、缝纫等；避免长时间半躺在床头，曲颈斜枕看电视、看书。保持睡眠的正确姿势，一般以低枕睡眠、仰卧位为最佳；睡眠时应保持头颈部在一条直线上，避免扭曲；睡枕的位置应放在颈部的后方，用以衬托生理前屈度，不宜放在后枕部，避免颈部悬空。

2. 饮食宜清淡，富有营养，保持大便通畅，多食壮筋骨、补肝肾之食品。

3. 长期伏案工作者，要坚持颈部的功能锻炼，如保健"米字操"等。注意锻炼动作要缓慢，不可使用蛮力或强行活动，避免头部猛烈扭转；不宜多做颈部旋转动作，避免发生昏厥甚至猝死。

4. 保持情绪乐观，避免忧虑、紧张，学会自我心理调节。

本章小结

思考题
1. 风寒感冒和风热感冒如何鉴别？
2. 简述哮病的病因病机及诱发因素。
3. 简述不寐的常用中医适宜技术。

更多练习

（肖雯晖）

参考文献

［1］孙秋华．中医护理学［M］．5版．北京：人民卫生出版社．2022．

［2］孙秋华，刘建军．中医护理学基础［M］．2版．北京：人民卫生出版社．2022．

［3］裴秀月，刘建军．中医临床护理学［M］．4版．北京：中国中医药出版社，2021．

［4］裴秀月，罗尧岳．中医学基础［M］．3版．北京：人民卫生出版社．2022．

［5］郑洪新．中医基础理论［M］．北京：中国中医药出版社．2019．

［6］吴勉华，石岩．中医内科学［M］．5版．北京：中国中医药出版社，2021．

［7］陈红风．中医外科学［M］．5版．北京：中国中医药出版社，2021．

［8］刘雁峰，梁雪芳，徐莲薇．中医妇科学［M］．4版．北京：人民卫生出版社，2021．

［9］王俊杰，高静．中医护理学基础［M］．3版．北京：人民卫生出版社，2022．

［10］胡慧，石国凤．中医护理基础［M］．北京：中国中医药出版社，2020．